看護学テキスト NiCE

エンドオブライフケア

その人にとっての最善をめざして

編集　谷本真理子　増島麻里子

南江堂

執筆者一覧

◆ 編 集

谷本真理子	たにもと　まりこ	東京医療保健大学医療保健学部看護学科
増島麻里子	ますじま　まりこ	千葉大学大学院看護学研究院

◆ 執 筆 (執筆順)

谷本真理子	たにもと　まりこ	東京医療保健大学医療保健学部看護学科
川瀬　貴之	かわせ　たかゆき	千葉大学大学院社会科学研究院
佐々木惠雲	ささき　えうん	藍野大学
黒田寿美恵	くろだ　すみえ	県立広島大学保健福祉学部保健福祉学科看護学コース
村瀬樹太郎	むらせ　じゅたろう	東京慈恵会医科大学附属第三病院総合診療部
富岡　晶子	とみおか　あきこ	東京医療保健大学医療保健学部看護学科
奥村美奈子	おくむら　みなこ	岐阜県立看護大学看護研究センター
山﨑由利亜	やまさき　ゆりあ	千葉大学大学院看護学研究院
池崎　澄江	いけざき　すみえ	千葉大学大学院看護学研究院
石橋みゆき	いしばし　みゆき	千葉大学大学院看護学研究院
依田　智未	よだ　さとみ	千葉大学大学院看護学研究科博士後期課程
西田　佳世	にしだ　かよ	聖カタリナ大学人間健康福祉学部看護学科
渡辺　悠	わたなべ　はるか	東北大学病院小児科（チャイルド・ライフ・スペシャリスト）
酒井　菜法	さかい　なほう	臨床宗教師・日蓮宗僧侶
箕岡　真子	みのおか　まさこ	箕岡医院
櫻井智穂子	さくらい　ちほこ	東京医療保健大学医療保健学部看護学科
会田　薫子	あいた　かおるこ	東京大学大学院人文社会系研究科死生学・応用倫理センター
竹川　幸恵	たけかわ　ゆきえ	大阪はびきの医療センター看護部
山崎千寿子	やまざき　ちずこ	東京医療保健大学医療保健学部看護学科
西川　満則	にしかわ　みつのり	国立長寿医療研究センター緩和ケア診療部
大城　京子	おおしろ　きょうこ	快護相談所和び咲び
増島麻里子	ますじま　まりこ	千葉大学大学院看護学研究院
藤澤　陽子	ふじさわ　ようこ	千葉大学医学部附属病院看護部
武見　綾子	たけみ　あやこ	川崎市立川崎病院看護部
宇佐美利佳	うさみ　りか	岐阜県立看護大学
片岡　純	かたおか　じゅん	愛知県立大学看護学部
小野　年弘	おの　としひろ	千葉大学大学院看護学研究科博士後期課程
平原佐斗司	ひらはら　さとし	東京ふれあい医療生活協同組合・梶原診療所
松山　直美	まつやま　なおみ	京都大学医学部附属病院看護部
橋爪　由樹	はしづめ　ゆき	東京医療保健大学医療保健学部看護学科
渡邉　美和	わたなべ　みわ	前東都大学幕張ヒューマンケア学部看護学科

山﨑　智子	やまざき　ともこ	前東京医科歯科大学大学院保健衛生学研究科
小林　成光	こばやし　まさみつ	聖路加国際大学大学院看護学研究科
佐々木ちひろ	ささき　ちひろ	千葉大学大学院看護学研究院
古川　直美	ふるかわ　なおみ	岐阜県立看護大学
金澤麻衣子	かなざわ　まいこ	東北大学病院看護部
横江由理子	よこえ　ゆりこ	いきいき在宅クリニック
渡邉　朋	わたなべ　とも	千葉大学医学部附属病院看護部
佐藤　奈保	さとう　なほ	千葉大学大学院看護学研究院
湯本　晶代	ゆもと　あきよ	千葉大学大学院看護学研究院

はじめに

医療の進歩や生活水準の向上によって日本は超高齢社会を迎え，今後は少子高齢多死社会が進みます．医療や福祉専門職はもとより，一般の人々もエンドオブライフの時期を生きる人にかかわる機会がさらに増えていくことでしょう．以前よりターミナルケアや緩和ケアという概念がありましたが，エンドオブライフケアは，このような人口動態や社会の変化を背景に新たに登場した概念です．より多様な疾患，複雑な病態，老いを重ねて最期（死）を迎える，人であれば避けることができないすべての人の人生の最終段階に必要なケアなのです．

これらのことから，本書の冒頭には，人が生きるということ，死ぬということについての考えを深められる章を設けました．次いで，社会の変化や制度や体制，エンドオブライフで生じる倫理的な課題について学び，人々のエンドオブライフの多様性に対応するための基本的な知識を涵養できるようにしました．そして，引き続く章では，エンドオブライフケアにかかわる概念，ケアの考え方，ケアのアプローチの具体的な学びを進めることができるように構成されています．エンドオブライフケアにおける看護専門職が担うべき役割について，学習者一人ひとりが自己の考えを深めていただければと思います．エンドオブライフケアは，個々の人生の総まとめにかかわる極めて個別性の高いケアを展開するので，本書では対象理解を深めることとケアのプロセスを重視しています．ケアのプロセスを通して対象理解が深まってゆくこと，そのことがより個別性の高いケアにつながることを，最後の章の事例を通して具体的に学んでいただきたいと考えています．そして，随所にコラムを盛り込み，社会的なトピックス，実践のエピソード，現場での取り組みなどを紹介しました．エンドオブライフケアへの興味・関心を高める一助となれば幸いです．

エンドオブライフケアにおいては，ケアの対象となる人や家族との言語的・非言語的な対話を通して相互の願いをすり合わせ，よい状態とはどのようなものか，その人にとっての最善とは何かを常に追求し，ケアを方向付けていくことが重要です．初学者にとって，これは難しいことと思われるかもしれません．けれども，唯一無二の人生を生きるその人のエンドオブライフに向き合うことを通して，看護者自身も学びを深める学習者でもあるのです．また，どんなに看護実践の経験を重ねたとしても，看護者自身がケアし尽くせたとは思えないケアプロセスとなることもあります．私たちは，生涯を通じて，人が生きるということ，死ぬということ，それを支えるケアとは何かを学び続ける姿勢を大切にすることが必要なのだと思います．

「死があるからこそ，今生きている時間をより意味があるように」と支えることの，尽きることのない学びの始まりに本書が役に立つことを願ってやみません．

本書の刊行にあたり，ご執筆いただいた多くの先生方，企画から伴走いただいた南江堂の皆様に深謝申し上げます．

2022年10月

谷本真理子
増島麻里子

目 次

第Ⅷ章 事例で学ぶエンドオブライフケア

〈各節の構成〉
　場面①の提示
　A．場面①におけるＡさん（Ｂさん，Ｃさん…）の状態をとらえ理解する
　B．場面①におけるケアの方向性，計画，実施，評価
　場面②の提示
　C．場面②におけるＡさん（Ｂさん，Ｃさん…）の状態をとらえ理解する
　D．場面②におけるケアの方向性，計画，実施，評価
　E．本事例全体を通したケアの振り返り・意味づけ
　F．本事例のエンドオブライフケアのポイント

エンドオブライフケアを学ぶにあたって

A. 社会の変化とエンドオブライフケア

　終末期ケアはがん患者をおもな対象として発展してきた経緯がある．しかし，近年の先進諸国の高齢化を受け，より長期にわたる，より広い対象に対する人生の最終段階（エンドオブライフ）のケアの質を拡充させる必要性が高まってきた．**エンドオブライフケアは，**このような社会の背景を受けて注目されるようになった．まずは日本の人口動態と疾病構造の変化を確認してみよう．

a. 少子高齢多死社会の到来

　日本の人口は2011年以降減少局面を迎えており，2047年に65歳以上の人口がピークを迎え，2083年に高齢化率のピークを迎える（**図1**）[1]．これからしばらくは85歳以上の死亡者数の増加が顕著となるが，2039年をピークにその後は減少する．一方，出生数は減少が続き，全人口は減少していく（**図2**）[2]．

b. 死因の変遷（図3）[3, 4]

　日本人の死因の変遷をみると，死因第1位は1947年では結核，1951年には脳血管疾患，1981年には悪性新生物（悪性新生物，がん）に，第2位は1985年に脳血管疾患に代わり心疾患となり，現在に至っている．第3位は，2001年以降老衰が上昇を始め，2018年に脳血管疾患に代わり第3位となった[4]．

c. 年齢別にみたおもな死因（図4, 5）[5]

　2020年の性・年齢階級別の死因第1位は，0〜4歳では先天奇形など，5〜9歳では悪性新生物，10歳以降〜39歳までの成人期では自殺，40歳以降の成人期〜89歳までの老年期で悪性新生物，90歳以降では心疾患および老衰となる[6]．

d. 平均寿命の延伸

　平均寿命は1955年では男性63歳，女性67歳，2020年では男性82歳，女性88歳と延伸を続けている．平均寿命の延伸には，治療技術の進歩，生活水準の向上のほか，乳幼児・小児（0〜14歳）の死亡率の減少も影響している[7]（**図2**）[2]．

e. 死亡場所

　日本人の死亡場所については，1976年以降，自宅以外の病院などの施設で死亡する人が増加した．また，近年では自宅や高齢者施設での死亡の割合がやや増加している[8]（p.29，**図Ⅱ-1-1**参照）．

f. 家族形態の変化（図6）[9]

　65歳以上の者のいる世帯数は1980〜2019年の間に約2倍に増加した．その構成割合をみてみると，65歳以上の者の単独世帯，あるいは夫婦のみの世帯を合計すると6割を超えるようになった．さらに，2040年には高齢女性の4人に一人，男性では5人に一人が独居になることが推計されている（**図7**）[9]．

　以上より，日本国民の死をめぐる現状と今後の課題を整理する．

　日本では，衛生環境や栄養状態の改善などの生活水準の向上，医療技術の発展，医療提供制度の整備により，感染症による死亡は減少し，代わりに悪性疾患や慢性疾患，老衰などによる死亡が増加した．2020年の統計資料によると死因第1位は悪性新生物であるが，

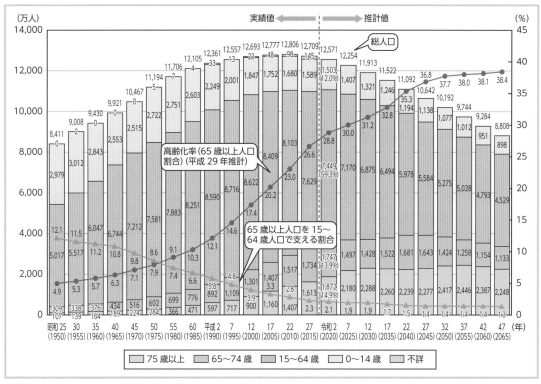

図1　高齢化の推移と将来推計

資料：棒グラフと実線の高齢化率については，2015年までは総務省「国勢調査」，2020年は総務省「人口推計」（令和2年10月1日現在［平成27年国勢調査を基準とする推計］），2025年以降は国立社会保障・人口問題研究所「日本の将来推計人口（平成29年推計）」の出生中位・死亡中位仮定による推計結果.

（注1）2020年以降の年齢階級別人口は，総務省統計局「平成27年国勢調査　年齢・国籍不詳をあん分した人口（参考表）」による年齢不詳をあん分した人口に基づいて算出されていることから，年齢不詳は存在しない．なお，1950年〜2015年の高齢化率の算出には分母から年齢不詳を除いている．ただし，1950年及び1955年において割合を算出する際には，（注2）における沖縄県の一部の人口を不詳には含めないものとする.

（注2）沖縄県の昭和25年70歳以上の外国人136人（男55人，女81人）及び昭和30年70歳以上23,328人（男8,090人，女15,238人）は65〜74歳，75歳以上の人口から除き，不詳に含めている.

（注3）将来人口推計とは，基準時点までに得られた人口学的データに基づき，それまでの傾向，趨勢を将来に向けて投影するものである．基準時点以降の構造的な変化等により，推計以降に得られる実績や新たな将来推計との間には乖離が生じ得るものであり，将来推計人口はこのような実績等を踏まえて定期的に見直すこととしている.

（注4）四捨五入の関係で，足し合わせても100％にならない場合がある.

［内閣府：高齢化の状況. 令和3年版高齢社会白書（全体版）, p.4,〔https://www8.cao.go.jp/kourei/whitepaper/w-2021/zenbun/pdf/1s1s_01.pdf〕（最終確認：2022年11月1日）より引用］

　　治療技術の発展と高齢者の増加により，長期にわたる慢性疾患への罹病を経て亡くなる国民が増加することが見込まれる.

　　独居高齢者は増加する一方で，自宅で家族員を看取る家庭は少なくなった．家族が亡くなるまでの一連の経過を家族員が経験する機会も減少している．また，社会全体において子どもの死はまれとなっているため，死を迎える子どもに対する家族，社会におけるインパクトはより強くなっている.

　　このように，今日の国民の死をめぐる現状は変化しており，国民の一人ひとりが尊厳をもって人生を最後まで生き，終えていくことを支える医療ケア体制の再構築も必要となっている.

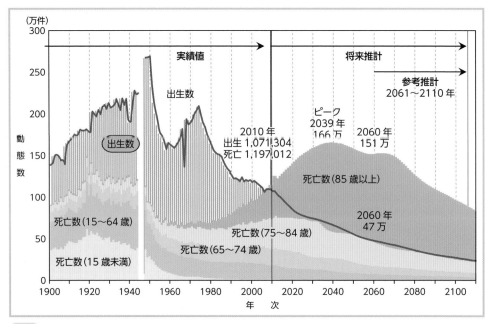

図2　出生数と死亡数の推移：1900～2110年

提供：国立社会保障・人口問題研究所　森田朗所長

〔厚生労働省：出生数と死亡数の推移：1900～2110年. 医療と介護を取り巻く現状と課題等（参考資料）,〔https://www.mhlw.go.jp/file/05-Shingikai-12404000-Hokenkyoku-Iryouka/0000167844.pdf〕（最終確認：2022年11月1日）より引用〕

B. 本書におけるエンドオブライフケアとは

a. エンドオブライフケアの範囲と対象

　社会の変化に伴い，人生を終えていく時期を慢性疾患や老性変化を伴いながら長く過ごす人が多くなった．エンドオブライフの時期をいかに自分らしく過ごせるかについて一人ひとりが考え，向き合う必要性が高まっている．終活という言葉やエンディングノートなどが一般市民にも関心をもたれるようになっているということは，時勢を反映した傾向の1つともいえるだろう．別の見方をすれば，万人にとって避けることのできない死をもって終わる人生について考え，準備していくことにより，心穏やかに時を過ごすことの可能性が生まれたともいえる．

　本書において，エンドオブライフケアは「人生を終えるまで，よりよく生きることを支えること」を第一義に考える．そして診断名や年齢にかかわらず，多様な患者に対する死の数ヵ月～数年前から始まるもの*，つまり従来のがんを中心とした終末期ケアの考え方に比較してより長期的で，かつ，多様な疾患や状態の人々を対象としたケアを考えていく．

b. ケアリングとしてのエンドオブライフケア

(1) 最期までよりよく生きることと残される人へのケア

　エンドオブライフの時期を生きる人は，身体的苦痛や心理社会的な苦痛，生きる意味に

---

*EAPC（European Association for Palliative Care：欧州緩和ケア学会）の広義のエンドオブライフケアの定義に準じる.

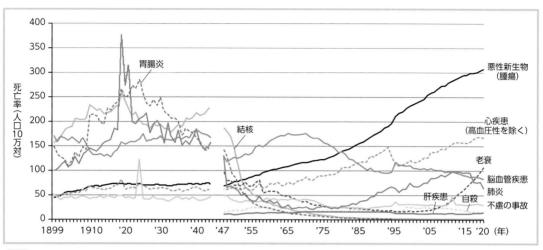

図3　死因別にみた死亡率（人口10万対）の年次推移（1899～2020年）

注：死因別死亡率への影響について
1）　1918年：スペイン風邪の流行による肺炎等の影響
2）　1923年：関東大震災，1995年：阪神・淡路大震災，2011年：東日本大震災による不慮の事故の影響
3）　1994年までの「心疾患（高血圧性を除く）」は，「心疾患」である．
4）　1994・1995年の「心疾患（高血圧性を除く）」の低下は，死亡診断書（死体検案書）（1995年1月施行）において「死亡の原因欄には，疾患の終末期の状態としての心不全，呼吸不全等は書かないでください」という注意書きの施行前からの周知の影響によるものと考えられる．
5）　1995年の「脳血管疾患」の上昇のおもな要因は，ICD-10（1995年1月適用）による原死因選択ルールの明確化によるものと考えられる．
6）　2017年の「肺炎」の低下のおもな要因は，ICD-10（2013年版）（2017年1月適用）による原死因選択ルールの明確化によるものと考えられる．

[1946年まで：厚生労働省：死因別にみた死亡率100年の年次推移（明治32年～平成10年）．人口動態統計100年の年次推移，〔https://www.mhlw.go.jp/www1/toukei/10nengai_8/hyakunen.html〕（最終確認：2022年11月1日），および1947年から：厚生労働省：主な死因別にみた死亡率（人口10万対）の年次推移．令和2年（2020）人口動態統計月報年計（概数）の概況，p.11，〔https://www.mhlw.go.jp/toukei/saikin/hw/jinkou/geppo/nengai20/dl/gaikyouR2.pdf〕（最終確認：2022年11月1日）より作成]

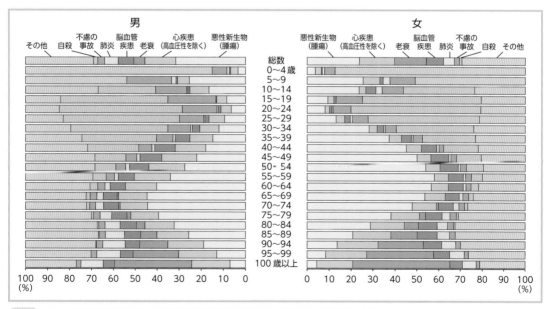

図4　性・年齢階級別にみたおもな死因の構成割合（令和2［2020］年）

[厚生労働省：性・年齢階級別にみた主な死因の構成割合．令和2年（2020）人口動態統計月報年計（概数）の概況，p.12，〔https://www.mhlw.go.jp/toukei/saikin/hw/jinkou/geppo/nengai20/dl/gaikyouR2.pdf〕（最終確認：2022年11月1日）より引用]

6

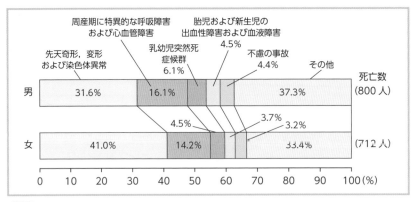

図5　乳児（1歳未満）死亡のおもな死因の構成割合（令和2［2020］年）

［厚生労働省：性・年齢階級別にみた主な死因の構成割合. 令和2年（2020）人口動態統計月報年計（概数）の概況, p.12,〔https://www.mhlw.go.jp/toukei/saikin/hw/jinkou/geppo/nengai20/dl/gaikyouR2.pdf〕（最終確認：2022年11月1日）より引用］

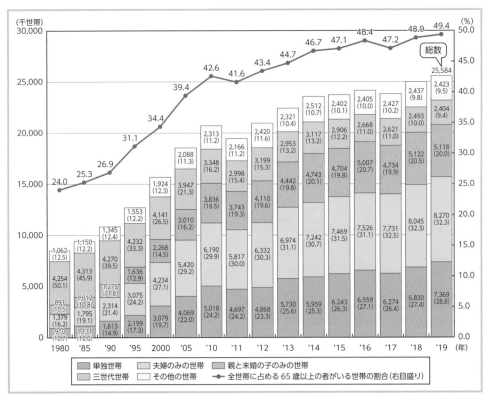

図6　65歳以上の者のいる世帯数および構成割合（世帯構造別）と全世帯に占める65歳以上の者がいる世帯の割合

資料：1985年以前の数値は厚生省「厚生行政基礎調査」, 1986年以降の数値は厚生労働省「国民生活基礎調査」による

（注1）1995年の数値は兵庫県を除いたもの, 2011年の数値は岩手県, 宮城県および福島県を除いたもの, 2012年の数値は福島県を除いたもの, 2016年の数値は熊本県を除いたものである.

（注2）（　）内の数字は, 65歳以上の者のいる世帯総数に占める割合（％）.

（注3）四捨五入のため合計は必ずしも一致しない.

［内閣府：家族と世帯. 令和3年版高齢社会白書（全体版）, p.9,〔https://www8.cao.go.jp/kourei/whitepaper/w-2021/zenbun/pdf/1s1s_03.pdf〕（最終確認：2022年11月1日）より引用］

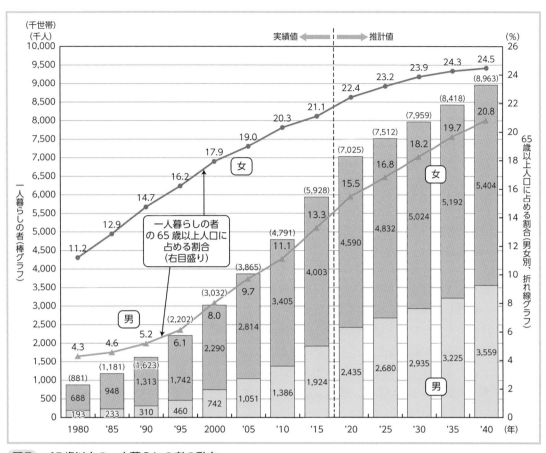

図7　**65歳以上の一人暮らしの者の動向**

資料：2015年までは総務省「国勢調査」による人数，2020年以降は国立社会保障・人口問題研究所「日本の世帯数の将来推計（全国推計）2018（平成30）年推計」による世帯数

（注1）「一人暮らし」とは，上記の調査・推計における「単独世帯」または「一般世帯（1人）」のことを指す.

（注2）棒グラフ上の（　）内は65歳以上の一人暮らしの者の男女計.

（注3）四捨五入のため合計は必ずしも一致しない.

〔内閣府：家族と世帯. 令和3年版高齢社会白書（全体版），p.10,〔https://www8.cao.go.jp/kourei/whitepaper/w-2021/zenbun/pdf/1s1s_03.pdf〕（最終確認：2022年11月1日）より引用〕

苛まれる苦痛，予期的悲嘆などにより望む生活が送れないといった，特有の状況を経験することが多い．同様に，家族も予期的悲嘆，体力的あるいは精神的な介護負担といった状況を経験することが多い．このような状況は，人がよりよく生きることを阻むので，医療ケア専門職は本人と家族らがよりよく生きるうえで障壁となる問題に対応していく技術を身につける必要がある．その技術には，個々人に対するケアだけではなく，社会制度を有効に活用し，家族全体や地域のコミュニティ（近隣の住民やサポートネットワーク）の力が生かされ支え合う関係性を生み出すことも含まれる.

　個人が亡くなった後に残された家族や親近者には，グリーフ（悲嘆）が続くことがある．エンドオブライフケアでは，残された人々の悲嘆にも関心を向けて，回復を支えていく.

(2)ケアを意味づけることの重要性

　エンドオブライフケアに携わっていると，エンドオブライフの時期を生きる本人や家族

らが想像を超える強さを発揮して、サポートしている医療ケア専門職は感動や感銘を受けることがある。一方で、医療ケア専門職は、死の迎え方が本人にとって"よくない"と感じたり、あるいは家族の怒りなどに触れることがあると、ケアの不全感や後悔などに苛まれることもある。いずれにおいても、本人が最期まで生きてきた過程や家族の経験に関与したケアの意味について考えることが大切である。エンドオブライフの時期を生きる人にかかわることは、人間が生きるということの奥深さを学ぶ機会、そして、ケアするということについての学びを深める機会となる。

(3)ケアし合う関係を生み出すこと

　ケアリングについて述べたノディングス（Noddings N）は、ケアには連鎖する構造があると述べている[10]。エンドオブライフケアは一筋縄ではいかないことが多いうえ、ケアの必要量も増加していくケースが多いことから、ケアする者（家族、ケア提供者）が疲弊してしまうことがある。バーンアウトにつながらないよう、ケアする者も支える体制をつくることが必要である。エンドオブライフの時期にある人だけではなく、周囲の者同士も相互に支え合うことで、ケアの輪が連鎖して広がることが望ましい。

　前述したケアの意味づけにおいては、一人だけでなくケアチーム全員で振り返り意味づけていくことで、多様な視点からの意味づけが可能となる。そしてそれが、ケアチームの円滑な連携や協働を生み出すことにつながっていく。

　このようにしていくことで、長期化したエンドオブライフの時期を生きる人を多くの人々で支える土壌づくり、社会づくりにつなげていくことが大切である。

▎引用文献▎

1) 内閣府：高齢化の状況. 令和3年版高齢社会白書（全体版），p4,〔https://www8.cao.go.jp/kourei/whitepaper/w-2021/zenbun/pdf/1s1s_01.pdf〕
2) 厚生労働省：出生数と死亡数の推移：1900〜2110年. 医療と介護を取り巻く現状と課題等（参考資料），〔https://www.mhlw.go.jp/file/05-Shingikai-12404000-Hokenkyoku-Iryouka/0000167844.pdf〕（最終確認：2022年11月1日）
3) 厚生労働省：死因別にみた死亡率100年の年次推移（明治32年〜平成10年）. 人口動態統計100年の年次推移，〔https://www.mhlw.go.jp/www1/toukei/10nengai_8/hyakunen.html〕（最終確認：2022年11月1日）
4) 厚生労働省：主な死因別にみた死亡率（人口10万対）の年次推移. 令和2年（2020）人口動態統計月報年計（概数）の概況，p.11,〔https://www.mhlw.go.jp/toukei/saikin/hw/jinkou/geppo/nengai20/dl/gaikyouR2.pdf〕（最終確認：2022年11月1日）
5) 厚生労働省：性・年齢階級別にみた主な死因の構成割合. 令和2年（2020）人口動態統計月報年計（概数）の概況，p.12,〔https://www.mhlw.go.jp/toukei/saikin/hw/jinkou/geppo/nengai20/dl/gaikyouR2.pdf〕（最終確認：2022年11月1日）
6) 厚生労働省：令和2年（2020）人口動態統計月報年計（概数）の概況 死亡数・死亡率（人口10万対），性・年齢（5歳階級）・死因順位別，p.1,〔https://www.mhlw.go.jp/toukei/saikin/hw/jinkou/geppo/nengai20/dl/h7.pdf〕（最終確認：2022年11月1日）
7) 厚生労働省：令和2年（2020）人口動態統計月報年計（概数）の概況 結果の概要，p.8,〔https://www.mhlw.go.jp/toukei/saikin/hw/jinkou/geppo/nengai20/dl/kekka.pdf〕（最終確認：2022年11月1日）
8) 厚生労働省：平成28年度版厚生労働白書—人口高齢化を乗り越える社会モデルを考える—，〔https://www.mhlw.go.jp/wp/hakusyo/kousei/16/backdata/01-01-01-12.html〕（最終確認：2022年11月1日）
9) 内閣府：家族と世帯. 令和3年版高齢社会白書（全体版），〔https://www8.cao.go.jp/kourei/whitepaper/w-2021/zenbun/pdf/1s1s_03.pdf〕（最終確認：2022年11月1日）
10) ネル・ノディングス（著），館山善康，林泰成，清水重樹ほか（訳）：ケアリング—倫理と道徳の教育 女性の観点から，p.27, 晃洋書房，1997

第I章

人が生きるとは，死ぬとは

学習目標

1. 人が生きることと死ぬことについて，自己の考えを深め，探求する姿勢を養う.
2. 文化的・社会的・歴史的背景と死生観との関係について考察を深める.
3. 生物学的，医学的，法・制度的な側面から，人の死について理解を深める.
4. 人の発達段階による死のとらえ方の特徴を学び，周囲に及ぼす影響について理解する.

1 人が生きること，死ぬこと

A. 生きること，死ぬこととは

「生の勝利か，死の勝利か，しかし私の勝利であろう」（ソログープ「死の勝利」より）

1 ● 人生最大の強敵である死

　死は，人生で経験しうるいかなる事柄とも決定的に異なる．それは，決して経験できない，したがって一切の説明も合理化もできないものである．

　もちろん，他方で私たちは死についてまことに多くを語り，まことに多くの文化や決まりごとを有している．しかし，医学・法学・統計学などが記述するのは，卑近で客観的で社会的な死の現象であり，このような**三人称の死**は，その深刻さや神秘性が脱色され矮小化されたものである．本書のすべての議論も（議論や知識である以上，その定義からして），すべてが三人称の死に関するものである．

　それに対して，他の誰にも代わってもらえない，ほかでもない今ここにいる私に絶対確実に訪れる主観的・**一人称の死**は，全く別のものである．実際に死んでみるのが，どのような感じなのか誰にもわからないし，それに関するいかなる記録もないし，今後も絶対にない．死の実感は常にマニュアル皆無であり，その体験は自分自身を含めて，誰とも共有できないし，誰に伝えることもできない．

　したがって，三人称の死をどれほど勉強しても，一人称の死については何も知ったことにはならない．家族や親しい友人，親身に世話をした患者などの死，つまり**二人称の死**をどれだけ目の当たりにしたところで同様である．たしかに，二人称の死は私たち自身の何かを深刻に剥奪するが，それをどれだけ経験しても，一人称の死の神秘はいささかも明らかにならない．もちろん，三人称の死について勉強すること，二人称の死を経験することは大切であるが，そのことをもって死をわかったつもりになってはいけない．死は，絶対に理性や知性で打ち勝つことのできない，無敵の存在である．かくも比類なき謎である死を前にして，私たちは厳粛であらざるをえない[1]．

2 ● 生は，一矢報いることはできるか

　死は，私たちからきわめて多くのものを無慈悲に奪っていくが，しかし死にも奪えないものがある．私たちが人生において成し遂げたことは，何があっても決してなかったことにはならない．これは何も，死に打ち勝つためには，人生において立派なことを成し遂げる必要があるということではない．もちろん，自分にとって価値ある何ごとかを達成するほうが，それを達成しないよりはよい生であることはたしかである．しかし死によっても

奪えない何かを手に入れるためには，ただこの世に生きたというだけでも十分である．私たちがその人生において成したことは，何があっても取り返しがつかないが，であるからこそ，死によっても取り消すことのできない永遠の事実であり続ける[1]．

つまり，死は，私たちの過去の業績を奪うことはできない．逆にいえば，死が奪うことができるのは，私たちの未来だけである．私たちが，本当はやりたかったのに死んでしまったことでやりきれなかった積み残しが，死による剝奪であり，死の害悪の核心である．ならば，人生の業績のやり残しをできるだけ少なくすることが，死に対する生の勝利とまではいえなくとも，少なくとも生による死への反撃ということになる[2]．

人生のやり残しがゼロになれば，われわれは死によって何も奪われないことになる．ただ通常は，私たちがこのような仙境に完全に達したうえで死ぬことはあまりない．むしろ，明日死ぬとしても今日新しい勉強を始めるのが，人間の性であるともいえる．だとすると，死によって何も奪われないという意味での勝利は，あまり人間らしくないという意味でかえって望ましくないのかもしれない．意地悪く解釈すれば，絶望した人は死んでも損害がないということにもなってしまう．たとえ死によって，いくばくかの将来の希望を挫折させられるとしても，見果てぬ何かをめざす姿勢を最後まで失わないこと，そのために考えて行動することが，生の勝利かもしれない．

3 ● それはあなた次第である

いずれにせよ，死の厳粛さに正対し，生の完全燃焼への姿勢を失わないでいられるかは，あなた自身に依存している．そして自身の死・一人称の死が，解明不可能な底なしの謎であるとしても，それは三人称の死と二人称の死にどのように向き合うことが望ましいかということとは別の問題である．世界最大の謎に向き合おうとしている個々人を，どのようにサポートできるかについて，私たちにできること，考えるべきことは数多く残されている．どれほど手強い相手を前にしても，決して，学ぶこと，考えることを止めないでほしい．

■ 引用文献
1)　Jankélévitch V：La Mort, p.24-35, 449-453, Flammarion, 2008
2)　Nagel T：Mortal Questions, p.1-10, Cambridge University Press, 1974

B.　死生観とその根本にある観念

1 ● 人称別の死からみた死生観

死生観とは，自分自身や愛する人の死および死後についての考え方といえる．さらに人称別の死という視点[1] を用いれば，死生観は自分自身の死や死後について考える一人称的死生観と，愛する人の死や死後について考える二人称的死生観の2つに分けられる．

a.　一人称的死生観

一人称的死生観を考察していくには，科学・医学による解決は困難であるため，宗教的知見が必要となる．なぜなら一人称の死は誰一人として経験することができないが，すべての人に必ず訪れる超経験的な事実だからである．そのため一人称的死生観には**宗教**の違

いによりさまざまな死生観が存在しており，多様性が大きな特徴といえる．そのなかでも世界人口の約半数を占めるとされる**一神教**についてまず述べることとする．

　一神教には**ユダヤ教・キリスト教・イスラム教**があるが，その人間観は「宇宙も森羅万象も人間も，この世界に存在するものすべてが全知全能の神の被造物である」という共通の立場をとっている[2]．なぜなら，3つの宗教とも同じ系統に属する一神教であり，同じ神を信仰し，同類の聖書を奉じる宗教だからである．一神教の死生観，とくにキリスト教・イスラム教の死生観の根底には復活思想があり，これを理解することが大切である．復活思想とは，神の手によって創造された一個の「命」は，現世での短い定められた期間を過ぎたなら死を迎えるが，神がこの世界を破壊する終末には同じ人物として来世に復活し，そこで永遠の「命」を生きることになるという考えである[2]．

　この一神教とは全く異なる考えをもつのが，日本の思想・文化・死生観の成り立ちに大きな影響を及ぼしてきた**仏教**である．

　仏教では一神教のように全知全能の神を設定することがない．一神教が神と人間との関係によって成立する宗教ならば，仏教はブッダ（真理に目覚めた人・悟りを開いた人）と人間との関係で成立する宗教である[3]．ブッダは超人的な神ではなく，本来人間であるという理解が重要である．すなわち仏教の人間観は「人間なら誰もが悟りを開き，誰もがブッダになりうる」というものである[4]．

　死後や来世について，すでに述べたように一神教では明確な概念が存在する．一方，仏教の核心は「生死[*]」の連続（輪廻（りんね））からの解放（解脱（げだつ））である[5]．なかでも浄土教で比較的死後や来世について語られることが多い．

　最後に日本人の一人称的死生観について述べたい．一神教を信仰する国では，1つの宗教がその国民に大きな影響を及ぼしているのに対し，日本では仏教のみならず神道・儒教が複雑に絡み合っており，日本人への宗教的影響を統一的に説明することは非常に困難である．しかも，戦後の物質中心主義的な価値観のもと，たとえば「人は死ねばすべて終わりである」という考えも広まり，日本人の一人称的死生観はますます混沌化しつつある．

b. 二人称的死生観

　愛する人の死や死後について考える二人称的死生観とは，亡くなった愛する人を思い，悼（いた）む心である．大切な人を失う心の痛みや悲しみ，そして亡き人を悼む心は，宗教や文化を超えた人間にとっての共通の心情である[5,6]．多様性に富む一人称的死生観とは異なり，共通性が二人称的死生観の最大の特徴である．表現を変えれば，二人称的死生観とは，亡き人（死者）と残された人（生者）とのかかわりを考えることである．

　2001年の米国同時多発テロ事件や2011年の東日本大震災といった大災害，あるいは日常に潜む突然の事故・事件や病気によりきわめて短い経過で愛する人を亡くした経験は，改めて人の死を受け入れることの困難さ，悲しみ，苦しみを感じさせるものであろう．亡くなってから時間が随分経った後でも，ふっと存在を感じたり，会いに来てくれるような気がすることも決してめずらしくはない．また亡き人から「私の生き様，死に様からあなたたちは何を感じ，これからどう生きていくのか」と問われていると強く感じることもあ

---

[*]生死：仏教用語では「しょうじ」と読み，いのちあるものが，生まれることと死を繰り返すことを意味する．

るはずである．自分にとって愛する大切な人の死を見送ることは，亡き人の人生を問うことであり，また同時に亡き人から私たち自身の生き方を問われていることなのである．このことは実際に経験しないとなかなか理解できないことであろう．しかし一方で，私たち人間はまた他者の経験を**追体験**することも可能である．

　このような亡き人（死者）と残された人（生者）とのかかわり，交流を経験することは，残された人にとって悲しく苦しいことであるが，同時にその後の人生にとって大きな**指針**になると確信している．すなわち二人称的死生観は死生観の根本にある観念なのである．

　一人称的死生観を醸成してきたものがおもに宗教の教義・教理なのに対し，日本における二人称的死生観を育んできたものは，大家族や地域社会の濃厚な人間関係を基盤とした葬送儀礼，墓，仏壇であった．しかし，核家族化・都市化の急激な進行および深刻な宗教離れは，一人称的死生観を弱体化させるのみならず，二人称的死生観をも大きく揺るがしている．さらに，インターネットの普及やCOVID-19パンデミックの影響もそれに拍車をかけている．今こそ二人称的死生観を立て直すことが急務である．そのためには，宗教の果たす役割を見直すことが必要である．さらに，二人称的死生観と密接にかかわるケアの役割はますます大きいものとなろう．

　たとえばグリーフケア（愛する人との死別に対する反応であるグリーフの最中にある人を支え，癒すこと．詳しくはp.144「第Ⅶ章-第3節 遺族や残された親近者およびケアにあたった医療者への支援」参照）においては，欧米では「喪失から立ち直るためには故人との絆は断たれる必要がある」とされてきたが，近年「喪失から立ち直るためには，故人との絆は断ち切る必要はなく，形を変えて継続していくものである」という考えが広がりつつある[7]．筆者も，グリーフケアにおいて残された人が故人との対話を繰り返し，故人と折り合いをつけ，故人と新しい**関係性**を築くこと（この一連のプロセスを「**関係性の死**」と名づけた）が重要であると指摘している[8]．グリーフケアは二人称的死生観を念頭に置いたケアであるという意識をもつべきである．

2 ● 死生観の理解に基づくエンドオブライフケア

　一般の医療従事者にとって，一人称的死生観の基礎である宗教の多様性を尊重することと，二人称的死生観の重要性を理解することは非常に大切である．亡き人（死者）と残された人（生者）とのかかわり・交流を考えることはグリーフケアのみならず，エンドオブライフケアの展開に大きく寄与することになろう．

┃引用文献┃
1) ウラジミール・ジャンケレヴィッチ：第三人称，第二人称，第一人称態の死．死，p.24-36，みすず書房，1978
2) 塩尻和子：イスラームの人間観と死生観．月刊監査役**618**：2-3，2013
3) 並川孝儀：仏教の特色とは何か．ブッダたちの仏教，p.136，筑摩書房，2017
4) 長尾雅人：仏教とは何か．仏教の源流―インド，p.22，中央公論新社，2001
5) 佐藤弘夫：記憶される死者 忘却される死者．死者の花嫁―葬送と追想の列島史，p.196，幻戯書房，2015
6) 島薗 進：現代日本人の死生観―その歴史的展望．国士舘哲学**14**：9，2010
7) 佐々木惠雲：グリーフケア．仏教事典（日本佛教学会編），p.536-537，丸善出版，2021
8) 佐々木惠雲：二人称の死―新しい概念としての「関係性の死」．臨床現場の死生学―関係性にみる生と死，p.24，法藏館，2012

C. 死生観の変容

　　日本人は死を運命的なものとして是認しており，仏教に由来する「無常」*¹観が独自の価値観を生み²⁾，日本人の死生観・遺骸観*²は仏教と民俗信仰との習合*³産物であるといわれる³⁾．三途の川を渡ると死後の世界がある（あの世），あの世では先に死んだ親など大切な人たちが待っている，死ぬと神仏（仏，祖霊，家の神，氏神）になる，生まれ変わりがある，子孫に命や思いを引き継ぐ，死んだ先祖はお盆に帰ってくる，正しい行いをすれば極楽浄土（天国）に行き，悪い行いが多いと地獄におちる，といった考え方は，古くから現在にいたるまで多くみられる⁴⁾．そういった感覚もありながら，時代によって死生観は少しずつ変容してきた．

1 ● 戦後しばらく（1970年頃）までの死生観

　　戦後しばらくまで，出産や療養，死を迎える場所は自宅であり，看護や介護，看取りは家族の手に委ねられ，日常的な生活空間のなかに生と死があった．葬儀の場所も自宅であり，地域の住人の協力のもと，葬儀・野辺の送り（棺で故人を担ぎ，僧侶，家族，親近者が列になって歩き，自宅から墓地や火葬場まで送ること）・埋葬が行われていた．また，新生児や乳児の死亡率が高く（多産多死社会，p.29，**図Ⅱ-1-1**），お七夜，お宮参り，七五三など節目節目で「生」を祝うほど子どもの成長は有り難いものであった．戦前から戦後間もないこの時期の死因はp.5**図3**のように結核や肺炎などの感染症が多くを占め，死は逆らうことのできない脅威でありながらも，身近で日常の出来事と受け止められていた．

2 ● 高度経済成長期以降の死生観

　　1961（昭和36）年の国民皆保険制度，さらには1973（昭和48）年の老人医療費実質無料化制度など保健医療制度の充実化により，医療へのアクセスが容易になった．医学・医療技術が進歩し，感染症をはじめあらゆる病気が治療の対象となり，最期まで病院で救命に向けて手を尽くされるようになった．病や死はある程度はコントロールできるという考えが生じ，長生きが重視された．死を迎える場所は，1960（昭和35）年は自宅が70.7％，病院が18.2％であったが，1970年代に自宅よりも病院で死を迎える人が増加した．自ずと医師・看護師による治療・看護を受け，病院で看取られることが多くなった．がんの告知は家族になされ，本人には病名を偽って告げ，自身の治療や最期は医療職者や家族に任せられることも多かった．この時期は，経済発展が著しく，第一次産業（農林漁業）が減り第二次産業（鉱業，建設業，製造業）が増えるなど産業構造が変化し，都市が発展し，農村から都市へと移住が進んだ⁵⁾．地域共同体のつながりも弱まり，葬儀場で告別式が行われるようになり，火葬が主流となり，野辺の送りはみられなくなった．看病や葬儀などが専門家の手に移行し，日常生活のなかから死が遠のき，看取り経験のない者が増え，日本

---

*¹無常：現世におけるすべてのものが速やかに移り変わって，しばしも同じ状態にとどまらないこと．とくに，生命のはかないこと，いつ死ぬかわからないこと¹⁾．
*²遺骸観：亡骸に対する考え方．日本人は，亡骸はモノではなく，しばらくの間は霊と共にあるので意思・感情をもち，一方で供養しなければたたる存在になる恐ろしいものと考えている．
*³習合：さまざまな宗教・信仰の考えや教義が混ざり合い，一部が融合したもの．

人の死生観は宗教色が薄れ，現世を重視するようになり，死を意識の外に追いやるように
なった．

3 ● 近年の死生観

　近年の日本は超高齢社会，少産多死社会であり，高齢の死亡者が多くなっている．医療
についての考えは，ただ長生きすればよいものではなく，安楽に過ごす，人間としての生
きる喜びを失うことなく，正しい情報と知識のもとメリット・デメリットを天秤にかけて
自らが治療を選ぶというように，最期まで尊厳が尊重された人間らしい生き方をするため
の最適な医療・ケアを望む考えが主流となった．亡くなるそのときまでよい生であることを
望むクオリティ・オブ・デス（quality of death：QOD）についても関心が高まっている．
　高齢者の尊厳の保持と自立生活の支援を目的として，可能な限り住み慣れた地域で自分
らしい暮らしを人生の最期まで続けることができるよう，地域の包括的な支援・サービス
提供体制（地域包括ケアシステム）の構築が進められている[6]．死を迎える場所の割合は
病院・診療所が2005年に最多の82.4％となったものの，その後少しずつ割合を減らし，
2020年は69.9％となった．2000年代以降割合を増やしたのが，老人ホーム，介護医療院・
介護老人保健施設であり，2020年には合わせて約13％となっている．自宅は2005年に最
少の12.2％となり，その後少しずつ増え，2020年には15.7％となっている[7]．このように
在宅や施設において療養や看取りをすることが増えたが，意思決定に難渋するケースが多
くあったことから，前もって人生の最終段階の医療・ケアについて，本人が家族などや医
療・ケアチームと事前に繰り返し話し合うACP（アドバンス・ケア・プランニング）の
必要性が高まった．
　死亡原因は感染症から悪性新生物，心疾患・脳血管疾患などのいわゆる生活習慣病，老
衰に大きく変化した[8]．悪性新生物や慢性疾患，老衰は比較的経過が長く，最期の時期を
あらかじめ予想することができるため，人生の最終段階のあり様を考える期間があること
もACPが可能となった背景の1つである．
　しかしながら実際に，自身や大切な人の死について話し合うことには心理的なハードル
がある．2017（平成29）年に行われた調査[9]によると，自身の人生の最終段階の医療・
療養について考えたことがある人は59.3％であり，家族などや医療介護関係者と話し合っ
たことがある人は39.5％であった．話し合わない理由として最も多かったのは「話し合う
きっかけがない」であり，次いで「話し合う必要性を感じていない」であった．「縁起で
もない」というように，死について考えると現実となってしまうような恐れをもつ人もい
る．死という不可視・不可知なものに対する拒否反応は日本人の思考様式としてしばしば
指摘されているが，現代は家族の看取りや死の経験が少なくなっており，いっそう死は疎
遠である[2]．このように日常のなかで死について語ることは避けられがちではあったが，
政府や医療・介護現場やマスコミの後押しもあり，「人生会議」「エンディングノート」
「終活」「おひとり様の老後」といった言葉を使用し，まずは気軽に話してみようとする動
きもみられている．
　現代の日本人は，これまでの死生観をベースに，死んだら終わり，無となる，と物質主
義的なとらえ方も合わせもちつつ，死があるからこそ限りある生を充実させたい，今を精

一杯生ききる，という前向きな諦念をもつこともある．家族に迷惑をかけたくないという思いも強くなってきている．各人が世界中の宗教の考えや文化の好きな部分を取り入れ，自分に合った死生観を作り直すという試みを繰り返しており，それぞれの死生観が多様で複雑かつ個別的である[4]．

　人生の最終段階にある患者やその家族の生活を見守り支えることは，看護師の重要な責務である．看護師は，既成の死生観を前提にせず，その人がどのような死生観をもっているのか，どのような暮らしや最期を望んでいるのか把握し，考える過程を見守り，その意思を尊重し，自分らしく最期まで生きることを支えるケアを提供する必要がある．

▌引用文献▌

1) 北原保雄：無常．日本国語大辞典（デジタル版），第2版，小学館，2001
2) 渡辺喜勝，板垣恵子：意識調査に見る現代日本人の「死」の意味．東北大医短部紀要9（1）：103-114，2000
3) 藤井正雄：日本人の死生観の特徴．醫學のあゆみ150（5）：327-329，1989
4) 島薗　進：近代日本人の死生観―その歴史的展望．【平成21年度倫理学専攻講演会講演要旨】国士舘哲学14：1-14，2010
5) 厚生労働省：産業社会の変化と勤労者生活，〔https://www.mhlw.go.jp/wp/hakusyo/roudou/10/dl/02-1-1.pdf〕（最終確認：2022年11月1日）
6) 厚生労働省：地域包括ケアシステム，〔https://www.mhlw.go.jp/stf/seisakunitsuite/bunya/hukushi_kaigo/kaigo_koureisha/chiiki-houkatsu/〕（最終確認：2022年11月1日）
7) 厚生労働省：人口動態調査_人口動態統計_確定数_死亡_年次_2020年．上巻_5-6_死亡の場所別にみた年次別死亡数百分率，〔https://www.e-stat.go.jp/stat-search/file-download?&statInfId=000032119306&fileKind=1〕（最終確認：2022年11月1日）
8) 厚生労働統計協会：第2編　衛生の主要指標　第2章人口動態．国民衛生の動向・厚生の指標　増刊・第68巻第9号　通巻第1066号　2021/2022，59-81，2021
9) 人生の最終段階における医療の普及・啓発の在り方に関する検討会：人生の最終段階における医療に関する意識調査報告書．平成30年3月，〔https://www.mhlw.go.jp/toukei/list/dl/saisyuiryo_a_h29.pdf〕（最終確認：2022年11月1日）

D. 生物学的な死，医学的な死，法・制度的な死

ヒトは他の高等生物に比して，同類の死や自らの死について強く関心をもつ生物である．死の定義は，「命がなくなること，不可逆的に生命の維持ができなくなること」である．本項では，"生物学的な死"，"医学的な死"，"法・制度的な死"というそれぞれの視点で死を解説する．

1 ● 生物学的な死

ヒトの体は，細胞が集まり組織を形成し，いくつかの組織から器官を構成し，それぞれの器官が特定の役割を果たすことで個体として生命活動を維持している．**生物学的な死**とは，細胞の死や組織の死ではなく，個体が不可逆的に生命活動を失う状態を指すことが一般的である．一方で，個体のすべての細胞が死滅した状態とすることもある．

2 ● 医学的な死

a. 死の三徴候

ヒトの生命維持には，持続的な酸素供給が不可欠である．それにかかわる最も重要な臓器として，呼吸により酸素を取り込む肺，拍動により血液を循環させて酸素を全身に供給する心臓，それらを含めて生物学的な働きを調整する脳がある．すなわち，肺，心臓，脳がヒトの生死にかかわる上位器官といえる．この3つの器官のいずれかの機能が停止すると，短期間のうちに残りの2器官も機能停止に至る．

そのため臨床においては，医師がヒトの死を確認するために，①**心拍停止**，②**呼吸停止**，③**瞳孔の対光反射の消失**の3つの徴候を不可逆的に認めた際に死と判定する．これを**死の三徴候**という．心拍停止は心臓の機能停止，呼吸停止は肺の機能停止，瞳孔の対光反射消失は脳幹の機能停止を示す．

b. 脳死

医療機器の発達により人工呼吸器や人工心臓が開発され，脳，呼吸または循環のいずれかが不可逆的な機能停止になったとしても医療機器の使用により短時間で死に至らない状況も出てきた．そのなかで，脳幹を含む脳のすべての機能が不可逆的に停止した状態を**脳死**という．脳死と判断するためには，法で規定する脳死判定を行う必要がある．臓器移植医療の進歩もあり，1997（平成9）年に「臓器の移植に関する法律（臓器移植法）」が施行され，脳死体からの臓器提供が可能になった．ほとんどの国では脳死はヒトの死とされているが，日本においては脳死での臓器提供を前提とした場合のみ脳死をヒトの死とみなす．

一方，**植物状態**とは，大脳の大部分の機能が失われているが脳幹の機能は残っている状態である．精神活動は喪失しているものの，自発呼吸や外部刺激への反応などの生命活動は維持されており，脳死とは全く異なる．

3 ● 法・制度的な死

a. 死の法的手続き

　日本においては，人が生まれた際に出生届（戸籍法第49条，第52条，医師法第19条），亡くなった際に**死亡届**（戸籍法第86条，第87条，医師法第19条）により医学的・法律的に出生および死亡を公的に証明し，戸籍に登録される．死亡届を提出することで，「**埋火葬許可証**」が発行され，故人の遺体を火葬・埋葬することが可能になる．出生届は出生証明書と，死亡届は**死亡診断書（死体検案書）**と一体となっている（**図Ⅰ-2-1**）．

　死亡を確認した際は医師が死亡診断書または死体検案書を記載する．医師は，自ら診察しないで診断書を交付することを医師法で禁止されている．在宅療養中などで死亡時に立ち会えなくとも，死亡後に改めて診察を行う必要がある．記載される死亡時刻とは，死亡を医師が確認した時刻ではなく死亡時刻（推定）とすることが原則である．たとえば，在宅療養中患者の呼吸停止を家族が確認して診察要請を受けた場合，医師は死亡後の診察にてこれまでの診療中の疾患に関連して死亡したことを確認し，家族からの情報をもとに死亡推定時刻を判断して死亡時刻として記載する．なお，臓器移植法の規定に基づき脳死判定を行った場合は，第2回目の判定検査が終了した時刻が脳死した者の死亡時刻となる．死亡診断書（死体検案書）は，退職金・年金・保険金・財産相続などに影響を及ぼす可能性があるため重要な書類であり，死因や死亡時刻についてはとくに注意を払う必要がある．

b. 情報通信機器（ICT）を利用した死亡診断の体制

　医師が死亡診断書を作成することが基本であるが，それまで診療にあたっていた医師が遠方にいるなどで死亡後改めて診察を行うことが困難な場合には，円滑に死亡診断書を交付し，埋火葬を行えないことがある．それにより，あらかじめ住み慣れた場所から離れた医療施設に入院したり，死亡後に遺体が長時間保存・長距離搬送されたりすることもある．このような背景から，遠隔地域での死亡診断にかかわる体制整備の必要性が高まった．2017（平成29）年に厚生労働省から「情報通信機器（ICT）を利用した死亡診断等ガイドライン」が出され，看護師を対象とした「法医学研修」を修了した看護師による「死亡の確認」「死亡診断書の代筆」が可能となった．

　死亡診断は，遺族への医学的な病状説明を確認できる機会であると同時に，死因を含めた内容の正確性を担保するために重要なものであるため，前述のとおり医師法では診療なくしての診断書の記載を禁じている．そのためICTを利用した死亡診断等を行う際には，直接対面での死後診察と同程度の内容の正確性が求められ，遺族との円滑なコミュニケーションがとれる必要があり，要件が定められている．詳しい適応の要件，流れ，死亡診断書の交付や所見の記録方法などは同ガイドラインを参照されたい．

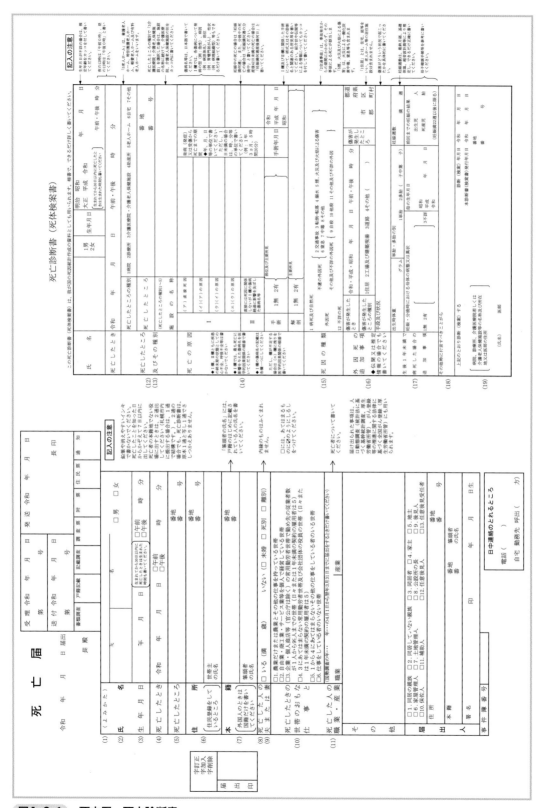

図Ⅰ-2-1　死亡届・死亡診断書

2 発達段階からみた死

A. 小児期における死

1 ● 子どもの死の特徴

　近年の医療技術の進歩により，かつては助からなかった子どもの命が助かるようになり，子どもの死亡数，死亡率は年々減少している．それでもなお，死が避けられない子どもたちが存在することも事実である．子どもの死には，先天性疾患や染色体異常などのように，出生時あるいは出生後まもなく死を迎える場合や，健康であった子どもが突然の事故や急性疾患のために短い経過で亡くなる場合，小児がんなどのように長期にわたり治療を行い，再発や転移を繰り返してやがて死を迎える場合などがある．いずれも年老いた者から亡くなるという順序性に反し，不合理で悲哀に満ちた出来事となる．子どもを亡くすことは家族にとって何よりもつらく，受け入れがたいものであると同時に，子どもを取り巻く人々や社会にもさまざまな影響を及ぼす．

2 ● 子どもの死のとらえかた

　子どもの死の概念の発達に関する多くの研究では，子どもが死をどうとらえるかについて，年齢や認知発達と関連づけて報告している（**表Ⅰ-2-1**）．ナギー（Nagy M）は，5歳以下の子どもは死を取り返しのつかないものだとは受け止めておらず，死のなかに生をみるとし，5〜9歳の子どもは死を擬人化する傾向にあり，死を偶然の出来事と考えるようになるとした．9歳以上になると，生命あるものは必ずいつかは死ぬと考えるようになり，死を自然の法則によって生起するプロセスとしてとらえるようになると説明している[1]．クッカー（Koocher GP）は，ピアジェ（Piaget J）の認知発達の段階に基づき，子どもの死の概念の発達を述べている．それによると，前操作段階（2〜7歳）では，死は毒や悪い物を飲食したときに起こり，薬があれば生き返ることができるととらえ，死の不可逆性を理解できない．具体的操作段階（7〜11歳）になると，銃やナイフ，事故といった攻撃的行為が死を引き起こし，死の不可避性，不可逆性，普遍性の理解が可能となる．形式的操作段階（11歳〜）では，論理的思考が可能となり，死は自然のプロセスであると理解するとしている[2]．スピース（Speece MW）は，死の「不可逆性：irreversibility」（死んだら生き返ることができない），「体の機能の停止：non-functionality」（死ぬと身体のすべての機能が停止する），「普遍性：universality」（すべての人は必ず死ぬ）という3つの構成要素について大部分の子どもが理解するのは5〜7歳であるとし，子どもの死の理解は認知発達だけでなく総合的な発達とともに遂げられるとした[3]．日本の子どもを対象とした仲村の調査では，子どもの死の概念形成は諸外国とほぼ同様の結果であるが，9歳以降の子どもに「生まれ変わり思想」があるという特徴を示し，日本の文化的背景が影響し

表Ⅰ-2-1　子どもの死のとらえかた

	5歳以下	5～9歳	9歳以上
ナギー	死を取り返しのつかないものだとは受け止めておらず，死のなかに生をみる	死を擬人化する傾向にあり，死を偶然の出来事としてとらえる	死を自然の法則によって生起するプロセスとしてとらえ，生命あるものは必ずいつかは死ぬと考えるようになる
	前操作段階（2～7歳）	具体的操作段階（7～11歳）	形式的操作段階（11歳～）
クッカー	死は毒や悪い物を飲食したときに起こり，薬があれば生き返ることができるととらえ，死の不可逆性を理解できない	銃やナイフ，事故といった攻撃的行為が死を引き起こし，死の不可避性，不可逆性，普遍性の理解が可能となる	死は自然のプロセスであると理解する
スピース	5～7歳		
	死の不可逆性，体の機能の停止，普遍性について大部分の子どもが理解する		

ている可能性について言及している[4].

　死期が迫っている子どもが，自分自身の死をどのようにとらえているかを理解することはきわめて難しい．しかし，子どもは情報を与えられていない場合でも自分の死を察知していることが多いとされている[5].乳幼児期では，死を単に別れ，夢，眠りに似たものとしてとらえ，正確に理解することはできないが，3歳を過ぎると死の不安や恐怖を表現するようになる．学童期では論理的に物事を考えるようになり，大人が病気について伝えなくても自分で判断し，回復しないのではないかと推測する．また，親の悲しむ様子をみて，自分のせいで親を苦しませていると感じたり，自分が悪いことをしたからだと考えたりすることがある．思春期になると，死や人生の意味など哲学的な考え方が可能となる．自分がもう回復しないと知ったとき，深い悲しみや葛藤を抱くが，死に対する不安や恐怖を人に話せず，孤独感を抱くことも少なくない[6~8].一方で，死を身近に感じ，**不安や恐怖**に直面しながらも，子どもは最期まで諦めず，**夢と希望**を持ち続けて生きる存在でもある．

3 ● 家族や親近者にとっての死の意味

　親にとって，子どもとの死別は何よりもつらく耐えがたい体験である．子どもを亡くすことは子どもの命だけでなく，これまで培ってきた親としての役割や社会との関係，子どもと描いた将来や家族の夢，生きがいなど多くのものの喪失でもある．同時に，子どもを助けられなかったという罪悪感や自責の念，無力感などさまざまな情緒的反応を示し，その過程は一様ではない．

　亡くなった子どものきょうだいも同じように家族を亡くすという悲しみのなかに置かれている．きょうだいが年少の場合は，自分の行動がきょうだいの死を引き起こしたのではないかといった思考が生じやすい．年長児はきょうだいの死に直面して後悔や罪悪感を抱くことがある．親の悲しみが深く，きょうだいを気に留める心の余裕がないときは，**我慢**を強いられ孤立感や疎外感を高めることにもつながる．

　家族はそれぞれのペースで悲しみを乗り越え，時間とともに元の生活のリズムを取り戻していくが，子どもを亡くした時期や誕生日などに悲しみやつらさが再び湧き上がることがある．年月を経ても，子どもを亡くした**悲しみ**が消えることがないということを忘れて

はならない．

■ 引用文献 ■

1) Nagy M：The child's theories concerning death. Journal of Genetic Psychology **73**：3-27, 1948
2) Koocher GP：Talking with children about death. American Journal of Orthopsychiatry **44**（3）：404-411, 1974
3) Speece MW, Brent SB：Children's understanding of death：A review of three components of a death concept. Child Development **55**（5）：1671-1686, 1984
4) 仲村照子：子どもの死の概念．発達心理学研究**5**（1）：61-71, 1994
5) 吉田沙蘭：子ども自身の差し迫った死に関する親子間コミュニケーション．生老病死の行動科学**11**：149-155, 2006
6) 藤井裕治：医療人として求められる子どもの理解　死を余儀なくされる子どもへの対応．小児看護**27**（9）：1057-1062, 2004
7) 杉本陽子，村端真由美，橋本直子：子どもの生と死の概念文献検討―病気をもつ子どもたちがより良く生きる援助のために―．三重看護学誌**16**（1）：1-8, 2014
8) 竹内幸江：End-of-Life ケア．小児がん看護（石田也寸志，丸光　惠監），p.348-349，へるす出版，2009

B.　成人期における死

　　成人期（19〜65歳）は，自らの意思に従い，自らの力で行動する，自律・自立を特徴とする．しかし，エンドオブライフの時期における心身機能の低下は日常のさまざまな場面で他者への依存を余儀なくし，**自らの存在価値や生きる意味**を揺るがす．

　　一方，成人期はおよそ50年間と長く，人の一生のほぼ半分以上を占めるため，年代によって死への向き合い方や意味には違いがある．そこで，成人期における各年代の特徴を踏まえながら死について概観する．

1 ● 成人期の死因の特徴

　　成人期の死因は，前半では自殺や事故が上位にあり，年代が上がるに従って悪性新生物や生活習慣病に関連する疾患が上位を占めるようになる[1]．

2 ● 成人期にある人にとっての死の意味

a. 成人期前半（20〜30歳代）

　　青年期を含む成人期の前半は，自己のアイデンティティの確立と自立・独立を獲得し，自らが決断した目標に向かって歩み始めるという特徴があり，未来の時間によって制約されることなく計画が立てられる時期でもある．さらに，社会への参加を通じて仲間やパートナーと出会い，自らの家族を形成するなど，人とのつながりを広げ豊かな関係を育んでいく．また，人の一生において最も身体的機能が充実し，健やかな世代でもある．

　　このように，成人期前半は未来に向かって開かれ，身体的にも壮健な時期であり，生の限界を実感することは少なく，死をまだ遠い存在としてとらえている．そのため，この時期に死に直面することは，未来へ大きく開かれていた扉を閉ざし，**多くの夢や希望を断つ**ことを意味する．さらに，この世代の家族には幼少期や思春期の子どもがいることが多く，衣食住はもとより生活のあらゆる面で親の支援を必要としている．そのため，自身の死に伴う経済状況の変化が家族，とりわけ子どもたちの学業継続や将来の選択へ波及することを懸念し，さらに親を亡くすことの心理的影響など，家族の行く末を思い苦悩することに

なる.

　成人期前半に死に直面することは，人生においてまだ成すべきことも果たしていないという思いや，大切な人たちと未来を築いていくことはかなわないという無念さとともに，あふれる生命力が死への抵抗を強めいっそう死を受け入れがたくする.

b. 成人期後半（40歳代〜65歳頃）

　成人期後半は，社会や家庭で大きな責任を担いながら人生に取り組み，自らの足跡を残しながら，これまで積み上げてきたものから一定の成果を得ていく時期である. 一方，加齢に伴う諸機能の低下や不調を自覚する機会も徐々に増え，さらに親や親しい人たちの死を体験する. このような過程を通して，**自らの死を認識**するようになり，人生の有限性を自覚する. これまで誕生を起点としてとらえていた人生の時間を，死を起点に「残された時間」としてとらえ，人生の意味を考え，これからどう生きるかといった再吟味を始める. このように，成人期後半では，「死」はただ忌み嫌うものとしてだけでなく，人生を深く考える機会を与えるものとしても意味づけられる.

　しかし，成人期後半，とくに40〜50歳代は「働き盛り」と称され，他者との関係をいっそう深めながら，自らの人生の目標に向かって邁進_{まいしん}している時期であることに変わりはない. 仕事や社会活動では責任ある立場につくようになり，諸活動の推進者としての役割が期待される. そのため，この時期に死に直面することで，自らの志や果たすべき役割を道半ばで諦めなければならないことに苦悩する. 一方，責任ある立場にあることを自覚し，自身の死後も仕事や活動が滞ることがないよう他者に託していくことで，自らの役割を全うしようとする.

　また，家庭では子どもと親を支えている世代でもある. そのため，今後の子どもや老親のことを憂慮し，自身の死によってパートナーに経済的負担や多くの責任を課してしまうことに申し訳ない思いや苦しみを抱える.

　死はかけがえのない人たちとの別離を強いる. そして，どの世代であっても一人の死は他者へ影響を及ぼすが，成人期後半は公私において責任ある立場にあるためその影響は大きい.

3 ● 家族や親近者にとっての死の意味

　人生100年時代にあって，成人期で迎える死はどの世代であっても「早過ぎる死」である. このことは，本人だけでなく家族や親近者にとっても同様であり，大切な人との別離は受け入れがたい. とくに，若い世代の死は多くの可能性を残して親に先立つこととなり，**家族の苦悩**は計り知れない. さらに，家族の死による経済的基盤の揺らぎは，日々の暮らしだけでなく，子どもの学業継続や将来設計にも影響を及ぼすこととなり，残されたパートナーや子どもたちはこれからの人生に不安を抱えることになる. また，成人期にある人たちは公私において多様な役割と重い責任を担っているため，家族や親しい人の死は，日常の具体的な営みだけでなく精神的な面においても，改めてその人の存在の大きさを実感させることになる.

■引用文献■
1）厚生労働省：令和2年（2020）人口動態統計月報年計（概数）の概況，p.38，〔https://www.mhlw.go.jp/toukei/saikin/hw/jinkou/geppo/nengai20/dl/gaikyouR2.pdf〕（最終確認：2022年11月1日）

C. 老年期における死

1 ● 老年期にある人の死の特徴

a. 多死社会，75歳以上の高齢者の死亡者数の増大

　日本は超高齢多死社会に突入している．老年期は死で閉じられるので，高齢者数の増加はすなわち死亡数の増加でもある．なかでも75歳以上の高齢者の死亡数は，全死亡数の7割を超えている[1]．

b. 死因の特徴：老衰，肺炎，不慮の事故

　65歳以上の者の死因で多いものは，「悪性新生物（がん）」「心疾患（高血圧性を除く）」「老衰」である[2]．動向として，老衰の死亡率増加が目立つ．また，70歳以上ではがんによって死亡する割合は低くなり，老衰と肺炎の割合が増える．

　老衰死は徐々に活気や食べる量が減っていき，眠る時間が増え，枯れるように，眠るように息を引き取ることが多いとされ，平穏死，尊厳死とよばれることもある．また，肺炎による死亡数の約98％を65歳以上の者が占める[3]．肺炎が増えるのは，嚥下機能や免疫力の低下による．さらに高齢者の不慮の事故も特徴的な死因である．具体的には，転倒・転落，浴室での溺死および溺水，食物の誤嚥による気道閉塞[4]などがある．歩行や嚥下などといった生活機能の低下が，不慮の事故による死亡につながっていることが多い．

c. 孤立死・孤独死と在宅ひとり死

　2000年頃より，自宅で誰にも看取られずに亡くなる「孤立死」「孤独死」が社会問題化した．2020年，孤独死者数の半数以上は65歳未満の者だが，増加する単独高齢者世帯や高齢者夫婦世帯は孤独死予備軍ともいえる．在宅死を支える臨床現場の体制が整ってきた現在，これを下支えに，老年期にある人がひとり暮らしでも，住み慣れた家で自分らしく，必ずしも孤独ではない状態で亡くなる，「在宅ひとり死」[5]も可能になりつつあるといわれている．

2 ● 老年期にある人にとっての死の意味

　老年期でも，65歳と100歳では親子ほど年齢が異なる．それだけ老年期における死の意味は固有であり，老年期を経験したことがない者は，その意味を完全にとらえることは難しいだろう．

　他の発達段階と違い，老年期における死の最大の特徴は，すべての人に必ず訪れることである．老年期にある人はこの事実を自分事としていく過程をたどっている．たとえば肉親との死別，旧友，長年活躍していた著名人の訃報といった死にまつわる経験は，ひるがえって自身の老いそしてその先に待つ死を連想させる．さらに自分の身体や精神活動の衰えから自身の死をいっそう身近に感じ，どう最期まで生ききり，どのような最期を迎えるかを考えていく．年を重ねながら死が身近なものとなっていく過程は，老いを生きることと同義である．

　老年期にある人から，しばしば「早くお迎えが来ないかしら」「人の世話になってまで生きたくない」といった言葉を聞く．同時に，孫の成長に目を細め「もっと長生きしなくちゃね」と生きる活力に満ちる姿もみる．また，「大往生」「天寿を全うする」というように，老年期における死は寿ぐべきこととして受け入れられてもいる．「魂がかえる」「土に還る」といった，先祖や自然・宇宙など大きな存在へと統合していく精神性，残される子孫や家族への継承といった意味が込められることもある．老年期にある人にとっての死の意味は，悲しみや喪失だけでない**両価性**をもつと考えられる．

3 ● 家族や親近者にとっての死の意味

　死別までの過程で家族や親近者は，本人の健康状態の悪化や入院治療，居住場所の選択などをきっかけに，本人の老いや死に直面する．とくに治療選択や住まいに関する意思決定の渦中では，本人の希望と，さまざまな立場・関係性でかかわってきた家族や親近者同士の考えが対立し，家族内役割を調整するといった現実的な課題が複雑化するなかで，本人の死に向き合うことになる．臨死期が近づくと，死別への覚悟をしつつも喪失感や悲嘆も生じ，心理状態は揺れ動く．

　臨終，そして死別後には，家族や親近者は大切な人を失った悲嘆と喪失感を抱えている．同時に「大往生」への誇りをもつこともあるだろう．老年期にある人にとっての死が喪失や無念だけではなく，人生を全うしたという意味をもつように，家族や親近者もその姿に誇りをもって送り出すという役目を引き受ける．介護を担ってきた家族では，看取りまでの状況によって複雑な思いが生まれる．後悔や無力感，むなしさもあれば，それだけでなく，最期まで看取ることができた安堵感，できる限りの介護ができた達成感や満足感を抱くこともある．そして，有形無形の本人の残していったものを見送ったり引き継いだりしながら，家族や親近者自身も老いや死を見つめる当事者となる．

▌ 引用文献 ▌
1) 厚生労働省：令和2年（2020）人口動態月報年計（概数）の概況, p.8, 〔https://www.mhlw.go.jp/toukei/saikin/hw/jinkou/geppo/nengai20/dl/gaikyouR2.pdf〕（最終確認：2022年11月1日）
2) 内閣府：令和3年版高齢社会白書（全体版）, p.30, 〔https://www8.cao.go.jp/kourei/whitepaper/w-2021/zenbun/pdf/1s2s_02.pdf〕（最終確認：2022年11月1日）
3) 厚生労働省：死因順位別にみた性・年齢（5歳階級）別死亡数・死亡率（人口10万対）及び割合, 〔https://www.e-stat.go.jp/dbview?sid=0003411661〕（最終確認：2022年11月1日）
4) 厚生労働省：不慮の事故による死因（三桁基本分類）別にみた年齢（5歳階級）別死亡数・百分率, 〔https://www.e-stat.go.jp/dbview?sid=0003411675〕（最終確認：2022年11月1日）
5) 上野千鶴子：2 死の臨床の常識が変わった　おひとりさまの最期, p.31, 朝日文庫, 2021

第Ⅰ章の学習課題

1. 人が死ぬこと，生きることについての自分の考えを記述してみよう．
2. あなたと同世代の人々は，どのような死生観をもつ人が多いだろうか，文化的・社会的・歴史的な背景も考慮して考えてみよう．
3. その人固有の死生観が，その人の人生や生活に及ぼす影響について考えてみよう．

第**II**章

死をとりまく社会状況

学習目標

1. 日本社会の変化に伴い変化した看取り形態の実際と背景要因を理解する．
2. 日本における終末期医療制度とガイドラインを理解する．
3. 様々な看取りの場について，それぞれの特徴（定義，根拠法，対象者，看取りにかかわる人・専門職）を理解する．
4. 終末期医療をめぐる臨床倫理に関する歴史と課題，および重要な概念について学ぶ．

1 日本における終末期医療・ケア

A. 社会の変化に伴う看取りの形態の変化

1 ● 日本における死亡場所の概観

　死亡場所についてみると，約8割の人が医療機関（病院・診療所）で亡くなっている．推移で確認してみると，1960〜1970年代には自宅が圧倒的に多く，自宅で亡くなるのが当たり前という時代であったが，急速に病院などの医療機関での死亡が増え，現在においては約7割を占めている（**図Ⅱ-1-1**）[1]．

2 ● 制度の変遷

　このように病院死が増えた背景としては，医療技術が向上して，多くの検査や治療環境が整った病院が社会に急速に広まったことが大きい．患者が負担する費用においても1961年に**国民皆保険制度**となり，年齢や職業にかかわりなく，広く国民が安心して医療を受けられる仕組みが整った．とくに70歳以上の高齢者においては，1973年の老人福祉法の一部改正により医療費の自己負担が無料となり，その後1983年の老人保健法施行により若干の有料化（入院1日300円，外来1ヵ月400円）に変更となったものの，経済的な負担はきわめて少なく，現在のように早期に退院を促すような仕組みもなかった．病院での死亡が急速に増えたのは，入院することが身近な社会環境に変化していったことが背景にあるといえる．

　なお，在宅医療が注目を浴びるようになったのは1990年代以後である．1992年に訪問看護ステーションが制度化され，1994年には自宅で療養するがん終末期の患者や寝たきりの高齢者に対して，医師による訪問診療が可能となった．また，2006年に**介護保険法**の一部が改正され，65歳未満でがん末期の人が自宅に戻った際は，介護保険のサービスを受けられるようになり，今では医療と介護の両方が在宅での看取りに重要な仕組みとなっている．

3 ● 看取り形態の変化の背景
─産業構造，家族形態，地域社会の変化

　過去50〜60年の間においては，社会全体の変化も大きかった．産業構造では，農業や商業など家族・親戚で一体となって仕事に従事する形態から，企業に雇用され大都市などに通勤して働く形態が増えていった．家族の暮らし方にも影響があり，祖父母と同居する三世代世帯の割合は1960年は37.9％もあったのが，2019年はわずか5.1％になり，代わって拡大したのは単身世帯（一人暮らし）：28.8％である[2]（**図Ⅱ-1-2**）[3]．つまり，昔なら期待できた同居家族による世話は難しく，自宅での看取りは急速に減少していった．さらに，

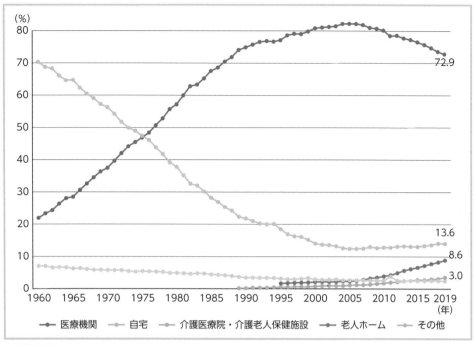

図Ⅱ-1-1　死亡場所の推移（1960〜2019年）

注：1）1994（平成6）年までの老人ホームでの死亡は，自宅またはその他に含まれる．
　　2）2017（平成29）年までの介護医療院・介護老人保健施設は，介護老人保健施設のみの数値である．
　　3）その他に助産所を含む．
［厚生労働省：人口動態調査2019年，上巻5-6表を参考に作成］

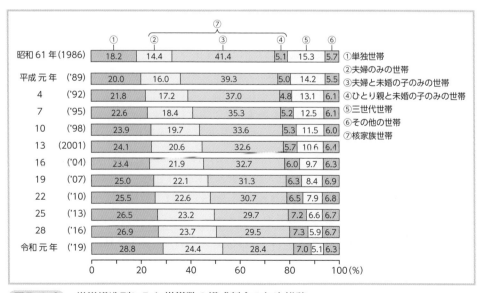

図Ⅱ-1-2　世帯構造別にみた世帯数の構成割合の年次推移

［厚生労働省：令和3年グラフでみる世帯の状況—国民生活基礎調査（令和元年）の結果から．p.6，〔https://www.
mhlw.go.jp/toukei/list/dl/20-21-h29.pdf〕（最終確認：2022年11月1日）より引用］

現代社会では家族以外の近隣の人々とのつながりが疎遠になってきたことも地域での看取りのあり方に影響を与えている．亡くなることは昔は地域文化に密着したものであり，死の床に近所の人がやって来たり，葬儀を亡くなった人の自宅や地域の寺院，公民館などで行うのが普通であった．誰が病に伏しているのかを近隣の人々が身近に見聞きし，必要であれば本人・家族を訪問して助け合う，慰め合うという関係性があったといえよう．しかし現在では，病気で入院していることや死が近い状況にあることは個人の重大なプライバシーであり，本人からそれを伝えられない限りは知る機会がない．日本は超高齢多死社会に突入しているが，読者の多くは自分の生活空間で身近に死を見聞きする機会はほとんどないであろう．死亡場所の自宅から医療機関への変化とは，人々の死に対する役割において，親しい個人的な関係性（家族・親戚・近隣の人々）よりも，医療・看護の専門職が担う部分が相対的に拡大していった変化ともいえるだろう．

B.　「終末期医療」から「人生の最終段階における医療・ケア」へ

1 ● 終末期医療におけるガイドライン作成の経緯

終末期医療は人命に直接かかわるものであり，法律上の判断が重要である．たとえ患者の望みであっても，医師が致死的な医療行為を行う「積極的安楽死」を認める法律はない．日本では過去に，家族からの依頼でがん末期の患者に対して致死性の薬剤を投与した事件（東海大学安楽死事件，1991年）や，喘息発作で心肺停止状態となった入院患者の人工呼吸器を外して致死性の薬剤を投与した事件（川崎協同病院事件，1998年）があり，いずれも殺人罪で起訴され有罪となった[4]．さらに射水市民病院安楽死事件（2006年公表）では，当時の外科部長が過去数年にわたって複数の患者の人工呼吸器を取り外し，患者が死亡していたことをマスコミに公表した[5]．この事件では，延命治療は望まないという本人または家族の意思がカルテに記載されていたものの書面は存在せず，医師は警察に書類送検される事態となった．この事件をきっかけに，明確なルールを求める声が医療者を中心に広まり，2007年に初めて作成された国のガイドラインが「**終末期医療の決定プロセスに関するガイドライン**」である[6]．このガイドラインでは，終末期医療の進め方として最も重要なものは患者の意思であり，それが明確でない場合は，家族が「本人だったらどう考えるか」を推測しその推定意思を尊重することと，終末期の判断や医療行為は医師一人の独断でなく，多職種によるチームで判断することが明文化された（**表Ⅱ-1-1**）[6]．なお，2007年当初は「終末期医療」という言葉が使われていたが，2014年からは，医療行為だけでなく最期まで尊厳を尊重した人間の生き方に着目した「人生の最終段階における医療」という名称を用いるよう改称された[7]．2018年には，地域包括ケアの観点から介護施設や在宅など医療機関以外での看取りにも対応するため，「**人生の最終段階における医療・ケアの決定プロセスに関するガイドライン**」と名称が変更され，「患者→本人」「家族→家族等」へと表現が修正された[8]．現ガイドラインでは，そのときになってから意思を確認するのではなく，どのような生き方を望むかなどを日頃から繰り返し話し合うこと（アドバンス・ケア・プランニング［advance care planning：**ACP**］）の重要性が新たに強調されている．現ガイドラインに沿った話し合いの流れの図には「心身の状態に応じて

表Ⅱ-1-1　終末期医療の決定プロセスに関するガイドライン（2007）

1. **人生の最終段階における医療の在り方**
   - 医師等の医療従事者から適切な情報の提供と説明がなされ，それに基づいて患者が医療従事者と話し合いを行い，患者本人による決定を基本としたうえで，人生の最終段階における医療を進めることが最も重要な原則である
   - 人生の最終段階における医療行為の開始・不開始，医療内容の変更，医療行為の中止などは，多専門職の医療従事者から構成される医療チームによって医学的妥当性と適切性をもとに慎重に判断すべきである
2. **人生の最終段階における医療の決定手続**
   - 患者の意思が確認できる場合には，インフォームド・コンセントに基づく患者の意思決定を基本とし，治療方針の決定に際しては，患者と医療従事者とが十分な話し合いを行い，その合意内容を文書にまとめておくものとする．説明は，時間の経過，病状の変化，医学的評価の変更に応じてその都度行う
   - 患者の意思が確認できない場合には，家族が患者の意思を推定できる場合には，その推定意思を尊重し，推定できない場合には，患者にとって何が最善であるかについて家族と十分に話し合う
   - 患者・医療従事者間，家族・医療従事者間で妥当で適切な医療内容について合意が得られない場合などには，複数の専門家からなる委員会を設置し，治療方針の検討および助言を行うことが必要

終末期医療の決定プロセスに関するガイドライン（2007年）は2014年に「人生の最終段階における医療の決定プロセスに関するガイドライン」に改称された．
［厚生労働省：終末期医療の決定プロセスに関するガイドライン，2007，〔https://www.mhlw.go.jp/shingi/2007/05/dl/s0521-11a.pdf〕（最終確認：2022年11月1日）を参考に作成］

意思は変化しうるため繰り返し話し合うこと」が最上部に示してある（**図Ⅱ-1-3**）[9]．

2● 救急・集中治療における終末期医療に関する ガイドライン作成の経緯

　2007年の国のガイドラインを受けて，さまざまな専門学会が患者の状態像に即したより具体的なガイドラインを発行している（**表Ⅱ-1-2**）．そのなかから「**救急・集中治療における終末期医療に関するガイドライン**」を紹介する．先ほど述べたように，国のガイドラインでは，死が差し迫ったときの医療行為という狭い意味での終末期医療ではなく，介護も含めた日々の過ごし方全般に関する本人の意向を踏まえて，医療やケアを考えていくことの重要性を伝えている．しかしながら，過去に事件として取り上げられた終末期医療の問題は，いわゆる**延命措置**とよばれる医療行為についてである．年齢・健康状態を問わず誰しも救急医療における患者やその家族になりうるので，あらゆる年代の健康な人にとってもこの決定プロセスのあり方を具体的に知っておくことは意味があると考える．**表Ⅱ-1-3**[10]には，救急・集中治療における終末期の判断には4つの状態像が想定されており，いずれも「医療チームが慎重かつ客観的に判断（下線は筆者）」としている．実際の延命措置の対応例では，人工呼吸器や血液透析の終了などが例示され，「患者の苦痛を取るなどの緩和的な措置は継続すること，筋弛緩剤投与などの手段による死期を早めることは行わない」が明記されている（**表Ⅱ-1-4**）[10]．

C. 死を迎える場の動向―医療・介護の連携と看取り

1● 施設における看取り

　前述のA項では，近年の大きな変化として在宅死が減り病院死が増えた背景を述べて

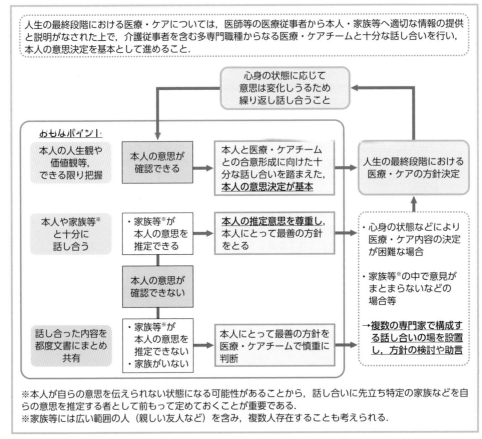

図Ⅱ-1-3　「人生の最終段階における医療・ケアの決定プロセスガイドライン」における意思
決定支援や方針決定の流れ

[厚生労働省：社会保障審議会（介護給付費分科会）第199回（R3.1.18）資料1令和3年度介護報酬改定の主な事項について，2（2）看取りへの対応の充実（その1）. 2021.〔https://www.mhlw.go.jp/content/12300000/000727135.pdf〕（最終確認：2022年11月1日）を参考に作成]

表Ⅱ-1-2　学会などによる終末期医療に関するガイドライン

団体名	ガイドライン名称	発行年
厚生労働省	人生の最終段階における医療・ケアの決定プロセスに関するガイドライン（2007年の名称：終末期医療の決定プロセスに関するガイドライン）	2007年（2014年，2018年改訂）
日本医師会	終末期医療に関するガイドライン	2008年（2019年改訂）
日本小児科学会	重篤な疾患を持つ子どもの医療をめぐる話し合いのガイドライン	2012年
日本老年医学会	高齢者ケアの意思決定プロセスに関するガイドライン～人工的水分・栄養補給の導入を中心として～	2012年
日本集中治療学会 日本救急医学会 日本循環器学会	救急・集中治療における終末期医療に関するガイドライン～3学会からの提言～	2014年
日本透析医学会	透析の開始と継続に関する意思決定プロセスについての提言	2014年（2020年改訂）

表Ⅱ-1-3　救急・集中治療における終末期の判断

医療チームが慎重かつ客観的に判断を行った結果として以下の（1）〜（4）のいずれかに相当する場合などである

(1) 不可逆的な全脳機能不全（脳死診断後や脳血流停止の確認後などを含む）であると十分な時間をかけて診断された場合

(2) 生命が人工的な装置に依存し，生命維持に必須な複数の臓器が不可逆的機能不全となり，移植などの代替手段もない場合

(3) その時点で行われている治療に加えて，さらに行うべき治療方法がなく，現状の治療を継続しても近いうちに死亡することが予測される場合

(4) 回復不可能な疾病の末期，たとえば悪性腫瘍の末期であることが積極的治療の開始後に判明した場合

［日本集中治療医学会, 日本救急医学会, 日本循環器学会：救急・集中治療における終末期医療に関するガイドライン〜3学会からの提言〜. 2014,〔https://www.jaam.jp/info/2014/pdf/info-20141104_02_01_02.pdf〕（最終確認：2022年11月1日）を参考に作成］

表Ⅱ-1-4　救急・集中治療における延命措置を減量，または終了する場合の実際の対応例

(1) 人工呼吸器，ペースメーカー（植込み型除細動器の設定変更を含む），補助循環装置などの生命維持装置を終了する
　　（注）このような方法は，短時間で心停止となることもあるため状況に応じて家族らの立会いのもとに行う

(2) 血液透析などの血液浄化を終了する

(3) 人工呼吸器の設定や昇圧薬，輸液，血液製剤などの投与量など呼吸や循環の管理方法を変更する

(4) 心停止時に心肺蘇生を行わない

上記のいずれを選択する場合も，患者や家族らに十分に説明し合意を得て進める．延命措置の差し控えや減量および終了などに関する患者や家族らの意向はいつでも変更できるが，状況により後戻りできない場合があることも十分に説明する．患者の苦痛をとるなどの緩和的な措置は継続する．筋弛緩薬投与などの手段により死期を早めることは行わない．

［日本集中治療医学会, 日本救急医学会, 日本循環器学会：救急・集中治療における終末期医療に関するガイドライン〜3学会からの提言〜. 2014,〔https://www.jaam.jp/info/2014/pdf/info-20141104_02_01_02.pdf〕（最終確認：2022年11月1日）を参考に作成］

きたが，2000年以後で詳しくみると，医療機関の割合はたしかに多いものの少しずつであるが減少してきている．代わって増加しているのが，老人ホームや介護老人保健施設といった「施設」である．2019年では，死亡場所別の割合は，老人ホームは8.6％，介護老人保健施設・介護医療院が3.0％であり，施設死は11.6％と全体の1割以上を占める．さらに死亡人数でその増加を確認すると，この20年間で老人ホームは約6倍に（2000年：1.78万人⇒2019年：11.8万人），介護老人保健施設・介護医療院で約10倍に（同，0.5万人⇒4.8万人）なっている[1]．特別養護老人ホームや介護老人保健施設といわれる介護保険施設で看取りが増えている要因としては，「介護報酬」とよばれる介護保険制度の料金体系において，施設で看取りを行った場合には，施設側に一定の金額が追加される「看取り介護加算」が2006年以後順次導入され，看取りに向けた人員増や環境整備が進んできたことが大きい．なお，死亡統計に含まれる老人ホームの定義には，近年増えている民間の有料老人ホームも含まれており，こうした民間の高齢者施設でも看取りが広がりつつある．長期に要介護状態にある高齢者が最期まで普段どおりの暮らしを継続したい意向があれば，それを尊重した施設の看取りは今後さらに拡大していくと思われる．こうした施設の看取りにおいて病院とは異なるのは，やはり医療面である．介護老人保健施設や介護医療院には医師が1名いる基準体制だが，病院のように24時間いつでもいるわけではない．老人

ホームとよばれる高齢者施設は生活・居住施設なので，医師が不在であるだけでなく，看護職の数も病院に比べてとても少ない．つまり，看護職は施設での看取りにおいて，介護・福祉の職員と協力することが不可欠であり，高齢者本人の意向に沿ったケアを関係者と連携して進めていくとともに，外部の医療機関の医師と連携することも求められている．

2 ● 在宅での看取り

　在宅での看取りには，ケア提供者の連携にかかわるシステムも含めて地域全体で取り組む必要がある．2014年に医療介護総合確保推進法が成立し，都道府県や市区町村などの行政では，地域包括ケアシステムの構築に向けて在宅医療・介護連携推進事業が取り組まれている．具体的には（ア）地域の医療・介護の資源の把握，（イ）在宅医療・介護連携の課題の抽出と対応策の検討，（ウ）切れ目のない在宅医療と在宅介護の提供体制の構築推進などがある．自宅で最期まで暮らすことを望む場合に，訪問が可能な医師（在宅療養支援診療所や在宅療養支援病院の場合は24時間の往診が可能である）や訪問看護ステーション，在宅介護サービスなど，医療と介護の両方の支援が必要である．しかし，本人や家族はそもそもどのように依頼すればよいのか，果たして在宅での看取りが可能なのかなど悩む場合が多い．こうした相談の窓口が地域にあることを理解し，医療と介護の関係者で連携して看取りを行っていくことが大切である．

▌引用文献▐

1) 厚生労働省：人口動態調査2019年，上巻5-5表，上巻5-6表
2) 厚生労働省：国民生活基礎調査結果の概要（2019），p.1，〔https://www.mhlw.go.jp/toukei/saikin/hw/k-tyosa/k-tyosa19/dl/02.pdf〕（最終確認：2022年11月1日）
3) 厚生労働省：令和3年グラフでみる世帯の状況—国民生活基礎調査（令和元年）の結果から．p.6，〔https://www.mhlw.go.jp/toukei/list/dl/20-21-h29.pdf〕（最終確認：2022年11月1日）
4) 池上直己：第9章終末期ケアの特性と課題．日本の医療と介護，p.149-165，日本経済新聞出版社，2017
5) 読売新聞：富山の病院で延命中止，2006年3月26日
6) 厚生労働省：終末期医療の決定プロセスに関するガイドライン，2007，〔https://www.mhlw.go.jp/shingi/2007/05/dl/s0521-11a.pdf〕（最終確認：2022年11月1日）
7) 厚生労働省 終末期医療に関する意識調査等検討会：終末期医療に関する意識調査等検討会報告書，p.28，2014，〔https://www.mhlw.go.jp/file/04-Houdouhappyou-10802000-Iseikyoku-Shidouka/0000042774.pdf〕（最終確認：2022年11月1日）
8) 厚生労働省：人生の最終段階における医療・ケアの決定プロセスに関するガイドライン．平成30年改訂版，2018，〔https://www.pref.fukushima.lg.jp/uploaded/attachment/379272.pdf〕（最終確認：2022年11月1日）
9) 厚生労働省：社会保障審議会（介護給付費分科会）第199回（R3.1.18）資料1令和3年度介護報酬改定の主な事項について，2（2）看取りへの対応の充実（その1）．2021，〔https://www.mhlw.go.jp/content/12300000/000727135.pdf〕（最終確認：2022年11月1日）
10) 日本集中治療医学会，日本救急医学会，日本循環器学会：救急・集中治療における終末期医療に関するガイドライン～3学会からの提言～．2014，〔https://www.jsicm.org/pdf/1guidelines1410.pdf〕（最終確認：2022年11月1日）

2 死を迎える場所と かかわる人たち

A. 死を迎えるさまざまな場

　死を迎える場所は人によりさまざまであるが，日本では大きく，医療機関，介護保険施設など，高齢者向け住まいの場を含む在宅などの3つに分類できる．死を迎えるさまざまな場所と医療保険，介護保険との関連について整理したイメージを図示する（**図Ⅱ-2-1**）[1]．死を迎える直前には，緩和医療や看取りの体制整備を必要とするため，医療保険と介護保険サービスの双方を，そのときの状態に応じて活用する仕組みとなっている．

1 ● 医療機関

　医療機関は医療法に基づく施設であり，病院は20床以上の病床を有するものとし，診療所は病床を有さないものまたは19床以下の病床を有するものとされている．医療法においては，医業を行うための場所は病院と診療所とに限定されている．

　医療機関の機能や特徴については，診療報酬上の入院基本料によって規定されると考えてよいだろう．入院基本料は，基本的な入院医療の体制を評価したもので，医学的管理，看護，寝具類などを所定点数のなかで包括的に評価するものである．一般病棟，療養病棟，結核病棟，精神病棟，特定機能病院（一般病床，結核病床，精神病床），専門病院，障害者施設など，診療所は有床診療所，有床診療所療養病床の各入院基本料がある．ホスピス*や緩和ケア病棟には，緩和ケア病棟入院料が設定されている．

　医業を行うための場所とされる医療機関であるが，現在日本においては，医療機関で亡くなる者の割合は全死亡者数の約7割を占めることから，多くの人々が死を迎える場所でもある．ここでは，緩和ケア病棟，一般病床，医療療養病床について解説する（**表Ⅱ-2-1**）．

a. 緩和ケア病棟

　緩和ケア病棟とは，一般的に緩和ケア病棟入院料を算定できる病床のことである．1990年に「緩和ケア病棟入院料」の算定が開始されて制度化された．一般病棟と異なる入院環境として，病棟内に，患者家族の控え室，患者専用の台所，面談室，一定の広さを有する談話室を備えるよう基準が定められていることも特徴である．医療スタッフとしては，看護師数は1日あたり入院患者7人に対し1人以上が必要であり，緩和ケアに関する研修を修了した常勤の医師の配置も必要である．

---

*ホスピスの意味・定義：ホスピスケアは，1960年代から英国で始まった考え方である．近代病院の目的である，検査，診断，治療，延命の4つの機能では，激しい痛みや変化する症状への不安に対して限界があるとして，死にゆく人への全人的アプローチの必要性を主張した．1967年，英国の医師シシリー・ソンダース（Saunders CMS）が，セント・クリストファー・ホスピスを率いたことがホスピスの発祥とされる．日本においては，緩和ケアを提供する場，看取りの場としての意味合いで用いられることが多い．

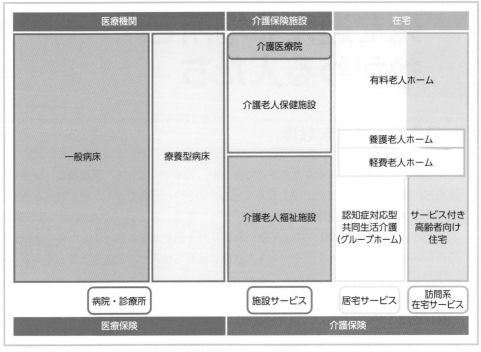

図Ⅱ-2-1　死を迎えるさまざまな場所と医療保険，介護保険
［厚生労働省：第1回社会保障審議会療養病床の在り方等に関する特別部会　資料2-2，〔https://www.mhlw.go.jp/stf/shingi2/0000126213.html〕（最終確認：2022年11月1日）を参考に作成］

表Ⅱ-2-1　医療機関の分類

病床の種類	緩和ケア病棟	一般病床	療養型病床
定義	主として苦痛の緩和を必要とする悪性腫瘍及び後天性免疫不全症候群の患者を入院させ，緩和ケアを行うとともに，外来や在宅への円滑な移行も支援する病棟	病院又は診療所の病床のうち，前各号に掲げる病床（精神病床，感染症病床，結核病床，療養病床）以外のもの（医療法第七条第二項第五号）	病院又は診療所の病床のうち，前三号に掲げる病床以外の病床であって，主として長期にわたり療養を必要とする患者を入院させるためのものをいう（医療法第七条第二項第四号）
看取りに際し算定するおもな診療報酬	緩和ケア病棟入院料 緩和ケア診療加算	入院基本料 緩和ケア診療加算	療養病棟入院基本料
対象者	主として悪性腫瘍の患者又は後天性免疫不全症候群に罹患している患者	治療を必要とする患者	主として長期にわたり療養を必要とする患者

　日本ホスピス緩和ケア協会の緩和ケア病棟入院料届出受理施設累計[2]によれば，緩和ケア病棟の数は，2021年11月15日現在で459施設である．緩和ケア病棟が制度化された1990年には5施設，がん対策基本法が制定された2006年は173施設であったことから，30年間で大幅に増加している．緩和ケア病棟の増加により，「がん死亡者に占める緩和ケア病棟での死亡割合は2006年の5.8％から2016年に約13％と倍増した」という報告もある[3]．

b. 一般病床

　一般病床とは，病院または診療所の病床のうち，精神病床，感染症病床，結核病床，療

養病床以外の病床をいう．対象者の年齢によらず，一般的には治療や検査が入院の目的となる．しかし，治療目的で入院した場合も，長期にわたり慢性疾患を患う人や高齢者などは，入院のまま治療の効果が見込めない段階，いわゆるエンドオブライフの時期を迎えることも少なくない．そのような場合には，退院することなく病院の一般病床で死を迎えることとなる．

　また，後述する高齢者向け住まいの場において，身体状態が悪化した場合にも，一般病床のある医療機関に入院し治療を求めることができる．しかしながら，もともと予備力の低い要介護高齢者は，入院加療により身体機能が劇的に改善・回復することは見込めないため，場合によっては，入院のまま病院の一般床で死を迎えることとなる．

c. 療養型病床

　療養型病床は，おもに医療を必要とし，長期にわたり療養を必要とする患者を入院させるための病床である．一般病床と比べ，医師や看護職員，薬剤師の配置人数が少ないが，看護補助者や介護職者が多く配置され，患者の療養の世話をしている．平均在院日数は約半年，死亡退院する患者の割合が25：1看護体制では26.6％，20：1看護体制では41.3％で最も高く，次いで自宅・家族宅という報告がある．また，患者の状態および医療の提供状況では喀痰吸引の実施が最多である[4]．

2 ● 介護保険施設など

　介護保険施設には，介護医療院，介護老人保健施設（老健），介護老人福祉施設（特別養護老人ホーム）があり，それぞれの定義は表II-2-2のとおりである．いずれの施設も，介護保険を利用して入所し，生活機能の維持・回復を目的とする．しかし，対象となる者は原則として65歳以上の要介護高齢者であるため，エンドオブライフの時期を介護保険施設で過ごし，死を迎えることもある．

a. 介護医療院

　介護医療院は，2018年4月の第7期介護保険事業計画に則り，新たに法定化された施設である．2017年度末で廃止となった「介護療養型医療施設」に代わり，長期的な医療と介護の両方を必要とする高齢者を対象に，「日常的な医学管理」や「看取りやターミナルケア」などの医療機能と，「生活施設」としての機能を提供できる施設である．

b. 介護老人保健施設（老健）

　介護老人保健施設は老人保健法に基づき，1988年に急性期病院から在宅に移行する高齢者の機能訓練などを行う，いわゆる「中間施設」として創設された老人保健施設がもとになっている．2000年には介護保険法が施行され介護老人保健施設（老健）となった．2016年には，老健におけるターミナルケアが評価されるようになり，入所者の看取りも増加傾向にある．

c. 介護老人福祉施設（特別養護老人ホーム）

　介護老人福祉施設（特別養護老人ホーム）は，退所する者のうち，7割程度が死亡による退所である[4]．入所者に対し，健康管理および療養上の指導を行うために必要な数の医師を配置することとされている．看取りなどの場合には，日常の入所者の健康管理を行う医師に加え，24時間対応可能な在宅療養支援診療所などの医師も入所者をみることがで

表Ⅱ-2-2　介護保険施設など

	介護医療院	介護老人保健施設（老健）など	介護老人福祉施設（特養）
基本的性格	医療の必要な要介護高齢者のための長期療養施設	要介護高齢者にリハビリなどを提供し在宅復帰をめざす施設	要介護高齢者のための生活施設
根拠法	介護保険法第八条第二十九項	介護保険法第八条第二十八項	老人福祉法第二十条の五
定義	要介護者であって，主として長期にわたり療養が必要である者に対し，施設サービス計画に基づいて，療養上の管理，看護，医学的管理の下における介護及び機能訓練その他必要な医療並びに日常生活上の世話を行うことを目的とする施設。機能を回復した場合，退院することを想定している	要介護者であって，主としてその心身の機能の維持回復を図り，居宅における生活を営むことができるようにするための支援が必要である者に対し，施設サービス計画に基づいて，看護，医学的管理の下における介護及び機能訓練その他必要な医療並びに日常生活上の世話を行うことを目的とする施設。機能を回復した場合，自宅などに移ることを想定している	老人福祉法第二十条の五に規定する特別養護老人ホームであって，当該特別養護老人ホームに入所する要介護者に対し，施設サービス計画に基づいて，入浴，排せつ，食事等の介護その他の日常生活上の世話，機能訓練，健康管理及び療養上の世話を行うことを目的とする施設
おもな設置主体	医療法人	医療法人	社会福祉法人
対象者	医療の必要な要介護高齢者	要介護高齢者（要介護認定で要介護1以上の者）	原則要介護3以上
医師の配置基準	3以上/48：1	常勤1以上/100：1以上	必要数（非常勤可）
配置される看護職員とそのおもな役割	看護，医学的管理の下における介護，必要な医療など	看護，医学的管理の下における介護，必要な医療など，機能訓練	日常生活上の世話，機能訓練，健康管理及び療養上の世話
医療法上の位置づけ	病床	医療提供施設	居宅など

きる．

3 ● 高齢者向け住まいの場を含む在宅など

　在宅に分類される場での死の迎え方は，近年多様である．**訪問看護**などを利用し住み慣れた自宅で最期まで過ごして死を迎える場合もあれば，訪問看護と**デイサービス**や宿泊を包括的に組合せて利用するほか，**小規模多機能型居宅介護**や**看護小規模多機能型居宅介護**を利用しながら，エンドオブライフの時期を過ごす場合もある．これらはいずれも「自宅」を拠点として利用できるサービスである．

　一方，老人ホームいわゆる「高齢者向け住まい」において死を迎える人も近年増えている（p.29，**図Ⅱ-1-1**）．逝去した場所が入居するホーム内である割合，すなわち居室内での看取りの割合は，令和2年度の調査によれば，介護付き有料老人ホームで61.9％，サービス付き高齢者向け住宅（サ高住）で48.8％との報告がある[5]．

　以下，自宅以外の高齢者向け住まいの代表的な場として，サービス付き高齢者向け住宅，介護付き有料老人ホーム，認知症対応型高齢者グループホームについて解説する（**表Ⅱ-2-3**）．

表II-2-3　高齢者向け住まい

	サービス付き高齢者向け住宅	介護付き有料老人ホーム	認知症対応型高齢者グループホーム
特徴	介護不要でも入居可能で生活の自由度が高い．賃貸契約のみとなり介護サービスなどは別途契約して利用する．バリアフリー構造であり，状況確認サービス・生活相談サービスが提供される	介護が必要な高齢者のための住居で居室と介護サービスなどを同時に契約する	認知症高齢者のための共同生活住居
根拠法	高齢者の居住の安定確保に関する法律第五条	老人福祉法第二十九条	老人福祉法第五条の二第六項
定義	高齢者向けの賃貸住宅又は老人福祉法第二十九条第一項に規定する有料老人ホームであって居住の用に供する専用部分を有するものに高齢者を入居させ，状況把握サービス，生活相談サービスその他の高齢者が日常生活を営むために必要な福祉サービスを提供する事業を行う	老人を入居させ，入浴，排せつ若しくは食事の介護，食事の提供，洗濯，掃除等の家事，健康管理をする事業を行う	入居者について，その共同生活を営むべき住居において，入浴，排せつ，食事等の介護その他の日常生活上の援助を事業として行う
介護保険上の位置づけ	自宅と同様（訪問サービス，通所サービスなどが利用可能）	居宅サービス（特定施設入居者生活介護）	居宅サービス（認知症対応型共同生活介護）
対象者	60歳以上の者または要支援・要介護認定者	老人（老人福祉上老人に関する定義がないため社会通念による）	要介護者/要支援者であって認知症である者（その者の認知症の原因となる疾患が急性の状態にある者を除く）
常駐する看護職の配置	あり施設内か500 m以内の場所に，介護福祉士や看護師などの有資格者が少なくとも日中常駐	あり要介護者などが30人までは1人，30人を超える場合は50人ごとに1人	なしただし，外部の訪問看護ステーションなどとの連携（加算）により入居者の定期的な健康管理が可能

a. サービス付き高齢者向け住宅

サービス付き高齢者向け住宅（サ高住）は国土交通省が所管する高齢者の居住の安定確保に関する法律，通称高齢者住まい法に基づく住宅である．賃貸契約のみとなり介護サービスなどは別途契約して利用する．

b. 介護付き有料老人ホーム

介護付き有料老人ホームは介護が必要な高齢者のための住居で，居室と介護サービスなどを同時に契約する施設である．「居室での逝去の割合」は，平成25（2013）年は43.5%と報告されていたが[6]，2020年には，その割合は61.9%に上昇している[5]．

c. 認知症対応型高齢者グループホーム

認知症対応型高齢者グループホームは，介護保険制度においては，認知症対応型共同生活介護という類型であり，入居の対象者は，要介護者もしくは要支援者であって，かつ認知症である者とされている．退居者のうちグループホームで看取りを行った割合は約2割との報告がある[7]．

B. 死を迎える人にかかわる人たち

　　死を迎える人にかかわる人たちは，死を迎える人の状態やエンドオブライフの時期を過ごす場，その人の歩んできた人生などにより異なる．またこの時期は，医療保険制度や介護保険制度に基づく多様な医療福祉サービスを利用しながら暮らしていくため，多様な専門職がかかわる．

1 ● 専門職

　　死を迎える人のエンドオブライフの時期においては，緩和医療の必要性から，緩和ケアを専門とする医師，薬剤師，作業療法士，理学療法士などの医療職がかかわることが多い．なかでも，最も死を迎える人にかかわる時間が長い医療職が**看護職**である．看護職はまた，死を迎える人が最期まで安寧に生きることを支援する専門職であることから，医療機関のみならず，訪問看護ステーションや介護保険施設においても健康管理や医療的管理の側面から死にゆく人々にかかわる．

　　看護のスペシャリストとして，専門看護師や認定看護師がある．がんを患い，死を迎える人であれば，がん看護専門看護師，緩和ケア認定看護師，がん性疼痛看護認定看護師，乳がん看護認定看護師などがかかわるだろう．死を迎える高齢者には，老人看護専門看護師のほか，高齢者の状態によって認知症看護認定看護師，皮膚・排泄ケア認定看護師，摂食・嚥下障害看護認定看護師によるケアも必要となる．

　　介護保険施設などや高齢者向け住まいにおいては，生活支援が中心となるため，**介護職**（**介護福祉士**ほか）が中心となり，排泄，入浴，食事介助などを担っている．看護職はこれらの生活支援に加え，服薬管理や褥瘡処置，経管栄養などの医療的ケアを担う．また，介護保険施設には，入所者のケアプランを作成する**介護支援専門員**（ケアマネジャー）が生活相談員*として配置されている．家族の相談にも対応し，看取りや退所に向けた相談などを担当している．**管理栄養士**は食事の献立をたてるだけでなく，経口摂取を促すため，適切な食形態についてアセスメントし評価をする．さらに，老健や介護医療院には，機能訓練を行う**理学療法士**や**作業療法士**が配置されている．

　　一方，高齢者向け住まいの場では，特定施設に入居している要介護者に対して，介護職が中心となって生活支援を担う．ただし，入居する住まいの条件に応じ，自宅と同様に訪問看護などの訪問サービスを受けることができる．

2 ● 家族や親近者など

　　死を迎える人を支える最も身近な存在は，**家族**であろう．ただし，日本における家族形態は単身世帯や高齢者夫婦のみの世帯が増加している．よって，死を迎えるその人にとって「家族」と認識する者をより広い意味でとらえる視点も必要である．とくに日本の文化的特徴として，同じ土地で暮らす者同士の「**地縁**」が根底にある．具体的には，独居高齢

---

*生活相談員：入所者や家族からの相談を受けて，制度やサービスを利用して尊厳ある生活を送ることができるように支援する．介護支援専門員（ケアマネジャー）のほか，介護福祉士，社会福祉士など自治体によって資格要件が定められている．

　者であれば，遠方で暮らす子どもよりも，身近な近隣の友人などがエンドオブライフの時期を支援することがあるかもしれないし，有料老人ホームの入居者同士で交流することもあろう．このような同じ土地に暮らす者同士の交流は，地域包括ケアシステムにおける互助としてとらえることができ，お互いに助け合いながらエンドオブライフの時期を過ごすことにもつながる．

　　また，信仰する宗教によっては，看取りなどの際に**チャプレン**（病院，学校，軍隊など教会以外の施設や組織で活動する聖職者）など**臨床宗教師**がかかわることもある．さらに，子どもの死には**チャイルド・ライフ・スペシャリスト**がかかわることもある．このように，死を迎える人それぞれに，大切に思う人や傍らにいてほしい人がいるはずである．一概に血縁者だからという理由だけで家族が最善の支援者と決めつけず，一人ひとり丁寧にその人を支える人々について，死を迎える人と共に考えることが重要である．

▎引用文献▎

1) 厚生労働省：第1回社会保障審議会療養病床の在り方等に関する特別部会　資料2-2, 〔https://www.mhlw.go.jp/stf/shingi2/0000126213.html〕（最終確認：2022年11月1日）
2) 日本ホスピス緩和ケア協会：ホスピス緩和ケア関連資料　緩和ケア病棟入院料届出受理施設数・病床数の年度推移　2021年11月15日現在, 〔https://www.hpcj.org/what/pcu_sii.html〕（最終確認：2022年11月1日）
3) 佐藤一樹，志真泰夫：第Ⅰ部がん対策基本法施行後10年の歩み5. 緩和ケア病棟のこの10年. ホスピス緩和ケア白書2018, p.48-51, 青海社, 2018
4) 全日本病院協会：医療ニーズを有する高齢者の実態に関する横断的な調査研究事業報告書, （平成26年3月）, p.5-22, 〔https://www.ajha.or.jp/voice/pdf/other/140414_6.pdf〕（最終確認：2022年11月1日）
5) 高齢者向け住まいにおける運営形態の多様化に関する実態調査研究会：令和2年度高齢者向け住まいにおける運営形態の多様化に関する実態調査研究報告書, 令和3年3月, 〔https://www.pwc.com/jp/ja/knowledge/track-record/assets/pdf/r2-s58-periodical-survey-of-elderly-residence.pdf〕（最終確認：2022年11月1日）
6) 平成25年度全国有料老人ホーム協会：有料老人ホーム・サービス付き高齢者向け住宅に関する実態調査研究事業報告書（平成26年3月）, 〔https://www.yurokyo.or.jp/kakodata/investigate/pdf/report_h25_01_02.pdf〕（最終確認：2022年11月1日）
7) 日本認知症グループホーム協会：平成27年度老人保健事業推進費等補助金　老人保健健康増進等事業　認知症グループホームを地域の認知症ケアの拠点として活用するための調査研究事業報告書, 〔https://www.mhlw.go.jp/file/06-Seisakujouhou-12300000-Roukenkyoku/0000136625.pdf〕（最終確認：2022年11月1日）

ⓒⓞⓛⓤⓜ

救急・集中治療におけるエンドオブライフケアへの取り組みの実際

　救急・集中治療領域は，救命を目的として治療を行うが，高度な治療を継続しても救命できない生命は存在する．生と死が常に隣り合わせで存在する場，それが救急・集中治療領域であり，だからこそ，エンドオブライフケアは重要となる．

　救急領域が対象とする患者は，急病や交通事故，不慮の事故，災害など突然の事態に遭遇し，緊急の医療を必要とする患者である．集中治療領域が対象とする患者は，予定・緊急手術や救急外来での対応後に全身状態管理を必要としたり，一般病棟で急変し高度な医療が必要となった患者である．いずれの領域でも，患者の重症度や緊急度は高く，救命・回復を目的とした治療から，治療の差し控えなどを含む終末期医療へ移行する可能性がある．つまり，救急・集中治療領域の患者は，エンドオブライフケアが必要となりうる患者である．

　「怖いから手を握ってて」これは，私が集中治療室（以下，ICU）看護師として勤務時に担当した患者の最期の言葉である．患者は50歳代の女性であり，脳梗塞による治療目的で，ICUに入室した．入室時は意思疎通が図れていた患者から，処置の前にそう言われた私は，強く手を握り返した．処置後，患者は急変して人工呼吸器管理となり，脳浮腫による意識レベルへの影響もあり，意思疎通が図れなくなった．患者から反応は返ってこないなかでも，私は患者の家族から得た情報から患者のその人らしさを推測し，保持できるよう，患者の好きな歌手のCDを家族に持参してもらい，曲を部屋で流したり，家族面会時には積極的に患者にも話しかけるようにしながら患者・家族との対話を図った．家族は，「まだ何も恩返しできていないんです」と患者に対する今までの態度を後悔していたため，連日面会に来ていることや，たくさん声をかけていることは患者に伝わっている*と話し，患者と家族が穏やかに過ごせるよう支援した．入室から約2週間後，現在の状況と「延命治療はしたくない」という入院前の患者の意向を踏まえ，急変時は蘇生をしないこと，薬剤や処置を追加しないことを家族と医療者で決定し，最期の言葉から約3週間で患者は逝去した．

　2020年に『救急・集中ケアにおける終末期看護プラクティスガイド』が公表され，救急・集中治療領域でのエンドオブライフケアの重要性と必要性が明確化された．救命だけでないケアは，救急・集中治療領域においても存在する．今後はそのなかで，よりいっそうエンドオブライフケアの質を高めることが求められるだろう．

*カナダの研究i)は，意思疎通が図れない患者の脳から聴覚が機能していることを示すサインが発せられていることを明らかにした．また，ある医師ii)は，「周囲の会話が明瞭に聞こえていた」と自らの臨死期を振り返り，ある看護師iii)は，家族の会話に反応するように呼吸を再開した患者がいたと述べている．したがって，エンドオブライフの時期にある患者においても聴覚は機能していると考えられる．

引用文献

i) Blundon EG, Gallagher RE, Ward LM：Electrophysiological evidence of preserved hearing at the end of life. Scientific Reports 10(1)：1-13, 2020
ii) 髙島庄太夫：最後まで残る感覚，聴覚について（教授リレーエッセイ），〔https://www.med.osaka-u.ac.jp/intro-duction/relay/vol44〕（最終確認：2022年11月1日）
iii) 後閑愛実：第2章　後悔しない看取りのためにできること　死にゆく人は第六感が鋭くなる．1000人の看取りに接した看護師が教える後悔しない死の迎え方，p.52-53, ダイヤモンド社, 2018

コラム

高齢者施設における看取り

　誰でもいつかは，人生に幕を下ろすときを迎える．高齢者の看取りにおいては，それが何らかの病気に限らず，生命の自然な経過によってもたらされることも多い．超高齢社会の日本において，自然な最期をどう看取るかは，看護の目的である「その人らしく生を全うできるよう身体的，精神的，社会的に支援すること」の集大成でもあり，私たち看護師に託された重要な使命といえる．そこで忘れてはならないことは「その人らしく生を全うできる」であり，その人らしく生ききることをどのようにサポートできるか，その人の「生」を見つめた看護が提供できるかであろう．生を全うし人生の幕を下ろすとき，その人が「いい人生だった」と思えるようにサポートしたい．それを実現するためには，日頃からその人をよくみて，「生きる時間」と「こころ」が共有できている環境を構築することが必要である．とくに高齢者の生活を支えている高齢者施設では，これができているか否かが，その人らしい生を大切にしたよりよい最期の時間に影響しているともいえる．

　徐々に体力が衰えていく姿に「何とかしなければ」と思い，何もできないことにもどかしさを感じることもある．しかし，生命の自然な経過のなかでそのときが近づくと，体力の消耗を最小限に抑え，楽に最期のときが迎えられるように体内の活動のスイッチがいわば“エコモード”に切り替わり，そのときを迎える準備に入る．高齢者施設における看護職の役割は，この変化を敏感にキャッチし，高齢者はもちろん，同じ時間を共に過ごした家族やケアスタッフの誰もが，限られた時間を「ああ，よかった」と温かい気持ちで過ごせるように，個別性が凝縮したケアの実現に向けて指揮をとること，“エコモード”に入った体の変化を家族や介護職に説明しながら，それが安全・安心のなかで実践できるよう看て護ることである．水分や食事がとれないからといって一律に点滴や胃ろうをしたり，無理に口に運ぶのではなく，「かき氷が好きだったね」と，ひとかけらの氷を口に運び，その様子をみて次の方法を考えたり，「こっちを向いたら好きな歌がよく聞こえるね」と体の向きを変えて好きな歌を一緒に楽しむ，体の変化を的確にアセスメントし，短時間でも好きな帽子や洋服をまとって散歩に出かけ，そこで誰かと思い出を語って過ごすなど，その人らしさがあふれる時間をつくることが生を見つめた看護である．そして，誰もが「ああ，よかった」と穏やかにそのときを迎えるには，本人がどう生きたいのか，その意思がどれだけ尊重できたのか，これも重要な鍵となる．

　病院では，「医療」が「生」を判断するなかでの看取りとなるが，高齢者施設では，自然な生命の過程を受け入れながら高齢者がゆっくりと楽に人生の幕を下ろしながら生ききる過程に寄り添い，エンドオブライフを受け入れる覚悟が求められる．生を保つために何とかする「医療」とは異なる，穏やかに生を終えるケア（看護や介護）が求められるのが高齢者施設の看取りの特徴である．

チャイルド・ライフ・スペシャリストの取り組み

　チャイルド・ライフ・スペシャリスト（child life specialist：CLS）は，医療現場において子どもや家族のストレスを最小限にし，子どもが主体的に医療に取り組めるように心理・社会的支援を提供する専門職である．CLSは北米の認定資格ではあるが，日本でも2022年5月の時点で35施設49名が医療機関などで働いている．施設ごとにCLSが担っている役割や活動場所は異なるが，遊びを用いた治癒的介入やプリパレーション，処置・検査中のサポート，きょうだいを含む家族への支援も担っており，エンドオブライフの時期にある子どもやその家族への支援も重要な介入の1つである．ここでは，私がCLSとして子どもや家族とかかわる際に大切にしていることを，エンドオブライフの時期に焦点をあてて紹介する．

　子どもにとってより安心できる環境を整えるためにも，子どもの思いを聴くことが重要である．病状が悪化すると，子どもはこれまでとは違う症状に戸惑いや不安を感じることが多いが，その理由や今後起こりうることを知りたいと希望する子どももいれば，聞くのは怖い，知りたくないと話す子どももいる．子どもへの告知においては家族もスタッフも迷い悩むが，子どもが抱えている不安や恐怖感を軽減することに焦点をあてながら，家族と対応を相談していくことが必要なのではないだろうか．また，子どもが「ぼくが死んでもお母さんと一緒にいられる？」といった死を意識したような発言や，「私は○○が得意なんだよね？」と人生の意味を見つけ出そうとする発言を家族やスタッフに投げかけることもある．子どもの質問に答えることよりも，子どもの発言を反復しながら傾聴するなど，その言葉の奥にある思いに寄り添うことを意識している．

　子どもや家族が大切にしたいことが何かを考えることも重要な視点である．たとえば，痛みがあっても大好きな散歩のときには笑顔がみられる子や，手づくり塗り絵の作成に取り組み，ほかの子どもたちがそれを塗った作品をみて嬉しそうにしている子もいる．"病気の子ども"としてみるのではなく，その子の好きなことや楽しいと思えることを支え，安心できる環境を整えていくことが，全人的ケアにつながるのではないだろうか．また，家族が子どもと一緒に取り組みたいことを聴き，支援することも大切である．エンドオブライフの時期においては，痛みや苦痛を訴える子どもを目の当たりにし，無力感を感じる家族も多い．家族の思いも聴きながら，必要に応じて子どもへのプレゼントづくりや部屋の装飾，手形・足形アートなどのレガシーづくりを提案している．作成する過程で，子どもへの思いを吐露（とろ）するきょうだいや保護者もおり，家族としての時間を支えることにつながっていると感じている．

　エンドオブライフの時期においては，子どもや家族，そしてスタッフも揺れ動き，正解がないと感じることが多い．迷ったときこそ，子どもと家族の思いに焦点をあて，多職種スタッフと何ができるかを考えていくことを続けていきたい．

⊂⊃⊇⊇

エンドオブライフケアにおける臨床宗教師の役割

　「戦後の日本では，宗教や死生観について語り，この暗闇に降りていく道しるべを示すことができる専門家が死の現場からいなくなってしまいました．人が死に向かい合う現場に医療者のチームを組んで入れる，日本人の宗教性にふさわしい日本型チャプレンのような宗教者が必要であろうと考えてきました」[i].

　この岡部健医師の考えは，仏教界でも常々課題となってきた．私も，このことについて模索していた一人である．2011年の東日本大震災を機に，東北大学で臨床宗教師養成講座が始まり，諸大学機関も取り組むほど全国に拡がった．2018年に一般社団法人日本臨床宗教師会によって「認定臨床宗教師」の資格認定が行われ，2021年9月現在，全国に214人の有資格者がいる．認定臨床宗教師の宗教はさまざまである．倫理綱領や規約があり，フォローアップ研修を受けることによる5年更新制となっている．宗教者はチームの一員となり，互いの職種の専門性を尊重し合いながら，対象者のQOLを一番に考える．布教や営利のためではなく，対象者の救済のために寄り添うことによるスピリチュアルケアを行う．

　私は，私と出会う人はすべて，宗教者としての私が救済すべき人だとの仏縁を信じてケアしている．宗教者としての信念と信仰があるからこそ，ほかの宗教者や医療従事者，ケア対象者など，すべての人を尊重して慈悲の精神でケアができる．ベッドサイドでは，あの世への不安，人生の後悔や懺悔を吐露する方が多い．臨床宗教師はそれらに耳を傾け，穏やかな気持ちになれるよう声かけをし，カンファレンスで医療従事者に伝え情報を共有する．私のお寺では，月に一度訪問看護ステーション主催の「がんカフェ」を開催している．おもな目的は，遺族のグリーフケア，患者同士の交流，医療従事者の情報交換と振り返りなどである．最後に慈悲の瞑想（自分や家族，仲間の幸せを願う瞑想法）を行い，心穏やかになるよう導いている．お寺という神聖な場所で行うからこそ，意義があると参加者は言う．

　ある看護学生から相談があった．「実習で患者さんに，"おまえに俺の苦しみがわかるか！"と言われました．何も言えず，何のために看護師になるのだろうとわからなくなりました」と言って彼女は泣き崩れた．私にも同じ経験がある．まだ臨床宗教師になりたての頃，講義で習ったことをそのまま患者に伝えたところ，「それは理想論だよ！　おまえに何がわかる！」と言われてしまった．

　寄り添うとは難しいことである．無力さを痛感し苦しくなっていた私は，先輩から言われた言葉に救われた．「あなただからこそ苦しみを言えたのです．十分その方を救ったのですよ」と．必ずしも綺麗な言葉や理想的な状況だけがケアではなく，不安や孤独，絶望の叫びを聴くことも大事なケアだ．

　そして，現場で頑張っている医療従事者のケアも，臨床宗教師の役割の1つである．職場の仲間には言えないつぶやきをこぼすことも，大事なセルフケアといえる．是非，全国の臨床宗教師を活用してほしい．皆と共にチームケアを行おう．

引用文献

i) 岡部　健：臨床宗教師とは．日本臨床宗教師会，2019，〔http://sicj.or.jp/uploads/2017/11/SICJpanph2019_SQ.pdf〕（最終確認：2022年11月1日）

3 看取りに関する倫理的課題

A. エンドオブライフケアと臨床倫理

1 ● 生命倫理・医療倫理・臨床倫理

　　1960年代に**生命倫理**（バイオエシックス）という新しい学問領域が誕生した．科学や先端医療技術の発展に伴うさまざまな問題，患者の権利侵害事件や非人道的研究などの出来事によって，生命に関するあらゆる価値観や倫理観が改めて問い直され，患者の権利が認識されてきたためであった．その結果，終末期延命治療の中止や差し控えに関する議論も活発化し，インフォームドコンセントの重要性が再認識され，また，さまざまな患者の権利宣言がつくられた．医療倫理・臨床倫理は，生命倫理がかかわる問題のなかでも，とくに，医療・臨床現場における諸問題を扱う．

2 ● 終末期医療をめぐる臨床倫理の歴史

　　終末期医療をめぐるさまざまな事件と司法判断の積み重ねが，臨床現場におけるコンセンサスを形作る 礎 となっている．患者サイドからは，過剰医療への疑問，延命治療拒否や自己決定権の侵害に対する訴えやインフォームドコンセント訴訟などが起こされた．

a. カレン・クィンラン裁判（米・1976年）

　　遷延性植物状態であったカレンの人工呼吸器取り外しを，父親が彼女の以前の意向に沿って求めた事件である．医師側の「人工呼吸器抜去は医療の慣習・標準的医療行為にそぐわない」という主張と対立した．この事件を契機に，米国で終末期論争が活発化した．

b. ナンシー・クルーザン裁判（米・1990年）

　　これは連邦最高裁が初めて下した終末期に関する判決である．交通事故後，遷延性植物状態となったナンシー・クルーザン（33歳）に胃ろうが造設されたが，「植物状態で生き続けたくない」という本人の願望をかなえるため，両親が経管栄養を中止するよう要請した事件である．このクルーザン裁判によって，事前指示尊重の重要性が認識され，多くの州の議会で「医療に関する任意代理人制度（持続的代理決定委任状［durable power of attorney：DPA]）」に関する法律が制定された．また連邦法である「患者自己決定権法（patient self determination act）」が，患者の事前指示に関する権利を保障するために制定された．

c. 東海大学安楽死事件（横浜地裁・1995年）

　　予後が1週間以内と推定されていた多発性骨髄腫の患者に対して，家族の要望に沿って，医師が治療中止後，塩化カリウムを静注し，患者を死亡させた積極的安楽死事件である．倫理的立場からは，積極的安楽死は許容されないが，本判決で示された治療中止の3要件は参考になる．

治療中止の3要件—東海大学安楽死事件より

　東海大学安楽死事件（横浜地裁，1995［平成7］年3月28日）の判決の主論は「積極的安楽死」に関するものだが，判決中に傍論（obiter dictum［オビタ・ディクタム：法的拘束力のない，判決の付随的意見］）として，以下のような治療行為の中止・差し控えの3要件が示されている．

　「①患者が治癒不可能な病気に冒され，回復の見込みがなく，死が避けられない末期状態にあること，②治療行為の中止を求める患者の意思表示が存在し，それは治療行為の中止を行う時点で存在すること，③治療行為の中止の対象となる措置は，薬物投与，化学療法，人工透析，人工呼吸器，輸血，栄養・水分補給など，疾病を治療するための治療措置及び対症療法である治療措置，さらには生命維持のための治療措置など，すべてが対象となってもよいと考えられる．しかし，どのような措置を何時どの時点で中止するかは，死期の切迫の程度，当該措置の中止による死期への影響の程度等を考慮して，医学的にもはや無意味であるとの適正さを判断し，自然の死を迎えさせるという目的に沿って決定されるべきである」

d. 川崎協同病院事件（第1審2005年，控訴審2007年，最高裁2009年）

　気管支喘息重積発作に伴う低酸素性脳症で意識が回復しないまま入院中の患者に対して，家族の要望に沿って，医師が治療行為中止，および看護師に筋弛緩剤を静脈注射させた事件である．控訴審判決では，家族の意見をそのまま採用することに慎重な姿勢をみせている．

3 ● ターミナルケアからエンドオブライフケアへ

　以前は終末期（ターミナル）ケアとよばれていたものが，人生の最終段階（End-of Life）のケア（エンドオブライフケア）へとよび方が変更になった理由は，本人の尊厳に対して配慮するのに，より十分な長い時間（期間）を考える必要があったからである．

　以前は，本人が延命治療を望んでいない場合でも，最期のギリギリの時点まで過剰な医療を実施して，最期のほんの短い時間（瞬間）だけ，（本人の希望どおり）延命治療を外すといった医療の実態が多くあった．しかし，もし，本人が延命治療を望んでいないのであれば，ギリギリの時点まで過剰な延命治療を実施することは，尊厳に配慮したエンドオブライフケアとはいえない．本人が望む平穏なエンドオブライフのQOLや治療のゴールを考慮し，エンドオブライフと判断されたのなら，時宜を逸しない適切な緩和ケアが開始される必要がある．

4 ● 医療者の死生観から患者の死生観へ

　医療者が自身の死生観をもつことは悪いことではないが，一人の人を看取る場合には，自身の死生観ではなくて，その目の前にいる**患者の死生観**を尊重すべきであることを決して忘れてはいけない．

　また，quality of life（QOL，クオリティ・オブ・ライフ）という言葉に代わって，quality of death（QOD，クオリティ・オブ・デス）という言葉を使用することは，患者の命を守ることが使命である医療ケア専門職の立ち位置（軸）を揺るがせる可能性がある

ことに留意されたい．これは過剰医療に賛成しているわけでもないし，平穏な終末期を否定しているわけでもない．エンドオブライフケアにおいて「看取り」そのものを目的としたり，「死」だけに焦点を当ててはならないのである．

　医療ケア専門家が「死」に焦点を当てているときには，患者本人も「失望・落胆・悲嘆」といったものと同居して生きざるをえなくなる．しかし，医療ケア専門家が**「終末期をよりよく生きること」**に焦点を当てているときには，患者も「愛」「感謝」「平穏」「和解」「許し」，ときに「希望」さえもって生きることができるのである．

　そのような考えのもと，筆者らが普及活動をしているコミュニケーションツールとしての事前指示書『私の四つのお願い』には，「"死ぬこと"に重きをおいているのではありません．あなたの尊厳を守り，あなたの残された日々を平穏で満ち足りたものにするために，"生きること"を大切にしたいと願っています」と書かれている．

B. 看取りにおける倫理的課題

1 ● 看取りにおける問題点

a. 臨床現場におけるさまざまな悩み

　臨床現場においては，「胃ろうや人工呼吸器などの延命治療をするのか？　しないのか？」「その治療方針は患者本人の意向を反映しているのか？」「家族は代理判断者（キーパーソン）として適切か？」「家族の代理判断は適切か？」「家族内で意見の対立がある」などさまざまな看取りに関する問題に直面する．

b. 悩みを解決する手段としてのACP/倫理コンサルテーション

　では，どうすれば，これらの悩みを解決することができるのだろうか？　その解決の手段として，臨床倫理の専門家は，2つのこと①アドバンス・ケア・プランニング（advance care planning：ACP），②倫理コンサルテーションについて，ずっと考え続けてきた．ACPを実施することで，前もって，本人の意思を確認しておけば，患者の自己決定権の尊重に寄与することになるし，本人の願望を関係者間で共有できるため，関係者間の意見の不一致を減らすことができる．それでも解決が困難な問題は，多職種協働で実施する倫理コンサルテーションに諮ることになる．

2 ● エンドオブライフケアにおける倫理的に区別が難しい用語の整理

　Euthanasia（英）は，17世紀にフランシス・ベーコン（Francis Bacon）（1561〜1626）によってつくられた言葉である．最初は，ギリシア語のeu（よい）＋thanatos（死）（死を擬人化した神）＝よい死（good death）を意味していた．その後，次第に，ベーコンが意図した安らかな・痛みのない幸福な死という意味とは異なった使い方をされるようになってきた．ここで，終末期に関する議論を不毛にしないために，言葉の定義を明確にしておきたい．

a. 「尊厳死」と「death with dignity」

　日本で使われている「尊厳死」という言葉と，米国における「death with dignity」と

いう概念は，異なった意味合いで用いられていることがあるので注意が必要である．米国でdeath with dignityといった場合，①患者の意思による延命治療の差し控え・中止，②延命治療の差し控え・中止が家族の代理判断で決定される場合だけでなく，③aid in dying（自殺幇助）をも含んでいる場合があるので，「death with dignity」を尊厳死と訳してはならない．

b. 「安楽死」と「自殺幇助」

安楽死は，行為主体として他人が関与し，自分自身ではもはや行為を実行することのできなくなった患者に，身体的侵害によって直接死をもたらすことである．積極的安楽死は患者の命を終わらせる目的で「何かをすること」であり，消極的安楽死は患者の命を終わらせる目的で「何かをしないこと」である．

自殺幇助は，行為主体として患者本人が関与し，自殺の意図をもつ者に，有形・無形の便宜を提供することによって，その意図を実現させることである．日本では，倫理的にも法的にも許容されないが，オランダや米国のオレゴン州などでは合法とされている．

c. 「患者の意思で延命治療をしないこと」と「消極的安楽死」

消極的安楽死には，患者の命を終わらせようとする意図・目的がある．それに対して，「患者の意思で延命治療をしないこと」は，患者本人に延命治療拒否の意思があり，その意思を尊重し，患者の苦痛を取り除くという意図・目的のもとに治療を中止・差し控えるものである．したがって，最期まで必要な緩和ケアは継続される．

d. 「標準的な医療」と「過剰な医療」

人工呼吸器などの**過剰な医療**は場合によってはやめてもかまわないが，人工的水分栄養補給などの**標準的な医療**はやめてはならないといった考え方がある．医療従事者においては，直観的に境界線を引いている場合が多いが，倫理的には，事例ごとに，その治療による患者の受ける利益と負担とを比較し，本人の意向を確認すればよく，この区別は不要と

コラム

医療におけるDNAR指示

DNAR指示（Do not attempt resuscitation，蘇生不要指示）とは，疾病の末期に，救命の可能性がない患者に対して，本人または家族の要望に基づいて医師が出す，『心肺蘇生術（CPR）を行わない』というオーダーのことである．しかし実際の臨床現場では，医師や看護師などによってCPRに含まれる医療処置の内容は異なるため，DNAR指示によってCPR以外の生命維持治療までもが制限されている可能性があるという大きな問題を抱えていた．そこで，日本臨床倫理学会のワーキンググループは，関係者間のコミュニケーションを重要視した，倫理的に適切なDNAR指示実践の指針を出した[i]．そこでは，CPRだけでなく，他の医療処置に関する具体的指示も含んだPOLST（Physician Orders for Life Sustaining Treatment）という概念を採用している．指針は，POLST（DNAR指示を含む）を医療者と患者・家族の両者の協働作業（話し合いのプロセス）としてとらえており，その結果，コミュニケーションを重視したPOLST（DNAR指示を含む）は医療における最も重要なACPの1つとなりうることを示している．

引用文献

i) 日本臨床倫理学会：日本版POLST（DNAR指示を含む）作成指針．〔https://square.umin.ac.jp/j-ethics/pdf/POLST指針.pdf〕（最終確認：2022年11月1日）

されている.

e. 「意図」と「予見」

「意図した結果」と「予見していたが, 意図したわけではない結果」を区別する考え方である. これを「二重結果の理論」という. たとえば, 鎮静で死が早まることが予見できたとしても, 患者の死を意図したのでなければ, 疼痛の除去というよい結果をもたらすので, 許容されるという考え方である.

f. （延命）治療を「差し控えること」と「中止すること」

臨床の現場における感覚では, たとえば, 人工呼吸器を差し控えることと, 中止することを区別していることが多いが, 倫理的には, 医療者は患者の最善の利益にかなう行動をとればよく, 作為（中止）・不作為（差し控え）の区別に質的な違いはないとされている.

3 ● エンドオブライフケアにおける医療処置

a. 救命治療・延命治療・緩和ケア

「救命治療」は患者の命を救うためになされる医療処置である. 「延命治療」は病気が治る見込みがないにもかかわらず, 延命するためだけのすべての手段・医療処置を指す. 「緩和ケア」は, WHOによって「生命を脅かす疾患に伴う問題に直面する患者と家族に対し, 疼痛や身体的, 心理社会的, スピリチュアルな問題を早期から正確にアセスメントし解決することにより, 苦痛の予防と軽減を図り, 生活の質（QOL）を向上させるためのアプローチ」と定義される.

しかし同一の処置であっても, あるときには救命を目的とすることもあるし, あるときには延命を, あるときには緩和を目的とする場合もあるので, それらの境界線を明瞭に引くことは困難であり, 個別のケースごとに判断する必要がある.

b. 慢性疾患における緩和ケア

緩和ケアは, これまではおもに, がんに焦点を当ててきたが, 今後は慢性疾患における緩和ケアの概念および実践の重要性を認識し, 患者本人の価値観を尊重することが大切になってくる.

> コラム
>
> ### 緩和ケアにおける dignity therapy
>
> 緩和ケアは, 前述のWHOの定義にあるように, 苦痛の予防と軽減を図り, 生活の質（QOL）を向上させるためのアプローチである. しかしそれに加えて, 「尊厳を守るケア」（dignity therapy）は, 緩和ケアの重要な目標となるべきものであり, 倫理的視点からは, その中心的枠組みだといってよい. dignity therapyの目標を達成するために, 医療ケアチームは, 患者本人の苦悩を理解し, 本人の望むQOL（病気・生活・周囲との人間関係などに関する人生の最期の「生き方」）を理解し, それに基づいた幅広いケアを提供する. 具体的には, 自律を支援すること, 自立を支援すること, 「その人らしさ」を保つこと, 「自分には最期まで生きる価値があるのだ」と本人が感じられるケアをめざすことである.
>
> 死の不安への対応や自立度に合わせた支援など, 疾患に関する配慮, また自己の連続性・役割・自尊心の保持および自律の保持など, アイデンティティに関する配慮, そして孤独感の軽減とともに, プライバシーの保持といった社会的・環境に関する配慮が大切である.

　慢性疾患の緩和ケアにおいては，緩和ケア専門医だけでなく，各分野における多職種医療ケアチーム（たとえば，心不全の緩和ケアにおいては循環器医療ケアチーム）が，慢性疾患における緩和ケアの重要性を認識し，基本的な緩和ケア的アプローチを実践することが必要になってくる．患者や家族のQOLの改善に寄与できるような治療目標や治療方針に関する話し合いを，適切なタイミングで開始することが必要である．

c. 鎮　静

　鎮静とは，薬剤などを用いて，さまざまな領域の処置・検査・手術などに伴う患者の苦痛を軽減することである．本項では，とくにエンドオブライフの**緩和的鎮静**について述べる．

　緩和的鎮静とは，意識のある終末期患者に，苦痛を緩和するための十分な緩和ケアを実践しても緩和されない耐え難い症状がある場合に，苦痛を和らげる最後の手段として，鎮静剤を投与することである．日本においては，日本緩和医療学会が，『がん患者の治療抵抗性の苦痛と鎮静に関する基本的な考え方の手引き　2018年版』において，鎮静を「治療抵抗性の苦痛を緩和することを目的として鎮静剤を投与すること」と定義している．

　鎮静は，上記『手引き』においては，間欠的鎮静（intermittent sedation）と持続的鎮静（continuous sedation）に分類され，さらに持続的鎮静は，調節型鎮静（proportional sedation）と持続的深い鎮静（continuous deep sedation）に分けられている．この調節型鎮静とは，苦痛に応じて鎮静薬を少量から開始し，苦痛の程度に合わせて投与量を調節することを意味する．

　緩和的鎮静においては，意図される主作用と，意図されないが予見される副次的作用との間に，proportionality（釣り合い・相応性）がなくてはならない．proportionalityとは，終末期患者の病状・苦痛緩和の緊急性・患者意思あるいは家族の意思が，緩和的鎮静の実践と釣り合いがとれていることを意味する．

　また倫理的には，鎮静は，安楽死との境界について明確に理解される必要がある．鎮静を倫理的に正当化する理論として，前述の二重結果の理論がある．

　終末期鎮静の決断と実行は，死に直結する行為だけに，本人・家族だけでなく医療ケアチームも，感情が大きく揺れ動き，葛藤や心理的苦痛を伴う．したがって，鎮静の実施にあたっては，各施設における倫理的に適切で具体的な鎮静のプロトコール（手順書）の作成が必要である．

第Ⅱ章の学習課題

1．「人生の最終段階における医療・ケアの決定プロセスに関するガイドライン」の本文と解説版をインターネットで取り寄せて読み，基本的な考え方の理解を深めよう．
2．あなたが居住する地域（市町村）について，看取りを行っている施設の種類と件数を調べてみよう．
3．「過剰な医療」「標準的な医療」とはどのようなことか，なぜそれが過剰な医療あるいは標準的な医療といえるのかを具体的な事例であげて，グループで話し合ってみよう．

第III章

エンドオブライフケア
とは

学習目標

1. エンドオブライフケアの定義や類似概念，エンドオブライフの時期にある人の全人的苦痛と家族の心理過程を学び，エンドオブライフケアの重要性を理解する．
2. 意思決定型の歴史的変遷を理解し，エンドオブライフの時期にある人にとって最善をめざすための意思決定支援について，医療・ケアチームの一員としての態度を養う．
3. エンドオブライフケアにおけるチームアプローチの概念を学び，チームアプローチに必要な要素や考え方を身につける．

1 エンドオブライフケアの定義および基盤となる概念

A. エンドオブライフケアおよび関連する用語

　　これまで，人生の最終段階に提供されるケアは，さまざまな言葉で表現されてきた．類似の用語について，各々の概要を表Ⅲ-1-1[1~7]に示す．「終末期ケア」「ターミナルケア」「ホスピスケア」「緩和ケア」「ベストサポーティブケア」は，主としてがんのような病期が比較的明瞭な疾患をもつ対象に提供されるケアとしてとらえられてきたといえる．また，いずれも医学的診断によって，その人のもつ疾患が治癒可能かどうか，人生の最終段階にあるかどうかが判断されるという特徴をもつ．

　　一方，エンドオブライフケアについては，世界中でさまざまな定義がされている．総じて述べられているのは，①病気の末期状態だけではなく，老齢であることによる機能低下の結果として生命の危機にある場合も含まれること，②医療職だけではなく，患者本人や家族が死を意識することによっても始められること，③エンドオブライフケアが開始される時期は特定されず，死をライフ（人生・生活）の延長線上にあるものと位置づけていることである．つまり，エンドオブライフケアは，医療中心ではなく，ごく普通に人生を歩む"その人"自身を中心とした考え方に基づいている．とくに欧州緩和ケア学会（European Association for Palliative Care：EAPC）では，エンドオブライフケアの定義を広義と狭義とに分けている[8]．広義では，エンドオブライフを「患者，家族，専門職が病気による死を自然の死ととらえ，長くても1年から2年の期間で亡くなるとわかる状態」，狭義では「亡くなる数時間，数日単位の時期に全人的なケアを提供する専門的ケア」としており，その時期を幅広く位置づけている（図Ⅲ-1-1）[8]．広義のエンドオブライフケアは，「緩和ケア」を含む包括的な意味をもっており，また，「終末期ケア」「ターミナルケア」「ホスピスケア」は，どちらかというと狭義のエンドオブライフケアに近い概念であるといえる．

　　近年では，超高齢化社会がますます進行している現状から，がんだけではなく予後予測の難しい非がん疾患の末期や高齢者の人生の終焉も合わせて，人生の最終段階の医療とケアをとらえる傾向にある．

B. エンドオブライフケアの基盤となる概念

　　エンドオブライフケアの特徴として，下記の5点がある[7]．

　①その人のライフ（生活や人生）に焦点を当てる．
　②患者・家族・医療スタッフが死を意識したときから始まる．

表Ⅲ-1-1　エンドオブライフケアと関連する用語

関連する用語	定　義
終末期ケア	「病状が不可逆的かつ進行性で，その時代に可能な限りの治療によっても病状の好転や進行の阻止が期待できなくなり，近い将来の死が不可避となった状態」を終末期とし，このときに提供される「フォーマルかインフォーマルかを問わず，患者とその家族を対象として行われる介護・看護・医療・その他の支援」[1]
ターミナルケア	回復の見込みのない疾患の末期に，苦痛を軽減し，精神的な平安を与えるように施される医療・介護．終末医療[2]
ホスピスケア	1967年，シシリー・ソンダース博士によって開設されたロンドン郊外の聖クリストファー・ホスピスに始まる．おもにがんの末期患者の全人的苦痛を，チーム（患者と家族を中心に，医師，看護師，ソーシャルワーカーなどの専門職とボランティアとで構成する）を組んでケアしていこうというもの[3]
緩和ケア	生命を脅かす病に関連する問題に直面している家族とその家族とのQOLを，痛みやその他の身体的・心理社会的・スピリチュアルな問題を早期に見出し的確に評価を行い対応することで，苦痛を予防し和らげることを通して向上させるアプローチである[4]
サポーティブケア	がんの有害事象の予防とマネジメントである．これには，がんの診断から治療を経て治療後のケアまでの一連の過程を通して，身体的および精神心理的な症状や副作用のマネジメントを含む．リハビリテーション，二次性発がんの予防，サバイバーシップ，終末期ケアへの対応はサポーティブケアに不可欠である[5] 類似の用語として「ベストサポーティブケア（BSC）」があり，緩和ケアの同義語として用いられることがある[6]
エンドオブライフケア	診断名，健康状態，あるいは年齢にかかわらず，差し迫ったあるいはいつかは来る死について考える人が，生が終わる時点まで最善の生を生ききることができるように支援すること[7]

［以下の文献より引用］
1) 日本老年医学会：「高齢者の終末期の医療およびケア」に関する日本老年医学会の「立場表明」2012,〔https://www.jpn-geriat-soc.or.jp/proposal/pdf/jgs-tachiba2012.pdf〕（最終確認：2022年11月1日）
2) 新村 出（編）：広辞苑，第6版，p.1668，岩波書店，2008
3) 日本ホスピス・緩和ケア研究振興財団：一般情報，ホスピス・緩和ケアとはなんですか,〔https://www.hospat.org/public_what.html〕（最終確認：2022年11月1日）
4) 日本緩和医療学会：緒言・提言「WHO（世界保健機関）による緩和ケアの定義(2002)」定訳,〔https://www.jspm.ne.jp/recommendations/individual.html?entry_id=51〕（最終確認：2022年11月1日）
5) Multinational Association of Supportive Care in Cancer (MASCC)：What is Supportive Care?,〔http://www.mascc.org/about-mascc〕（最終確認：2022年11月1日）
6) Hui D, De La Cruz M, Mori M, et al：Concepts and definitions for "supportive care," "best supportive care," "palliative care,"and "hospice care"in the published literature, dictionaries, and textbooks. Support Care Cancer 21(3)：659-685, 2013
7) Izumi S, Nagae H, Sakurai C, et al：Defining End-of-life care from the perspective of nursing ethics. Nursing Ethics 19(5)：608-618, 2012

③患者・家族・医療スタッフが共に治療の選択にかかわる．
④患者・家族・医療スタッフが共に多様な療養・看取りの場の選択を考える．
⑤QOLを最期まで最大限に保ち，その人にとってのよい死を迎えられるようにすることを家族（大切な人）と共に目標とする．

　エンドオブライフケアは，その対象となる人々が，治療や療養にかかわる選択を通してその人にとって人生で大切にしているものごとを見つめ直し，終焉のときまでQOLを保持し続けることを支援するものであるといえる．
　エンドオブライフの時期にある人々のQOLを最期まで最大限に保つためには，対象の**トータルペイン（全人的苦痛）（図Ⅲ-1-2）**[9] を理解し，それらの緩和に努めることが基盤となる．このトータルペインの概念において，痛みとは，「何らかの組織損傷が起こっ

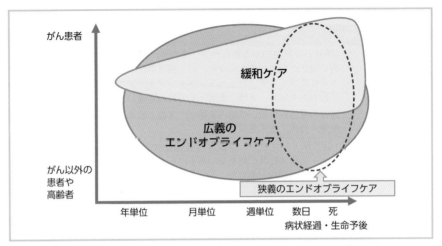

図Ⅲ-1-1　エンドオブライフケアの広義・狭義と緩和ケアの位置づけ
［European Association for Palliative Care（EAPC）：White Paper on standards and norms for hospice and palliative care in Europe：part 1. European Journal of Palliative Care **16**（6）：278-289, 2009を参考に作成］

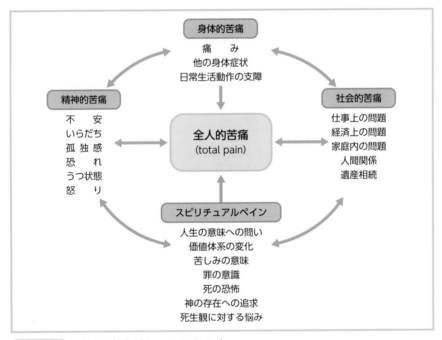

図Ⅲ-1-2　全人的苦痛（トータルペイン）
［淀川キリスト教病院ホスピス（編）：緩和ケアマニュアル, 第5版, p.39, 最新医学社, 2007より引用］

たとき，組織損傷が差し迫ったとき，ないしは組織損傷に引き続いて述べられる不快な感覚的および感情的な体験である．痛みは，いつも主観的なものである．人間は，生涯の早い時期に遭遇した負傷の経験から，痛みという言葉の使い方を学習する．痛みが，身体の一部，あるいはいくつかの部分にわたって起こる感覚であることには議論の余地がないが，いつも不快な体験であるため，痛みは常に感情的な体験である」[10]とされている．そのた

表Ⅲ-1-2　日本人における望ましい死のあり方

日本人が共通して重要だと考える「望ましい死」	人によって重要さが異なる「望ましい死」
• 身体的，心理的な苦痛がないこと • 望んだ場所で過ごすこと • 医療スタッフとの良好な関係 • 希望をもって生きること • 他者の負担にならないこと • 家族との良好な関係 • 自立していること • 落ち着いた環境で過ごすこと • 人として尊重されること • 人生を全うしたと感じられること	• 自然なかたちで亡くなること • 他人に感謝し，心の準備ができること • 役割を果たせること • 死を意識しないで過ごすこと • 納得するまでがんと闘うこと • 自尊心を保つこと • 残された時間を知り，準備をすること • 信仰をもつこと

[宮下光令：がんの緩和医療 日本人にとっての望ましい死. Pharma Medica **26**(7)：29-33, 2008 より許諾を得て改変し転載]

め，このトータルペインの緩和のためには，身体面だけでなく，精神面，社会面，スピリチュアルな面といったさまざまな要因が関連していることを理解する必要がある.

エンドオブライフの時期にある人々にとってQOLと同時に存在する重要なものとしてQOD（クオリティ・オブ・デス．または good death［望ましい死］）がある．QODはエンドオブライフが社会的な関心となってきた時期に概念化されてきたもので，患者の病気の治癒が見込めず死が避けられない状況にあるときの，患者からみた望ましい状態について探求したものであり，亡くなるそのときまでのよい生を指している．**表Ⅲ-1-2**[11] に，日本において調査された，日本人における望ましい死のあり方を示す.

エンドオブライフの時期にある患者の good death を成立させる内容をトータルペインの視点でみると，身体的なもののほかにスピリチュアルな面に関連するものが多くを占めている．**スピリチュアルペイン**とは，「自己の存在と意味の消滅から生じる苦痛」[12] であり，人生や存在の意味への問い，罪責感，後悔の念，絶望感，孤独感，死への恐れなどの苦しみが含まれる．このようなスピリチュアルペインを軽減するケアを**スピリチュアルケア**という．エンドオブライフの時期にある人々のQOLそしてQODを最大限に保つためには，スピリチュアルケアが重要な要素となる.

C. エンドオブライフの時期における心理過程

人は，自分に死が迫っていることを意識すると，そのことを受け入れるまでに心理的な変化を経験する．精神科医のキューブラー＝ロス（Kübler-Ross E）は，200人以上もの死にゆく患者へのインタビューの経験から，患者が自らの死を受け入れていく過程を「死の受容段階」として五段階に分け説明した．すなわち，「否認と孤立」「怒り」「取り引き」「抑うつ」「受容」である（**図Ⅲ-1-3**）[13]．必ずしも患者は自らの死を受容しなければならないというわけではない．ただ，このプロセスを行きつ戻りつしながらも，患者が常に「希望」をもち続けていることを忘れてはならない.

また，死が近づきつつある患者を支える家族は，医師からの病状説明で患者に死が近づいていることを知らされると，患者と同様に強い衝撃を受ける．そして，近い将来，患者を失うことによる深い悲しみを経験する．このような「対象喪失によって起こる一連の心理

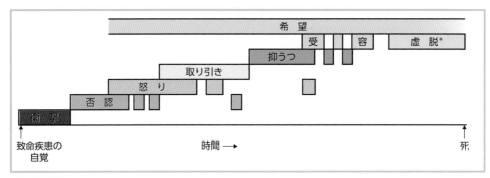

図Ⅲ-1-3　死にゆく人の心理過程

*虚脱：感情がほとんど欠落した状態．痛みが消え，苦闘が終わり，「長い旅路の前の最後の休息」が訪れたかのような状態．

[エリザベス・キューブラー＝ロス（著），鈴木　晶（訳）：死ぬ瞬間—死とその過程について，p.430，中央公論新社，2001を参考に作成]

過程で経験される落胆や絶望の情緒体験」[14] を悲嘆（グリーフ）といい，そのなかでも，愛する患者が亡くなるまでの，死が迫っている状況での介護や看病で経験されるものを**予期的悲嘆**という．

　エンドオブライフケアは，患者の死後にも提供される．患者との死別後に残された家族が，患者の死という重大な悲しみを乗り越えていくことを**グリーフワーク**という．このときに適切な**グリーフケア**を得ることによって，遺族は患者の死を受け入れていくことができる．

　エンドオブライフケアにおいては，その対象となる人々の心理的苦痛とその変化を注意深くとらえ，各々の局面に応じた支援を提供することが重要である．

■引用文献■

1) 日本老年医学会：「高齢者の終末期の医療およびケア」に関する日本老年医学会の「立場表明」2012，〔https://www.jpn-geriat-soc.or.jp/proposal/pdf/jgs-tachiba2012.pdf〕（最終確認：2022年11月1日）
2) 新村　出（編）：広辞苑，第6版，p.1668，岩波書店，2008
3) 日本ホスピス・緩和ケア研究振興財団：一般情報，ホスピス・緩和ケアとは何ですか，〔https://www.hospat.org/public_what.html〕（最終確認：2022年11月1日）
4) 日本緩和医療学会：緒言・提言「WHO（世界保健機関）による緩和ケアの定義（2002）」定訳，〔https://www.jspm.ne.jp/recommendations/individual.html?entry_id=51〕（最終確認：2022年11月1日）
5) Multinational Association of Supportive Care in Cancer（MASCC）：What is Supportive Care?，〔http://www.mascc.org/about-mascc〕（最終確認：2022年11月1日）
6) Hui D, De La Cruz M, Mori M, et al：Concepts and definitions for "supportive care," "best supportive care," "palliative care," and "hospice care" in the published literature, dictionaries, and textbooks. Support Care Cancer **21**（3）：659-685, 2013
7) Izumi S, Nagae H, Sakurai C, et al：Defining End-of-life care from the perspective of nursing ethics. Nursing Ethics **19**（5）：608-618, 2012
8) The European Association for Palliative Care（EAPC）：White Paper on standards and norms for hospice and palliative care in Europe：part 1. European Journal of Palliative Care **16**（6）：289, 2009
9) 淀川キリスト教病院ホスピス（編）：緩和ケアマニュアル，第5版，p.39，最新医学社，2007
10) 世界保健機関（編），武田文和（訳）：3. 癌患者の痛み．がんの痛みからの解放とパリアティブ・ケア，p.15，金原出版，1993
11) 宮下光令：がんの緩和医療 日本人にとっての望ましい死．Pharma Medica **26**（7）：29-33, 2008
12) 村田久行：終末期がん患者のスピリチュアルペインとそのケア—アセスメントとケアのための概念枠組みの構築．緩和医療学**5**（2）：157-165, 2003
13) エリザベス・キューブラー＝ロス（著），鈴木　晶（訳）：死ぬ瞬間，p.59-228，読売新聞社，1998
14) 小此木啓吾：対象喪失—悲しむということ，第28版，p.3-46，中央公論新社，1979

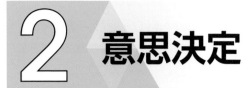

意思決定

A. 意思決定とは—共同意思決定の時代

　意思決定とは,「ある目標の達成にむけて,複数の選択肢について検討,分析し,一つを選択すること」である[1].

　臨床現場において,患者/利用者(以下,「本人」とする)は,しばしば意思決定の場面に直面する.それは医療とケアおよび療養場所などに関する意思決定であり,通常,複数の選択肢から1つを選択することが求められる.治療法が1つのみと思われる場面でも,その治療を「受ける」選択肢と「受けない」選択肢の2つから選択することになる.

　各選択肢の益(メリット)と害およびリスク(デメリット)を本人の視点から検討,分析し,本人にとって最善の選択肢を選ぶために,現代では,本人・家族などと医療・ケアチーム間のコミュニケーションによって**共同意思決定**(shared decision-making:SDM)に至ることが推奨されている.

　このように,SDMは臨床上の意思決定にかかわる用語であり,学問分野としては臨床倫理に属する.臨床倫理は病院や介護施設,在宅医療・介護の場などの臨床現場において,一人ひとりの患者/利用者に関する倫理的な問題を扱う.臨床倫理において検討することの多くは,本人が直面している具体的な問題であり,問いの中心は治療やケア,療養場所の選択および意思決定プロセスと合意形成のあり方にかかわる[2].

　意思決定の際にSDMのプロセスをたどるということは,本人を中心に関係者が皆でよく話し合い,一緒に考えるコミュニケーションのプロセスを通して,本人にとって最善で,家族や医療・ケア従事者もできるだけ納得できる意思決定・合意形成に至るということである.その際,適切な医学的情報に基づき,本人の生活と人生の**物語り**[*]を核にして,本人にとっての最善の選択をめざし,意思決定プロセスをたどることが重要である.

　これは近年,医師は診断と治療法の選択肢について本人に説明するが,複数の選択肢から1つを選択するのは本人であるという,意思決定の分業型(患者の自己決定型)が支配的であったことを克服する考え方として登場した.そのため,SDMの概念を理解したり,その意味と意義を検討したりする場合は,意思決定の型の歴史的変遷をみることが有用といえる.そこで,次にその点について説明する.

B. 意思決定の型の変遷

　人間の歴史上,臨床上の意思決定の型は以下のように変遷してきた[3].

---

[*]「物語り」と「物語」:医療とケアの分野において,この2つの表現は同一の意味で使用されることが多い.いずれが選択されるかは研究者によるが,「物語り」を使用する研究者は「語る」という動詞に力点を置いている.

1 ● パターナリズムによる決定

　1960年代までは，パターナリズム（父権主義）が支配的であった．パターの語源はラテン語のpater（父）である．この意思決定の型では，医師は患者の保護者的な役割をもち，治療の目標設定も治療法の決定も医師が行っていた．

2 ● 患者の自己決定

　1970年代の米国において，長年の慣行であったパターナリズムを打破するため，患者の「**自己決定権**」が確立され，患者は自分で考えて治療の目標を設定し，自分で意思決定する権利をもつとされた．この意思決定の型において，医師の役割はおもに技術的なものに限定され，専門職としての知識と技術を患者に提供することが職務上の務めであり，本人は自分の権利を行使して自己決定すべきとされた．当時の米国で成立したbioethics（バイオエシックス：生命倫理学）の中核とされた「自律尊重原則」が臨床現場において具現化したものが「自己決定権」であった．

　これによってパターナリズムの時代に比べて患者の意思が尊重されるケースは増えた反面，患者という存在が有するさまざまな脆弱性が認識されず，患者の真意の尊重とはいえない事態に至ることも多々みられた．

3 ● 共同意思決定（SDM）

　上述の自己決定の時代の反省を踏まえ，現代は本人・家族などと医療・ケアチームのSDMの時代となった．医療・ケアチーム側からは医療・ケアの情報を本人側に提供し，本人は自らの価値観・人生観・死生観に基づく選考や意向を医療者に伝える．両者はコミュニケーションをとりながら，本人の視点から共同で治療の目標を設定し，目標を達成するための意思決定も共同で行うことが推奨されている．SDMにおける医師の役割は，専門職として知識と技術を提供するだけでなく，より広い意味で本人の**助言者**となることである[4]．

　また，現代では医療者側は医師だけでなく医療・ケアチームで対応することが標準的に求められているので，本人の助言者となることは医療・ケアチーム全体に期待されている．このようなSDM型の意思決定において重要なのは，本人側と医療・ケアチーム側で相互理解を深めるために，よりよくコミュニケーションをとることである．

　SDM型によって意思決定を支援すると，本人にとってよい選択を実現できたと実感できるので，医療・ケア従事者の仕事満足度も向上することが期待できる．

　SDM型について，自己決定型からパターナリズム型へ振り子が半分戻ったものとみる医療者もいるが，それは適切な解釈ではない．SDM型は，より上位の概念に収斂（しゅうれん）したとみるべきものである．それは，両者間で情報を共有し，話し合って意思決定しようとすると，対話によるダイナミズムが発生し，医療・ケア従事者も本人も考え方や意思が変化する可能性があるからである．そうした互いの変化は，さらなる対話によってまた相互に影響し合う．相互に触媒（しょくばい）になることによって，さらに思考が深化することもある．これは単に双方で自分自身の考え方の偏り（かたよ）に気づく以上の変化である[5]．

　そのため意思決定のための対話を進めていると，当初医師が提示した選択肢だけでなく，

その選択肢を一部変化させた選択肢が考案されたり，当初は医療・ケアチーム側の念頭になかった方法が選択肢として浮上したりする可能性もある．これは，医学的に適応外の選択肢が採用されるという意味ではない．対話による意思決定は創造的なものであり，意思決定の分業化とはその性質とレベルが異なる．したがって，パターナリズム型への逆行ということでは全くない．

C. 合意形成プロセス―「情報共有―合意モデル」

日本で独自に発展してきたSDM型として，清水哲郎が主宰の臨床倫理プロジェクトが提唱する意思決定プロセス「**情報共有―合意モデル**」を紹介する[6]（**図Ⅲ-2-1**）．

「情報共有―合意モデル」では，双方向の情報の流れが要請される．すなわち，医療・ケアチーム側から本人側への説明（医学的な情報中心＝生物学的な情報）と，本人側から医療・ケアチーム側への説明（本人の生活・人生や価値観・人生観・死生観などについての情報中心＝**物語り**的な［ナラティブ，narrative］情報）を通して，双方で情報を共有したうえで，一方が他方に同意するというより，双方の当事者の合意をめざし，共同意思決定に至るという考え方である．

これは本人の生活と人生にとっての最善を実現するために，双方がよりよくコミュニケーションをとり，合意形成をめざす方法である．医療・ケアチーム側は本人へ医療・ケア情報を説明し，本人の理解を確認しながら，それが本人の生活や人生にとってどのような意味をもつのかを本人側から聞き取り，本人の価値観や**選好**（preference）に合う治療とケアはどのようなものかを一緒に考える．双方で情報のやりとりを繰り返すコミュニケーションのなかで非言語表現にも気を配ることで，本人側の言語化された意思の表面的な意味だけでなく，その真意を探る努力もする．

このようなプロセスを経ることによって，治療方針の決定は本人の生活や人生のなかでなされるというあり方を認識することになる．

これは，ある医療行為についてそれを行うか否かを検討する場合に，その医療行為による直接的な医学的利益と不利益を検討するだけでなく，その医学的な利益と不利益が本人

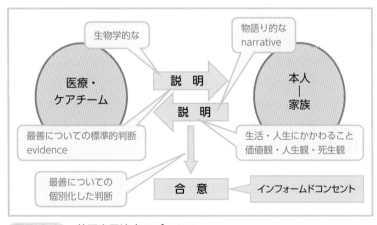

図Ⅲ-2-1　共同意思決定のプロセス

の生活と人生のなかでどのような意味があるのかを検討することといえる.

D.　本人の意思の尊重―人生の物語りを基本に

　「情報共有―合意モデル」の背景には「**生命の二重の見方**」理論[7]がある. これは,「人の生命は生物学的生命を土台に, 物語られるいのちが, 関係する人々の物語りと重なり合いながら形成されている」という考え方である. 人は誰でも選好, 思想信条, 価値観・人生観・死生観などをもち, それを反映した個別で多様な人生の物語りを生きている.

　日常のなかでそれと意識することはなくても, 一人ひとりがそれぞれの選好や思想信条, 価値観・人生観・死生観を反映させて日々の経験を意味づけ, また経験同士を意味づけ, 人生の物語りを形成している. そして本人はその物語りを自分一人でつくるのではなく, 日々, 関係する他者の物語りと重ね合わせながら形成している. なぜなら, ほとんどの人間は他者との関係のなかで暮らしているからである.

　他者との関係のなかで人生の物語りが形成されるということは, 本人が本人らしく生きることができるかどうかということについても, 他者との関係が影響するということである. また, 本人らしく生きることができ自己肯定感が高まった状態は, 心の自由度が高くQOLが高い状態であるともいえる. そのため, 本人らしさやQOLを決めるのは生物学的生命ではなく, 物語られるいのちであるといえる. したがって, 生物学的な生命の重要性を決めるのも, 物語られるいのちであるといえる. 換言すれば, 生物学的生命は, 本人の人生の物語りを支えるための土台として存在するといえるだろう.

　生物学的生命に関する病態生理学的データや医学的なエビデンス（evidence）は重要である. しかし, 一人ひとりにとっての最善は, それだけで判断できるものではないのである. 必要なのは, 本人によって物語られるいのちの視点から, すなわち本人の生活と人生において, 医療行為の意味をとらえ直すことである. その意味で, 本人が語る物語りを聴くことは, 医療とケアの意思決定において重要である.

　英語圏の国々においても, 本人の病いの語りに耳を傾けることの重要性は1980年代後半から指摘され始めた. たとえば, 米国の精神科医で医療人類学者のクラインマン（Kleinman A）[8]は,「医師は疾患を診る. 患者は病いを**経験**する」と看破し, 優れた医療とケアを行うためには, 患者が経験していることを知ることと, そのために患者の語りに耳を傾けることが重要であると指摘した.

　こうした研究が英国において1990年代後半にnarrative based medicine（NBM）, すなわち「物語りに基づいた医療」に発展していく. グリーンハルグ（Greenhalgh T）とハーウィッツ（Hurwitz B）らが1998年に刊行した『ナラティブ・ベイスト・メディスン―臨床における物語りと対話』[9]では, 患者の物語りを核にする医療とケアの大切さが説かれている.

　その後, 米国ではシャロン（Charon R）が『ナラティブ・メディスン―物語能力が医療を変える』[10]を刊行し, 2000年代初頭からコロンビア大学で行っている医学教育プロジェクトである"Narrative Medicine Project（物語り医療プロジェクト）"について紹介した.

内科医であり，文学博士と倫理学者でもあるシャロンは，Narrative Medicine を"narrative competence"（物語能力）を通じて実践される医療と定義し，このプロジェクトの主眼は物語能力を育てることとしている．シャロンは物語能力を，「病いの物語（stories of illness）を認識し，読み取り，解釈し，それに心動かされて行動するために必要な能力」としている．また，医療・ケア従事者は患者をより深く理解しようとする姿勢をもち，患者の物語を認識できるように感受性を高めることが大切だとしている．

E. アドバンス・ケア・プランニング—エンドオブライフの時期の意思決定支援

SDM型によるコミュニケーションを通して，将来，本人が人生の最終段階に至り意思疎通困難となった場合に備え，本人の医療とケアに関する意向を事前に把握するために，本人・家族などと医療・ケア従事者間で対話を繰り返しておくと，それがアドバンス・ケア・プランニング（advance care planning：ACP）になる．ACPは米国など英語圏で先行して実践されてきた．

日本においてACPが本格的に導入されたのは2018年，厚生労働省が再改訂した『人生の最終段階における医療・ケアの決定プロセスに関するガイドライン』[11] において，ACPの推奨を打ち出したときである．同省はACPの一般市民への浸透を図るため，市民にとってなじみやすい愛称を公募し，同年に「人生会議」を選定した．

諸外国ではACPに先行して**事前指示**（advance directives：AD）の仕組みを制度化した．事前指示は1976年に，世界で最初に米国カリフォルニア州で州法によって法制化され，それが全米に広まり連邦法も制定され，世界にも広まっていった．

事前指示の仕組みとして，まず，**リビング・ウィル**（living will：LW）が法制化され，その後，意思決定代理人を指名し文書化しておくことも事前指示に含まれるようになった．リビング・ウィルは患者や利用者および将来その立場になる人が，やがて自分の判断能力が失われたときに備え，自分に対して行われる医療についてあらかじめ意向を記載した文書であり，語義としては「生前発効の遺言書」を意味する．

しかし事前指示の仕組みには，時間の経過に伴う医学的な状態と適応の変化や，本人の意向の変化をとらえることが困難な点など，不十分なところが少なくなかったため，その不足を補って発展してきたのがACPなのである[12]．

事前指示を法制化した諸国は，事前指示を否定せず，事前指示の制度に基づきACPを実施している．そのため，ACPの研究と実践のほとんどは，従来から事前指示に取り組んできた米国を主とする英語圏の諸国で行われてきた．2020年に発表された「過去30年間の世界のACPに関する文献の計量文献学的分析」[13] と題する論文によると，ACPに関する論文の6割以上が米国から発表されており，ACPの世界三大大国は米国，オーストラリア，カナダである．それらの諸国では，「自律尊重（respect for autonomy）原則」を重視し，本人が自分の価値観をよく理解し，自分の選好を考えることを中核とするACPを推進している．そしてそれらの国々では事前指示の制度のもと，ACPのプロセスにおいて事前指示書を作成することが強く推奨されている．

　一方で，こうした現状に対して近年，アジア諸国から文化的に多様なACPの必要性が叫ばれるようになってきた[14]．その理由としては，医療とケアの意思決定に関する家族の関与のあり方や，差し迫った病状で行う対話のプロセス（**エンドオブライフ・ディスカッション**）[15] のあり方などを含めた文化的な要因が，英語圏とアジアでは大きく異なるからであり，それはとくに高齢者医療において顕著だからである．たとえばエンドオブライフケアの意思決定において，日本では本人よりも家族の意向が尊重されがちであったり，忖度文化の日本社会においては，本人は家族などに遠慮・配慮し真意を語ることを躊躇することなどはよく知られている．こうした違いを認識せず，意思決定にかかわる文化が異なる英語圏で形成された実践法をそのまま導入すると，思わぬ問題が生じることにもなるだろう．さらに，事前指示に関する法と制度に基づきACPを実施している英語圏のACPを，事前指示が法制化されていない日本で実施すると，結果が異なりうることにも注意を要する．

　こうした相違を認識するならば，北米とオーストラリアから報告されている論文を翻訳してそのまま日本で実践しようとすることは適切とはいえない．ACPを理解し活用していくためには，臨床上の意思決定にかかわる日本の文化的特徴，および法と制度を含めた社会環境における適用方法を検討する必要がある．

　そこで，日本老年医学会は医療・ケア従事者に対して2019年に『ACP推進に関する提言』[1] を発表した．同提言では「人間尊重原則」に基づき，「ACPは将来の医療・ケアについて，本人を人として尊重した意思決定の実現を支援するプロセスである」と定義し，SDMの実践および本人が意思決定困難となった場合も本人の意思をくみ取ろうと努めることの重要性を説いている．

　長寿社会の日本では，多くの人にとって人生の最終段階（エンドオブライフ）は高齢期である．一人ひとりの高齢者に対し，認知機能が低下したり意識障害を有したりしても，最期まで人として尊重し，医療・ケアの主体として意思決定を支援することが求められている．

F. 医療・ケアチームとしての対応の重要性

　意思決定に関しては既述のように，かつては医師のパターナリズムが一般的であったが，医師単独による意思決定がエンドオブライフを含めた臨床上の意思決定の課題として社会問題化したことを受け，厚生労働省は2007年，前述の『人生の最終段階における医療・ケアの決定プロセスに関するガイドライン』の元となったガイドラインを発表し，医師単独ではなく医療・ケアチームによる意思決定支援を基準とした．

　その後に続々と発表された各医学会のガイドラインも，同様に医療・ケアチームとしての対応を基準としている．これによって，日本のエンドオブライフケアの意思決定支援は医療・ケアチームによるべきという考え方が定着したといえるだろう．

　医療・ケアチーム側は，本人の価値観・人生観・死生観の理解のため対話するとともに，本人の物語りを形成するうえで重要なかかわりをもつ人々とコミュニケーションを繰り返していくことが，本人にとっての最善を探索する道筋になる．そうした丁寧なコミュニ

ケーションのプロセスが相互の信頼関係を深め，それが合意形成の土壌をつくり，意思決定した内容に関する納得も双方にもたらすといえる[16]．

▎引用文献▎

1) 日本老年医学会：「ACP推進に関する提言」．2019，〔https://www.jpn-geriat-soc.or.jp/proposal/acp.html〕（最終確認：2022年11月1日）
2) 会田薫子：臨床倫理の基礎．臨床倫理の考え方と実践―医療・ケアチームのための事例検討法（清水哲郎，会田薫子，田代志門編）東京大学出版会，2022
3) Emanuel EJ, Emanuel LL：Four models of the physician-patient relationship. Journal of the American Medical Association **267**（16）：2221-2226, 1992
4) Roter D：The enduring and evolving nature of the patient-physician relationship. Patient Education and Counseling **39**（1）：5-15, 2000
5) 会田薫子：共同決定とACP．医療・介護のための死生学入門（清水哲郎，会田薫子編），p.75-111，東京大学出版会，2017
6) 清水哲郎：臨床倫理 事例検討の進め方．臨床倫理の考え方と実践―医療・ケアチームのための事例検討法（清水哲郎，会田薫子，田代志門編）東京大学出版会，2022
7) 清水哲郎：生物学的〈生命〉と物語られる〈生〉―医療現場から．哲学**53**：1-14, 2002
8) アーサー・クラインマン（著），江口重幸，五木田紳，上野豪志（訳）：病いの語り―慢性の病いをめぐる臨床人類学，p.4-9，誠信書房，1996
9) ブライアン・ハーヴィッツ，トリシャ・グリーンハル，ヴィーダ・スカルタンス（著），斎藤清二，山本和利，岸本寛史（訳）：ナラティブ・ベイスト・メディスン―臨床における物語りと対話，金剛出版，2001
10) リタ・シャロン（著），斎藤清二，岸本寛史，宮田靖志ほか（訳）：ナラティブ・メディスン―物語能力が医療を変える，医学書院，p.153-254, 2011
11) 厚生労働省：人生の最終段階における医療・ケアの決定プロセスに関するガイドライン，2018，〔https://www.mhlw.go.jp/file/04-Houdouhappyou-10802000-Iseikyoku-Shidouka/0000197701.pdf〕（最終確認：2022年11月1日）
12) Gillick MR：Advance Care Planning. New England Journal of Medicine **350**（1）：7-8, 2004
13) Liu CJ, Yeh TC, Hsieh MH, et al：A Worldwide Bibliometric Analysis of Publications on Advance Care Planning in the Past 3 Decades. American Journal of Hospice and Palliative Medicine **37**（6）：474-480, 2020
14) Chen SY, Lin CP, Chan HY, et al：Advance care planning in Asian culture. Japanese Journal of Clinical Oncology **50**（9）：976-989, 2020
15) 西川満則，高梨早苗，久保川直美ほか：アドバンス・ケア・プランニングとエンドオブライフ・ディスカッション．日本老年医学会雑誌**52**（3）：217-223, 2015
16) 会田薫子：長寿時代の医療・ケア―エンドオブライフの論理と倫理．p.164-172，筑摩書房，2019

🄒🄞🄛🄤🄜

ACPの取り組み

　筆者の所属施設では2017年，患者がエンドオブライフの時期を自分らしく生き抜くことができるように，ACPの推進を目的にACPワーキンググループを立ち上げた．

●基盤となる考え

・患者は，今後起こりうる病状や終末期医療の情報提供により衝撃や不安感情を抱いても，自己の人生について考える力をもっている．

・ACPは，終末期医療の選択だけが目的ではなく，対話を通して患者自身が価値観を明確にしつつ，どのように生きていきたいのか，希望を導き，それを可能とする終末期医療の選択や望む生活ができる方策を共に検討し支援するものである．

●活　動

①毎月の定例会

・専門看護師によるACPの必要性と介入方法や，看護師のACP介入の障壁に対する対策について勉強会を行う．

・各病棟におけるACPの実態や困っている点などの情報共有および検討，事例検討を行う．

②活　動

・病棟においては，カンファレンスや事例検討を推進する．ACPの介入方法や介入困難な原因への対策の勉強会を行う．介入方法として米国で開発された『重篤な疾患を持つ患者との話し合いの手引き』[i, ii]はACPのプロセスと具体的な問いかけにおいて参考になるため活用する．

・ACP，臨床倫理についての院内勉強会を開催する．

●ACP介入の障壁への対応

　当センターのアンケート調査により，看護師は終末期医療の話題や自分のかかわりにより，患者が希望を喪失したり不安を増強させたりするのではないかと懸念し，積極的介入をためらっている実態が明らかになった．これに対し当センターでは，①まず看護師自身が，エンドオブライフの時期や終末期医療についての話を聞いた患者・家族が不安になるのは自然な反応であることを認識する，②ACP介入は，患者にいつかは訪れるエンドオブライフの時期を自分らしく生きてほしい，そのために患者自身が価値観を明確にし，エンドオブライフの時期のあり方を意思決定してほしいという願いを改めて共有し，個人ではなくチームで支援するものであると認識する．さらに③患者は不安を抱いても立ち直る力があることを認識するよう働きかけた．これにより多くの看護師は積極的にACP介入できるようになった．

●ACP介入

・外来では，医師による初回面談時，以降は看護専門外来で面談直後，1〜2ヵ月後，4〜6ヵ月後および適宜，入院時は，医師による初回面談時，面談当日，2, 3日後および適宜，退院前に行い，看護専門外来へつなぐ．

・「重篤な疾患を持つ患者との話し合いの手引き」[i, ii]の手順を参考に介入する．

・記録はテンプレートに記載し，経時的に経過が把握できるようにする．

・ACP介入後，カンファレンスで情報を共有する．当センターでは介入困難や不安などカンファレンスで検討することで，看護師の自己効力感が高まり積極的に取り組むように変化した．

引用文献

i) Bernacki R, Paladino J, Neville BA, et al：Effect of the Serious Illness Care Program in Outpatient Oncology：A Cluster Randomized Clinical Trial. Journal of the American Medical Association Internal Medicine 179(6)：751-759, 2019

ii) 木澤義之：ACPの基本的な考え方とガイドライン解説．看護71(8)：8-14, 2019

3 エンドオブライフケアにおけるチームアプローチ

A. チームアプローチとは

1 ● チームに必要な要素

　患者・利用者に複数の職種が医療や介護を提供していることがチームアプローチではない．チームは，個人で行うよりチームで行うほうがより効果があるタスクを達成するためにつくられるのである．チームには，以下のことが必要とされている[1]．

　①チームとして達成すべき明確な目標の共有
　②チームの目標達成に向けたメンバー間の協力と相互依存関係
　③目標に向かって課題を遂行するための役割が割り振られる
　④チームの構成員とそれ以外の境界が明瞭

　チームの目的をチームメンバー全員が理解したうえで，**患者・利用者とともに**チームで**めざす明確な目標**を設定し，チームメンバーは目標および目標達成のための各メンバーのアプローチを共有していることが必要である．また患者・利用者のニーズや，サービスが提供される場によりメンバーが入れ替わっても，チームの目標達成に向けてメンバーが役割を発揮しつつ，対話を通し協働し相互依存的に働くことが求められている．

2 ● チームの構成

　患者・利用者はチームの一員である．患者・利用者は医療保健福祉の専門家ではないが，当事者として自分自身の健康や生活，社会的状況についてはよく知っているため，チームの一員であることをチームメンバー全員が理解しておくことが重要である．

　チームを構成する職種は，活動の場や患者・利用者の特性により異なる．病院では，患者への医療を提供するメンバーで構成されるチームのほかに，緩和ケアチームなど専門的な能力をもった多職種で構成され，コンサルテーションの役割を果たしている専門家チームがある．患者にかかわるチームメンバーは，そのような専門職のチームとも連携することが必要である．

　在宅の場では，利用者にサービスを提供する担当者は固定されているが，チームは多機関に所属する多職種で構成されている．患者の療養場所が病院から在宅に移行する場合には，患者・家族，病院の多職種と在宅でサービスを担当する多職種が一時的にチームを形成することもある．医療やサービスが提供される場や，患者・利用者が抱える課題によって，チームを構成する職種，機関は異なるため，構成されているメンバーが誰なのかを一人ひとりが理解し，チームの一員として貢献することが効果的なチームアプローチにつながる．エンドオブライフの時期にある患者・利用者に対しては，対象者に生じる特有な課

表Ⅲ-3-1　エンドオブライフの時期にある対象者にかかわる多職種チーム

チーム	チームの目的	かかわる専門職
緩和ケアチーム	療養の場にかかわらず生命を脅かす疾患に伴う対象者の苦痛を包括的に評価し，対象者・家族のQOL向上をめざしケアの実施または医療従事者への支援により苦痛を緩和する	医師，看護師，薬剤師，医療ソーシャルワーカー，リハビリテーション専門職，心理士，管理栄養士など
摂食・嚥下支援チーム	摂食・嚥下機能の向上をめざし，摂食・嚥下機能の評価，嚥下調整食および摂食方法の調整，口腔管理，患者家族への指導管理，医療従事者への支援を行う	医師，歯科医師，看護師，言語聴覚士，管理栄養士，作業療法士，歯科衛生士など
栄養サポートチーム	適切な栄養管理（静脈，経腸，経口）が実施されるよう，栄養状態の評価，適切な栄養量および内容の検討，患者家族への指導管理，医療従事者への支援を行う	医師，看護師，薬剤師，管理栄養士など
褥瘡対策チーム	褥瘡の改善，重症化予防，発生予防のため，褥瘡の重症度やリスク因子の評価，褥瘡の処置・保護，環境調整，患者家族への指導管理，医療従事者への支援を行う．入院患者へ向けたチームのほか，在宅療養者を訪問し実施する在宅褥瘡対策チームもある	医師，看護師，薬剤師，管理栄養士，理学療法士など
精神科リエゾンチーム	一般病棟に入院する患者の精神状態の把握，精神科専門医療の提供，医療従事者への支援を行い，身体医療と精神医療をつなぎ，精神症状の緩和，早期退院を推進する	医師，看護師，薬剤師，精神保健福祉士，作業療法士，公認心理士など
認知症ケアチーム	認知症症状の悪化を予防し身体疾患の治療を円滑に受けられるよう，認知症ケアの実施状況の把握，医療従事者への助言，患者家族への支援を行う	医師，看護師，社会福祉士，作業療法士，理学療法士，薬剤師，管理栄養士など

題に応じてかかわる多職種チーム（**表Ⅲ-3-1**）や，患者・利用者，家族を含めたチームで検討する場が設定される（例：サービス担当者会議*など）．

3 ● 多職種チームのモデル

多職種によるチームには，チームメンバーの相互依存，役割のオーバーラップの程度で分類された3つのチームモデルがあり（**図Ⅲ-3-1**），チームが達成すべき課題や場の特性によって求められるモデルが異なっている[2]．

- multidisciplinary team（マルチ・ディシプリナリチーム，相互独立チーム）：各専門職は，医師やケアマネジャーなどの公式なリーダーのもと各自の役割を遂行する．

*サービス担当者会議：在宅支援において多職種チームが利用者中心に機能するための会議である．居宅介護支援事業所の運営基準第十三条第九号（下記参照）に基づき，ケアマネジャーが開催する．多職種による専門的な見地から意見を述べ合い，在宅支援の課題の共有，サービス・支援提供を本人・家族と共に検討しサービスなど利用計画を作成する．かかわる専門職は，おもにケアマネジャー，医師，看護師，介護士，リハビリテーション専門職などのサービス担当者である．
居宅介護支援事業所 運営基準第十三条第九号：「介護支援専門員は，サービス担当者会議の開催により，利用者の状況等に関する情報を担当者と共有するとともに，当該居宅サービス計画の原案の内容について，担当者から，専門的な見地からの意見を求めるものとする」

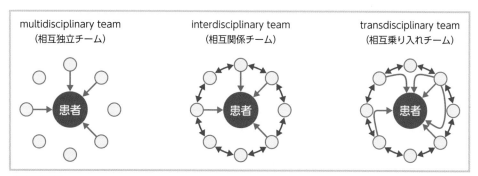

図Ⅲ-3-1　職場や職域に適したチームの型

専門職間の相互依存の程度は小さい．救急や急性期の場など，生命に直接かかわるような緊急の課題がチームにあるときに適している．

- **interdisciplinary team**（インター・ディシプリナリチーム，相互関係チーム）：チームに課せられた複雑なタスク達成のために，各専門職が協働・連携しチームのなかで果たすべき役割を分担して行うもので，マルチ・ディシプリナリチームよりメンバー間の相互依存は大きくなる．
- **transdisciplinary team**（トランス・ディシプリナリチーム，相互乗り入れチーム）：メンバー間に密なコラボレーションがあり，リーダーシップは共有されチームが抱える課題によってリーダーは変更される．各専門職がチームのなかで果たすべき役割を意図的・計画的に専門分野を超えて共有するものであり，各専門職の役割の境界は不明瞭になる．

4 ● チームアプローチのためにメンバーに求められるもの

a. 共　有

　チームアプローチには，情報の共有，責任の共有，価値の共有，意思決定の共有，計画と介入の共有が重要である[3]．チームメンバーはチームの目標を達成するための責任を共有する意識をもち，目標の決定や目標達成のためのアプローチ方法について患者・利用者も含むメンバー全員で**意思決定**し，**共有**していることが重要である．

b. 協　働

　チームメンバーが**協働**するためには，**コミュニケーション**は重要な要素であり，とくに日常のインフォーマルなコミュニケーションが重要である．また，他職種とコミュニケーションをとる際には，職種が異なるため共通の言語を用いることが必要であり，専門用語を使用せず，お互いが理解できるように伝え合うことが大切である．チームの目標を達成するためには，職種にかかわらず**相互に支援する**ことが重要であり，そのためには，お互いの役割を理解し，お互いに学び合い，尊敬する姿勢をもち，協力しやすい関係性をつくることが重要である．

▌引用文献▌
1)　山口裕幸：チームワークの心理学，p.8-11，サイエンス社，2008
2)　菊地和則：多職種チームの3つのモデル：チーム研究のための基本的概念整理．社会福祉学**39**（2）：273-290，1999
3)　D'Amour D, Ferrada-Videla M, San L, et al：The conceptual basis for interprofessional collaboration：Core concepts and theoretical frameworks. Journal of Interprofessional Care Supple **1**：116-131, 2005

B. エンドオブライフケアにおけるチームアプローチ

　エンドオブライフケアにおいて**チームアプローチ**は重要である．チームは多職種で構成される．各職種の役割については，p.35「第Ⅱ章-第2節 死を迎える場所とかかわる人たち」を参照していただき，ここでは多職種協働の実際について述べる．

　チームを構成するときの考え方，職種間の相互関係からみたチームアプローチの型，職場や職域の特性からみたチームアプローチの違いに焦点をあてて解説する．

1 ● チームを構成するときの考え方

　"多職種をできるだけ多く集めてチームを構成すれば，問題を解決しやすくなる"．この表現は正しいだろうか．答えは「NO」である．逆なのだ．まず，その集団が抱える問題は何かを考え，次にそれを解決するために必要なメンバーはどのような職種か，どのような人材かを考えて，チームの構成を決めることが重要である[1]．チーム構成が先で，後づけで，何かしらの問題を解決する，という発想は本末転倒である．たとえば，近年さかんに取り組まれているアドバンス・ケア・プランニング（ACP）についても，チームをつくることから始めるのではなく，まず，ACPに関する問題の有無を考える必要がある．

2 ● 職種間の相互関係からみたチームアプローチの型

　職種間の相互関係からみたとき，チームアプローチにはいくつかの型がある（**図Ⅲ-3-1**）．

　さて，エンドオブライフケアにおけるチームアプローチを考える前に，改めてチームアプローチとは何か，自分自身の感じ方，考え方を確認してみよう．

Q　あなたが正しいと考える「チームアプローチ」を以下の1）〜3）から選んでみよう．
1）チーム内で対話をしなくても，各職種が，自分の役割に徹した仕事をやりきることが重要である．
2）チーム内で対話を継続し，他の職種の価値観やケア提案を理解しつつ，自らも専門的なケア提案をすることが重要である．
3）チーム内で対話を継続し，他の職種の価値観やケア提案を理解しつつ，自らも専門的なケア提案をし，さらにそのうえで，他の職種の職域にも乗り入れて，よりよいケアをめざすことが重要である．

あなたはどのように感じ，考えたであろうか．たとえば，以下のように考える人もいる．

1）は，「対話をしなくても」という表現からして，チームアプローチとはいえない．

2）は，無条件で正しい．

3）は，他の職種の職域に土足で入り込むことは，チームの和を乱す．

前項（p.67「A.-1 チームに必要な要素」）を参照して，あなた自身のチームアプローチの理解を確認しよう．

さて，次に，職場をイメージしていく．

図Ⅲ-3-1をみてほしい．救命救急の現場では，相互独立チームが望ましい場面がある．病院の緩和ケアチームカンファレンスや，在宅のサービス担当者会議では，この相互関係チームが一般的だろう．食支援の場で，言語聴覚士の助言を受け看護師が行う食支援は，相互乗り入れチームといえる．

上記のように，職場や職域に適したチームアプローチの型がある[1]．その人の人生を軸に展開するエンドオブライフケアにおけるチームアプローチは，2）が基本形となる．しかし，エンドオブライフの時期にある人は，病状が急激に悪化したり，嚥下機能の低下といった問題にも対応していくので，1）3）のアプローチも重要である．

3 ● 職場や職域の特性からみたチームアプローチの違い

エンドオブライフの時期にある人は，病院，施設，在宅などさまざまな場で生活している．また，病状悪化時には病院に入院し，病状が改善すれば施設や在宅に戻る．そのとき，医療と介護の連携が，患者の人生を連続して支援するためには大切になる．チームアプローチの目的は，本人にとっての最善の医療とケアを行うことに変わりがないが，その方法は，職場や職域の特性によって異なる点があることに留意したい．

たとえば，メンバー間の空間的な距離の違いがある．病院や施設においてはメンバー間の距離が近いが，在宅の場合は遠い．在宅では，この距離を埋めるために，時に情報通信技術（information and communication technology：ICT）を活用する．

そして，メンバーと対象者の間の「生活」への距離感にも違いがある．病院は対象者の「生活」から遠いが，施設，在宅は対象者の「生活」の場である．それゆえ，病院で働く専門職は対象者の「生活」が見えにくいので，「生活」を意識したアプローチを心がける必要がある．一方で，メンバー間の「医療」への距離感にも違いがある．治療の場である病院に対して，施設や在宅では，過少医療に気をつける必要がある．

このように，場によるチームアプローチの違いを意識する必要がある．

‖ 引用文献 ‖

1) Halter JB, Ouslander JG, Studenski S, et al：Hazzard's Geriatric Medicine and Gerontology, 7th ed, p.369-390, McGraw Hill Medical, 2016

コラム
チームアプローチの実際

　80歳代，末期がん女性．本人はACPで，「延命治療を希望しない」「娘には笑顔で過ごしてほしい」「自宅で最期を迎えたい」と意思表明した．しかし，娘は「見殺しにできない．点滴をしてほしい」と延命治療を求めた．看護師は「娘の精神状態では在宅生活は困難だろう，施設入所させては」と提案し，介護士は「本人は娘との時間を大切にしていた」，医師は「病状を考えると，点滴が本人を苦しめる可能性がある」とそれぞれ意見を述べた．

　在宅チームは，本人の生活を知っているため，本人の意思を重視しやすい．本ケースでは，医療と介護を担う多職種が情報共有するためのICTを導入して，相互乗り入れチームとしてACPを行った．

　しかし，相互乗り入れしても困難なときがある．理由は，チーム内での価値観，意見・ケア提案内容の対立である．このようなときは，ACPで表明された本人の意思を中心に据え，各職種の提案のよいところを集めて，力を合わせる発想が重要だ．また，理よりも感情を大切にする必要があるときもある．

　本ケースでは，皆で話し合った結果，娘が穏やかでいられるなら，本人は点滴を拒まないだろうと意思推定した．害のない範囲で点滴をし，本人は自宅で穏やかに旅立った．娘も「母の意向とは違ったが，手立てを講じていると伝えたかった．母は幸せだった」と，お礼を述べた．

　くり返しとなるが，相互乗り入れチームでも，ACPでは価値観や意見・ケア提案内容の対立など困難に直面する．そのときは，「本人意思ど真ん中，いいところどり作戦」が重要である．

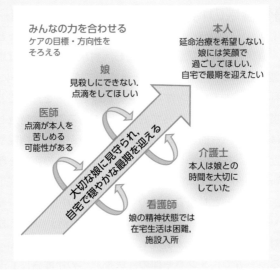

第Ⅲ章の学習課題

1．エンドオブライフの時期にある人の全人的苦痛とは何か，具体的に説明してみよう．
2．人生会議について調べ，自分や自分の大切な人を例にあげてどのような話し合いができそうかを考えてみよう．
3．病院，施設，在宅などさまざまな場で暮らすエンドオブライフの時期にある人に対するチームアプローチについて記述してみよう．

第**IV**章

最期までよりよく生きることを支える エンドオブライフケア の考え方

1. 最期までよりよく生きることを支えることとはどのようなことかを学び，多様な疾患・状態にある人の最期までを支える支援のあり方を考える姿勢を養う.
2. エンドオブライフを生きる人の望ましい状態，状態把握の手がかりとなる概念・考え方を学び，その人にとっての最善に向けて時宜を得た支援を行う重要性を理解する.
3. その人が最期までよりよく生きることを支えるための，対象理解の視点を理解する.

1 最期までよりよく生きることを支えることとは

　最期までよりよく生きる，ということはどういうことだろう．今まで生きてきた人生について，「いろいろなことがあったけれどそれなりによかった，よく生ききった」し，何か満足を感じられ，納得がいくと思えるように生きることではないだろうか．それを身近な人も分かち合っていることができれば，生きるということの価値や智慧を共有していくことになるのだろう．

　人が生まれるときには喜びや幸福感といった肯定的な感情を伴うことが多いのに対し，死を意識したり，死を迎える場面では悲しみや不安，疲弊といった否定的な感情を伴うことが多いものである．しかし，残された時間が意識されるからこそ，人生の重みや今を生きていることの価値が感じられるという面もある．

　生も死も，どちらも一人の人生にたった一度きりのことである．人生の終わりに向かう過程も死を迎えるそのときも，人格が尊重された形でその時々を迎えることが大切である．エンドオブライフケアにおいては，まずは人生を生ききる個人に備わる力を信じ，状態の変化によっては他者にみえにくくもなる主体性をとらえて支えること，穏やかさと対話のうちに人生の意味を見出せるような人的・物的環境を整えていくことが重要である．そのためにはエンドオブライフの時期に生じる特有な苦痛や負担を軽減すること，倫理的な問題状況を把握し適切に対応していくことは必須となる．

　看護職には，人が人として尊厳を保ち，生を全うするとはどのようなことかを常に問い，個人，そして人々を支えるケアを創出することが求められよう．

A. 人生を生ききる人に備わる力を信じること

　生活の自立が難しく死を自覚する状況にあっても，その状態を受け止め穏やかに毎日を生きている人がいる．人生の全体における自分の生き方や，大切にしてきたことが土深くに根を張っているような状態である．

　エリクソン（Ericson EH）は，老年期の課題を「統合」に置き，人生の終わりに近づく時期においても，なお人は発達を遂げていくことを示している[1]．小野は実際に，日常生活に支援が必要な状態にあったとしても，脆弱な高齢者が自我発達を遂げていくことを実証している[2]．また，たとえ死に脅かされるような状態にあっても，死を受容するという境地にある人がいることを，キューブラー＝ロス（Kübler-Ross E）は実証した（p.57「第Ⅲ章-第1節-C. エンドオブライフの時期における心理過程」参照）．

　エンドオブライフの時期にある人の力を見出し，信じて支えていくということは，ケア提供者自身が相手の境地を想像しがたいため容易ではないかもしれないが，一人ひとりの人生の物語りに耳を傾け，理解に努め，その人に備わる力を信じてケアを提供していきた

いものである.

B. その人らしく生きる主体性を支えること

　人は生まれてから家庭や社会で育まれ，個人の価値観を形成しつつ，自分の生活・人生を生きている，一人として同じではない個別的な存在である．エンドオブライフの時期の終盤に近づくにつれ，今まで自分でできていたことができなくなることもあるが，過去に身につけてきた自分なりの対処法や，自分がよいと思うセルフケアをしながら日々の生活を送っている．時に医学的側面からは適切ではない行動をしていたり，強い主張に周囲が<ruby>辟易<rt>へきえき</rt></ruby>することがあったとしても，それも本人の**主体性**の表れであり，その人らしさを理解する手がかりとなる.

　一方で，身体能力の低下に伴い，他者による支援を必要とすることが増えていく．介護の量が増え続けると，介護する者（ケア専門職も含めて）の負担感が強くなり，本人が最期まで生きる主体であることを意識するのが難しくなることもある．とくに，本人が自分の思いや考えの表出をうまくできない，できなくなってくる時期では，「どこに本人の主体性が表れているか」を問いながら見出していく姿勢が必要になる.

C. コミュニケーションを通して本人の生きる意味とケアの方向性を確かにすること

　エンドオブライフの時期には，人が今までの人生では経験したことがなかったような，病状悪化の繰り返しや日常生活の維持困難，療養場所の変更などの新たな状況が次から次へと生じてくる．ケア専門職は状況の変化に合わせ，どのように生きようとしているか，どうしたいのかを本人に確認しつつ，今後何をどうしていくかについて，ケア対象者（本人や家族など）と共に都度，見直し更新していくことが必要である．実際，本人と生き方や好みなどの価値観についての話し合いをもつことで，本人さえも意識していなかった，あるいは見失ってしまっていた自分の生き方や価値観に気づくこともある．このようなやりとりを通して，本人自身が自分の人生を引き受け，生きる意味と方向性が明らかになってくることもある.

　ケア専門職は，それぞれがエンドオブライフの時期を生きている一人ひとりと向き合うとともに，ケアチームで支えていくので，個人に向き合うコミュニケーション力とケアチームで理解し合うためのコミュニケーション力を高めることが必要である．本人から「死」についての話題が出ても受け止め，そばに居続けることができる訓練は必要である．状態悪化に伴い，本人にとって重要ではあるが衝撃を与えたり生きる希望を失わせるような情報（病状の進行や，療養場所が変わることなど）をどう伝えるかについては慎重さが必要で，本人の受け止め方を最大限想像しながら，よりよい理解につながるような誠意と配慮のある伝え方も必要になる．また，ケアを協働する家族らや多職種などと，多職種の立場や専門性を尊重しつつ風通しのよいコミュニケーションを行うことは，ケアチーム全体としてその人を支えるケア基盤を構築することにつながる.

D.　苦痛や負担を緩和すること

　　エンドオブライフの時期には，病状や状態の変化に伴い特有の苦痛が生じることが多い．身体的な苦痛は心理・社会的な苦痛とも相互に影響し合い，強い苦痛や負担感は，生きる希望を失わせるなどよりよく生きることを阻んでしまう．そのため，本人が経験する苦痛は全人的に理解され，**緩和**される必要がある．

　　また，自立して日常生活を送れなくなるということは，本人の自尊心を低下させ，家族などの負担や疲弊にもつながる．苦痛や負担感が強い状況に終わりがみえないと感じられるときには，最悪の場合虐待や心中などに通じることもあるので注意が必要である．

　　エンドオブライフの時期に特有な身体症状や苦痛，苦悩を理解し緩和することは，医療ケア専門職の重要な役割である．しかし，苦痛が出てもおかしくない身体状態であるのに，本人は苦痛を訴えない，といったこともある．苦痛や負担などが本人にどのように経験されて，どのように全人的に影響を及ぼし合っているかをとらえること，本人にとらえ方を確認して常に同じ目線に立つよう努めることで，個別的なケアの提供につなげていくことが重要である．

E.　倫理的な問題状況に気づき，把握し対応すること

　　かつて，人が死に至るさまざまな病気の治療法が十分ではなかった時代における重要課題は命を救うことであり，「命そのものをおかしてはならない」という生命の不可侵（sanctity of life：SOL）が，医学教育において絶対的な価値をもつものであった．医療技術の進歩によって長寿社会が実現したが，余命短いがん患者に積極的な治療を続けることの意味や，脆弱高齢者に対する胃ろう造設などの延命治療の是非に関する議論が生まれ，**生活の質**（QOL）という概念が重視されるようになったといわれる．臨床現場では，延命治療をめぐる問題や抑制などの倫理的な問題は常に存在する．しかし，問題が常態化していたり，業務が多忙で流れ作業のようになってしまうこともあり，問題の所在に気づきにくくなっている場合もあるので，**倫理的感受性**を高め続ける努力が必要になる．

　　倫理的な問題状況への対応は，何が正しいかがわからないなかで対応を進めていくことが多いので，専門職にとっては負担と疲弊を伴うことが多い．倫理的な問題とはそもそも「人と人・社会の間」に生じることであるので，関係者（本人や家族，ケアチームなど）と話し合うことで解決の糸口を見出せることも多い．状況がよりよい方向に進んでいくよう，一人で抱え込まず，対象者の権利に心を配って配慮ある専門職としての行動をとっていくことが必要になる．

F.　ケアの質保証とケアシステムの構築

　　エンドオブライフケアにおいても利用者の安全の保障といった**ケアの質保証**は前提となるが，その方法は人権と尊厳を保護した方法で行われる必要がある．

　　また，医療や介護に関する政策を知り，人の一生を支えるにはどのような制度・社会資

源が利用できるかを理解することが必要である．効果的な制度利用とケアの提供がなされるように，地域や施設におけるケアシステムを整えることが必要である．個人を中心としたケアチームを創成しマネジメントしていくことは，本人の身体面，心理・社会的側面をトータルに把握することができる看護職に期待される役割である．

▍引用文献▍

1) エリク・ホーンブルガー・エリクソン，ジョーン・モワット・エリクソン（著），村瀬孝雄，近藤邦夫（訳）：ライフサイクル，その完結，p.73, 78-86，みすず書房，1991
2) 小野幸子：看護援助による高齢者の自我発達の経過―女性高齢者1事例の検討結果より―．千葉看護学会誌3(2)：50-59, 1997

2 その人にとっての"望ましい状態"と状態把握の視点

A. エンドオブライフの時期における"望ましい状態"

1 ● その人にとっての"望ましい状態"とは

　エンドオブライフの時期にある人は，疾患の進行や加齢による身体の痛み，体力低下などに伴う苦しみ，あいまいな見通しや死に対する不安から来る苦悩を伴っていることが多い．とくに耐えがたい身体の痛みがあることで，生きていること自体が苦しみとなる．身体の痛みが緩和されている状態は，多くの人にとって望ましい状態である．

　さまざまな苦しみから完全に解放されるということがなくても，本人にとって価値がある経験を重ねて穏やかに生きている人もいる．たとえば，家族などの身近な人が，自分を大事に思ってくれていると思えてありがたいと感じている人，病状が悪化してきているのは承知であるが，自分のことは自分で決めていくという生き方を貫き誇りをもって生きている人，などである．

　このように，苦しみが和らぎ，本人の価値観が反映された生が表現されている状態は，エンドオブライフにおける望ましい状態といえるだろう．このような状態に至るには，病状が悪化していく時期にあっても，耐えがたい身体の痛みが緩和され，自尊心を保持しつつ，変化する状況への自分なりの納得が得られていることが必要になる．

　以下に，エンドオブライフの時期における"望ましい状態"を考える際に活用できる概念，考え方を紹介する．

2 ● "望ましい状態"に関連する概念

a. ウェルビーイング (well-being)

　世界保健機関（WHO）憲章では，健康の定義について「肉体的，精神的，社会的に完全に良好な状態（well-being）であり，単に疾病または虚弱でないということではない」と述べている．ここで用いられている良好な状態（well-being）とは，肉体的，精神的，社会的に統合された状態を意味しており，エンドオブライフの時期にある人においても適用できよう．カー（Carr D）らは，エンドオブライフの時期（死期の数ヵ月～数年前）におけるwell-beingについて，「人格をもった一人の人間として意味のある時間を過ごしていること，あるいは望ましい死（good death）を迎えること」[*1] と述べた．そして「望ましい死（good death）」とは，「避けられる苦痛や困難から解放されている状態であり，本人と家族，支援者の思いと調和しており，臨床的・文化的・倫理的基準に合理的に

---

*原文表記：a good death is "one that is free from avoidable distress and suffering, for patients, family, and caregivers; in general accord with the patients' and families' wishes; and reasonably consistent with clinical, cultural, and ethical standards".

一致する」[2] と述べたものである．なおこれに対して，より本人のとらえ方を重視すべきといった議論がある．

b. クオリティオブライフ（QOL）

クオリティオブライフ（QOL）の起源は，ソクラテスが述べた「何よりも大切にすべきは，ただ生きることでなく，よく生きることである」にさかのぼるといわれている．おもに医療や生命倫理の領域において，医療技術の進歩によって生命を長らえるために侵襲の強い治療を続けるということに対して使われるようになった概念である．

WHOの定義によると，QOLとは「一個人が生活する文化や価値観のなかで，目標や期待，基準，関心に関連した自分自身の人生の状況に対する認識」（1994）であり，本人の主観としての「生命」「生活」「人生」の質を意味している．「生命」の質は，生命の長さに対して議論する際に使われることが多く，「生活」の質は，衣食住など日々の生活の豊かさなど，「人生」の質は本人にとっての人生全体の意味であり，エンドオブライフケアにおいてはどれも重要な内容となる．

なお，QOLを客観的に測定・共有するためのさまざまな尺度も開発されている．

c. 自己実現

心理学者のマズロー（Maslow AH）は，人間の基本的欲求には「生理的欲求」「安全の欲求」「社会的欲求」「承認欲求」「**自己実現欲求**」の5段階があることを示し，より下位の欲求が満たされることで上位の欲求をもつようになり，自己実現は5つの段階の最上位にある欲求であるとした．一方，精神科医で心理学者のフランクル（Frankl VE）は，自己実現はそれ自体を追及して得られるものではなく，意味充足の観点の変更の結果得られるものであるとし，マズローの段階的に上位の欲求をもつという主張とは異なる意見を述べている．

余命が短いと伝えられたがん患者が，社会に意見を発信したり，仕事に打ち込み社会における自分の使命を果たそうとしていくこともある．このような姿は，上記の活動を通じ，自己の存在意義を確認しつつ，なりたい自分になっていくという自己実現に向かう姿を表しているといえるだろう．

d. 生きる意味

フランクルは，第2次世界大戦中における3年間に及ぶ強制収容所での経験から，人生において重要なのは，他者から人生に意味を与えられることではなく，自らが人生に意味を見出すことであると述べた．そして，**生きる意味**について探求する際には「創造価値」「体験価値」「態度価値」という3つの観点から意味を見出すことを，一般市民の価値体験を質的に分析して見出した[3]．

- **創造価値**：何かを行ったり創造したりすることのなかに意味を見出すこと
- **体験価値**：何かを体験したり誰かを愛したりすることのなかに意味を見出すこと
- **態度価値**：どうすることもできない絶望的な状況においても，なお意味を見出すこと

エンドオブライフの時期にある人は体力の低下を伴っていることが多いため，活動の幅を広げて「創造価値」や「体験価値」を得る機会は少なくなっているかもしれない．また，病の進行や苦痛がもはや回避できないということを感じ，生きる意味を見失っているかもし

れない．しかし，体力が低下しつつあったとしても精神的な「創造価値」や，他者との関係のなかに「体験価値」を得る可能性がある．そして，死がもはや避けられないことが意識され"どうすることもできない絶望的な状況"にあったとしても，本人の人生を価値づける観点が変わることで「態度価値」を得る可能性があるといえよう．フランクルは「態度価値」は心構えと態度であり，これにより人は人間としての成長を遂げていく，と述べている．

e. 人生の達観

達観とは，「一部に拘泥（こうでい）しないで全体を観察し，真理・道理を見極めること．また，何事にも動じない心境に至ること」[4]とされ，エンドオブライフの時期にある人が到達する心境としても表現される．「悟り」と表現されることもある．

呼吸不全で入院中のAさんは，亡くなる1ヵ月前に「今の心境は，自宅に帰りたいということではなく，日々変化する身体の状態に対応し，それがうまくいけば満足できるし，うまくいかなければ自分が耐えるだけだ，というような静かで落ち着いた気持ちです．結局今の私が向かう先は死であることはもうわかっているから，私にとって大事なことは平穏に前に進むということだけです」と語った．Aさんのように，死が近いことを意識しつつもなお，変化してゆく現状を生と死の道理をもって受け止め，納得と了解を得つつ対応していく様子は，人生の達観の境地にあるといえるのだろう．

B. エンドオブライフの時期にある人の状態をとらえる視点

1 ● エンドオブライフの時期にある人の状態

エンドオブライフの時期は，病状などが不可逆的に進行し，長期的に安定した身体機能の維持や回復が望めない状態にあるといえる．一般的にこの状態では，以下のような特徴が，単一あるいは複数みられるようになってくる．

- **病状の不可逆的な進行**：がんの転移あるいは複数の合併症が生じて治療効果がみられなくなる，あるいは身体面での回復が遅れるようになる．
- **身体の痛みや苦痛の増強**：病状などの進行による痛みや，苦痛を伴う身体症状が強くなってくる．
- **栄養状態や筋力の低下**：食欲が低下し，今までにない体重減少や栄養状態の低下がみられる．著しい筋力低下が認められ，身体を動かすための生理的状態が十分ではなくなってくる．
- **生活活動範囲の縮小**：身体能力の低下に伴いADL（日常生活動作）が低下し，支援の度合いが増えてくる．社会的活動や対人活動が減り，寝ている時間が増えてくる．
- **自己像の不一致**：ありたい自分と現状が一致しないことでこだわりが強くなったり，葛藤を感じることがある．
- **生きる意欲や意味の喪失**：全身状態の悪化を本人が自覚し，生きる意欲が低下したり，生きる意味が見出せずに今後を悲観することがある．
- **死の不安，今後への不安の高まり**：死をより身近に感じるようになり，今後に対する不確かさ，不安を感じることが増える．

2 ● エンドオブライフケアにおけるニーズ予測に活用できる 理論・指標

エンドオブライフの時期における状態にいくつか特徴がみられても，人が死を迎えるときを正確に予測することは難しい．病態，病状，病状の進行スピード，全身の予備力のみならず，治療効果や療養管理の状況，生きる意欲や周囲のかかわり，生活環境にも影響を受けるからである．しかし，エンドオブライフの時期において本人の状態は変化し続けるため，ニーズに対して後手にならず適切なタイミングでケアを提供するための準備をしておくことが専門職には必要となる．

以下に，エンドオブライフケアにおけるニーズの予測に活用できる理論・指標を紹介する．

a. エンドオブライフの軌跡

エンドオブライフの軌跡は，身体機能の程度と時間経過の関係から4つのパターンに分けられる（**図IV-2-1**）[5]．

- 事故などに代表される，体調や身体機能の低下を伴わず突然に亡くなるパターン
- がん性疾患などにみられる，身体機能は比較的長期にわたり高く維持されるが，死が近づくと急激に低下して亡くなるパターン
- 心疾患や呼吸器疾患などの臓器不全にみられる，急性増悪と回復を繰り返しながら徐々に身体機能が低下して亡くなるパターン
- 認知症や神経難病などにみられる，身体機能が低い状態のまま比較的長期に経過し，なだらかに身体機能が低下して亡くなるパターン

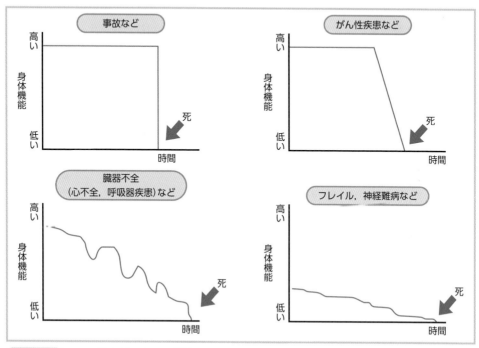

図IV-2-1　エンドオブライフの軌跡

[Lunney JR, Lynn J, Foley DJ, et al：Patterns of functional decline at the end of life. Journal of the American Medical Association **289**(18)：2387-2392, 2003を参考に作成]

　エンドオブライフケアは，診断名や年齢にかかわらず，多様な状態にある人に対し死の数ヵ月〜数年前から始まる．個人の経過を画一的なパターンに当てはめることはできないが，多様な経過を大づかみに理解しておくと，亡くなるまでに生じる問題を早期に予測し，備えることができる．

b. Proactive Identification Guidance（PIG）

　英国の国民保健サービス（National Health Service：NHS）は，2008年にエンドオブライフケア戦略（National Health Service End of Life Care Strategy）を発足させた．この戦略は，エンドオブライフの時期にある人（人生の最後の数ヵ月あるいは数年にある人々）に対して，地域における緩和ケアの質保証と連携の構築をめざすシステムである（Gold Standard Framework：GSF）．ここでは，GSFで用いられているProactive Identification Guidance（PIG）という指標を紹介する（**図Ⅳ-2-2**）[6]．PIGは，エンドオブライフの時期を正確に予測するための指標ではなく，早期から患者のニーズを適切にアセスメントし，本人の願いや希望に沿ったケアを最適なタイミングで提供するためのいくつかの指標である．

　まず，「この患者さんが数ヵ月，あるいは数週間以内に亡くなったとしたら驚くか？（サプライズクエスチョン）」を医療ケア提供者である自分自身に問い，目の前の患者がエンドオブライフケアを必要としているかを問いかける（ステップ1）．よくわからなければ，次に，一般的な指標で確認する（ステップ2）．それでもよくわからなければ臨床指標を確認する（ステップ3）．

c. 病みの軌跡

　米国の社会学者のストラウス（Strauss AL）と看護学者のコービン（Corbin JF）は，慢性の病（chronic illness）をもつ人へのインタビュー結果の分析から，慢性の病の病みの軌跡理論を発表した（1984年）．慢性疾患の増加が社会問題化していた米国社会を背景に，慢性の病は本人がその行路を方向づけることができ，QOLも向上させることができ

ステップ１：サプライズ　クエスチョン	ステップ２：一般的な指標	ステップ３：臨床指標
「この患者さんが数ヵ月，あるいは数週間以内に亡くなったとしたら驚きますか？」	・全般的な身体状態の悪化，サポートが必要な状態である ・入退院を繰り返している ・進行性の疾患である ・合併症がある ・活動性が低下している ・治療反応性の低下，回復の遅れがある ・本人が積極的治療よりQOLに焦点を当てることを選択している ・半年間で1割以上の体重減少がある ・センチネルイベント（転倒，死別，老人ホームへの転居など）があった ・アルブミン 2.5 g/L 以下	ⅰ．がん ⅱ．心不全，慢性閉塞性肺疾患（COPD），腎不全，肝不全，神経難病，パーキンソン病，多発性硬化症 ⅲ．虚弱，認知症 ＊上記それぞれに特異的な状態を確認する

図Ⅳ-2-2　早期からのエンドオブライフケア提供に向けた患者特定指標
予後予測指標ではない．ニーズを満たすために適切なケアを適切なタイミングで提供するための指標である．
［The Gold Standards Framework：The GSF Proactive Identification Guidance（PIG）2016，〔https://www.goldstandardsframework.org.uk/PIG〕（最終確認：2022年11月1日）より筆者が翻訳し引用］

表IV-2-1　慢性の病の病みの軌跡の局面（2001年，コービン）

局面（phase）	特徴	管理の目標
前軌跡期	個人あるいは地域における慢性状況に至る危険性のある遺伝的要因あるいはライフスタイル	慢性の病気の発症の予防
軌跡発現期	徴候や症状がみられる．診断の期間が含まれる	適切な軌跡の予想に基づき，全体計画を作り出す
安定期	病みの行路と症状が養生法によってコントロールされている状況	安定した病状・生活史への影響・毎日の生活活動を維持する
不安定期	病みの行路や症状が養生法によってコントロールされていない状況	安定した状態に戻る
急性期	病気や合併症の活動期．その管理のために入院が必要となる状況	病気をコントロールのもとに置くことで，今までの生活史と毎日の生活活動を再び開始する
クライシス期	生命が脅かされる状況	生命への脅威を取り去る
立ち直り期	障害や病気の制限の範囲内での受け止められる生活の有り様に徐々に戻る状況．身体面の回復，リハビリテーションによる機能障害の軽減，心理的側面での折り合い，毎日の生活活動を調整しながら生活史を再び築くことなどが含まれる	行動を開始し，軌跡の予想および全体計画を進める
下降期	身体的状態や心理的状態は進行性に悪化し，障害や症状の増大によって特徴づけられる状況	機能障害の増加に対応する
臨死期	数週間，数日，数時間で死に至る状況	平和な終結，解き放ち，および死

［Hyman RB, Corbin JM (ed), Chronic Illness, Springer Publishing Company, p.1-15, 2001 より翻訳した黒江ゆり子，藤澤まこと，普照早苗：病の慢性性（Chronicity）における「軌跡」について―人は軌跡をどのように予想し，編みなおすのか―．岐阜県立看護大学紀要4（1）：154-160, 2004 より引用］

ると主張した．

　この理論では，慢性の病は前軌跡期から臨死期までの9つの**局面**を移行し，各局面に応じてクライアントと家族が対処すべき問題や必要な調整が異なるとされている（**表IV-2-1**）[7]．

　とくに，身体的状態や心理的状態が進行性に悪化し，障害や症状の増大によって特徴づけられる「**下降期**」は，臨死期に至るまでに多くの人が経験する局面といえる．死は，いつ訪れるかを正確に予測しきれるものではない．しかし，病の経過の全体を描き，下降期の局面をとらえることで，病状の悪化に対応する本人のニーズに即した支援や，今後訪れる可能性がある局面を予測した備えについての検討へとつなげていくことができる．

▎引用文献▎

1) Carr D, Luth EA：Well-Being at the End of Life. Annual Review of Sociology 45：215, 2019
2) Field MJ, Cassel CK (eds)：Approaching Death：Improving Care at the End of Life. National Academies Press, 1997, 〔https://www.ncbi.nlm.nih.gov/books/NBK233600/#ddd00016〕（最終確認：2022年11月1日）
3) ヴィクトール・エミール・フランクル（著），山田邦男（監訳）：意味への意志，p.32-33，春秋社，2002
4) 新村　出（編）：広辞苑，第7版，p.1808, 岩波書店，2018
5) Lunney JR, Lynn J, Foley DJ, et al：Patterns of functional decline at the end of life. Journal of the American Medical Association 289（18）：2387-2392, 2003
6) The Gold Standard Framework：The GSF Proactive Identification Guidance（PIG）2016, 〔https://www.gold-standardsframework.org.uk/PIG〕（最終確認：2022年11月1日）
7) 黒江ゆり子，藤澤まこと，普照早苗：病の慢性性（Chronicity）における「軌跡」について―人は軌跡をどのように予想し，編みなおすのか―．岐阜県立看護大学紀要4（1）：154-160, 2004

コラム

"最善のケア"とは？

エンドオブライフケアの授業を受けた1名の看護学生から質問があり，以下のようなやりとりをしました．

学生：エンドオブライフケアでは最善のケアをめざすことが大切と強調されましたが，最善のケアといわれても，具体的に何をどうしたらよいかわかりません．

教員：そうですね．最善のケアという言葉は，たしかに何をするべきという1つの形を明示していません．一人ひとり同じ人はおらず，具体的に何が最良かの個別性が高いので，最期まで徹底的にその人とのやりとりを通して追及する姿勢が大切になります．

学生：患者中心のケアということですね．でもそれは，看護のすべてにおいて大切な考え方ではないですか？　エンドオブライフケアにおいて，とくに最善のケアが重視される理由は何ですか？

教員：そうですね．エンドオブライフケアのゴールは，その人らしく生を全うすることである一方で，病状の進行や体力低下に伴い，望みがかなわないことや，本人と家族間で対立や葛藤が生じることが多々あります．自宅にいたい，自宅で最期を迎えたいと思っていても，体調や社会資源の不足，家族などの状況によって現実的には難しいことも多いです．エンドオブライフの時期には，難しさを抱える状況が多くあるからこそ，本人自身が納得して自分の人生を最期まで生きることに向けて看護職は何ができるかを考え，そのなかで最善の策を本人と共に考え行っていくことが大切になってくるのです．

学生：それには，実際にはどうすればよいのでしょうか？

教員：エンドオブライフの時期にある人は，身体の状態や生活状況，それらに影響を受けて気持ちや考えも変わっていく時期にあります．皆さんは，看護の思考過程を勉強していると思いますが，患者さんの変化に応じてケアの目標や方法が適切かどうかを何度も見直し，目標を焦点化して，よりよい方法を探索していくことが重要です．たとえ予想外にうまくいかなかった展開も，なぜうまくいかなかったのか，こうすればよかったのではないかと考えることで専門職としての思考や技術の幅を広げることができ，今後のよりよいケアにつなげられます．このようなケアのプロセスと専門職としての姿勢が，ケアを受ける人やその家族にとっても人生の一端における重要な意味となる可能性も高いのが，エンドオブライフの時期です．

学生：なるほど．答えがなくて難しそうですが，でも，答えがないからこそ，ケアをしながら，患者と家族と，そしてみんなで考えて，あきらめないで考えかかわり続けるということが最善のケアだと思いました．

皆さんも，「最善のケア」とはどういうことか是非一緒に考えてみてください．

対象理解の視点

　医療者が最善のエンドオブライフケアを提供するためには，エンドオブライフの時期にある人の**意向**を最大限に尊重し，家族や親近者などの考えと医療者の専門的知見とをすり合わせ，いかに実現できるかを検討することが重要である．

　この節では，エンドオブライフの時期にある人の意向を理解する手がかりとして，6つの視点を示す（**図Ⅳ-3-1**）．いずれも，エンドオブライフの時期にある人が人生を統合し，その人が思い描く自分らしい人生を，最期までよりよく生きることを支援するための視点である．これらの視点を考えるうえで，医療者や家族は，エンドオブライフの時期にある人の生きる時間軸「**これまで**」「**現在**」「**これから**」を踏まえながら，現時点でできる限りの "**個々の望ましい状態**" を，その人の心身の状態の変化に即して柔軟に，共に考え続けていく．

全身状態（身体/精神症状を含む）	本人の現状理解/全身状態の理解と対処
・身体面をはじめとする心身の苦痛の程度 ・現在の生活状態と望ましい生活状態 　（症状が伴うなかでの生活バランスの程度，これからの最善のバランスのとり方） ・個々の症状，症状の自覚の程度 ・データに基づくフィジカルアセスメント ・今後の全身状態の変化の予測	・年齢や自覚症状から推測する現状や病状の理解 ・全身状態と日常生活のバランスを保ち，調整する考えや行動 ・治療の見通しを含む医療や人生に対する期待 ・期待や葛藤，現実の受け止め方 ・その人自身の意思表明のしかた

他者の存在	療養場所・居場所
・生活の成り立ちを支える人や情報などを広くとらえたネットワーク ・心理的に近いと感じる他者の存在やつながり ・他者との関係性 ・その人自身の価値観や意向に影響する他者	・穏やかに日々を過ごせると思える場所 ・存在意義や親密性，なじみのある居場所 ・望ましいと考える環境や空間 ・個々人が望む場とその理由 ・生活環境や経済面を含む生活基盤

人生上の価値	生死についての認識
・大切にしている/してきた生き方 ・望ましいと考える/考えてきた生き方 ・今後の日常生活で重きを置きたいこと ・生活するうえでの目標，希望，大切にしたい事柄や他者との関係性 ・生きる意味や価値	・現状から推し量る死への距離感 ・生や死に対する考え方やとらえ方 ・死生観

図Ⅳ-3-1　エンドオブライフケアにおける対象理解の6つの視点

A. 全身状態（身体/精神症状を含む）

　全身状態とは，身体面および精神面の苦痛や症状などを広く含む．エンドオブライフケアは心に寄り添うイメージが強いかもしれないが，全身状態のなかでも身体面の苦痛をきちんとアセスメントしたうえで，心身両面の**苦痛緩和**に着目する．医療者は，エンドオブライフの時期にある人が，心身の苦痛があることによって，これからどう過ごしたいかを尋ねられても考えられないような状況にしないことを心がける．

　エンドオブライフの時期にある人の身体的苦痛には，疾患と病状に即した特徴的な痛みや呼吸困難，倦怠感などが生じることが多い．このような身体的苦痛は，エンドオブライフの質の低下に直結する．たとえば足の痛みやしびれが強い状態では，気晴らしの散歩をしたくても外出できず，どのようにすれば苦痛が増強しないかにばかり気持ちが集中し，食事を味わったり，好きな読書などを楽しむことも難しくなる．このように身体的苦痛は，その人の日常生活の行動範囲や社会活動の幅を狭める原因となる．そして，当たり前だと思っていた日々の楽しみや生きる喜びを感じにくくなることは，「このまま病状が悪化して，動けなくなってしまうのではないか」との不安や，「トイレに行くにも人の手を借りなくてはならず，情けない」との負い目など，精神的苦痛にも影響する．

　医療者は，エンドオブライフの時期にある人の現在の身体/精神症状の有無や強さを把握することに加え，症状があってもその人自身が望むこと，たとえば食事や散歩など生活のバランスがどの程度とれているかにも着目し，現在の生活状態をとらえて，これまでの状態を踏まえながら今後の望ましい生活状態をアセスメントする．

　また，個々人によって症状および症状の**自覚**の程度は異なり，全身状態の変化の過程，疾患の再発・増悪と回復の繰り返し方もさまざまである．たとえば血中酸素飽和度が90%前後であっても，急激に数値が下降した患者は呼吸困難を強く感じるが，数ヵ月間，同数値で推移している人はあまり感じないなど，人によって全身状態のとらえ方は異なる．本人の全身状態に関する言動および症状については，無自覚でも致命的な骨髄抑制や身体機能不全なども含め，過去から現在のデータの推移に基づくフィジカルアセスメントを行い，さらに数日後や数週間後の全身状態の変化の可能性も予測し，本人の望む生活や意向が実現できるかを本人と家族などの親近者と共に考えていく．

B. 本人の現状理解/全身状態の理解と対処

　本人の現状理解，または全身状態の**理解**と**対処**とは，エンドオブライフの時期にある人が，自身の年齢や自覚症状から全身状態を推し量り，現状や病状をどのように理解しているのか，またそれに対してどのように日々を過ごそうとしたり，自身で対処しているかをいう．対処には，認知的評価，つまり物事を理解した後，それをどのようにとらえ，どう行動するかが含まれる．よって，エンドオブライフの時期にある人自身が，身体・精神的苦痛や症状をどのように理解しているか，どんな影響があるととらえているか，またより望ましい日常生活を実現するためにどのように全身状態と日常生活のバランスを保ったり調整しようと考え行動しているかを把握する．たとえば，医学的に根治は難しい病状にあ

り，患者自身も症状を和らげる緩和的治療や対症療法の段階にあると理解していても，「治る確率は低いとは思うが，体調もよいし，あと10年は生きられるのではないか」と期待しているか，現実を直視し「予後は1年くらいだと医師から説明があり，治療は難しいらしい．今後のことを考えなくては」ととらえているかにより，これからの思い描く人生像は異なってくる．そのため医療者は，エンドオブライフの時期にある人が，医療や人生に対して何を期待し，葛藤し，受け入れようとしているかを，本人や家族などの親近者との対話から把握していく．

同時に医療者は，エンドオブライフの時期にある人が今後の生き方や自らの望み，意思について，家族や親近者，医療者などの他者にどのように表現したり意思表明しているかを，その背景にある他者との関係性や思考の傾向も含めてとらえ，その人の対処を理解する手がかりとする．患者のなかには，エンドオブライフの時期に「年齢のこともあり，医師から体への負担を考えると何も治療しないのも1つの選択だと言われて，自分でもそう思った」と厳しい現状を理解し，お墓や葬儀に関する話し合いを早い段階から始める人もいる．現状理解/全身状態の理解と対処は，個別性が高く，かつ，現時点での理解や対処をひとたび把握すればよいのではなく，患者の心身の苦痛の増強や病状の変化により，刻々と変化することも念頭に置きながらかかわっていく．

C. 他者の存在

人は，一人では生きられない．家族や親近者，医療者も含む周囲にいる**他者**と何らかの**つながり**が保たれていることで支援が得られ，生活基盤が整う土台となる．他者とのつながりには，生活の成り立ちを支える人や情報などを広くとらえたネットワークも含む．よって，物理的に近くに存在する人だけでなく，心理的に近いと感じる他者の存在やつながりも該当する．たとえば，同病者やエンドオブライフの時期にある他者の講演や著書を通して，直接会ってはいなくてもその人の考え方や生き方に共感したり，SNS（ソーシャルネットワーキングサービス）上でやりとりをすることも心の支えになることがある．また，他者とのつながりのあり方や絆の強さは，居住地域の文化により異なるかもしれない．たとえば都市部では，職場の同僚や趣味の仲間など，血縁に限らず多様な人とつながりやすい一方，両隣に住む人の顔や名前を知らないままの状況もある．農村部では，血縁者を中心に親子三世代で顔見知りであったり，町内会など，代々続く旧知の人々とのつながりが安心できる場合もある．

エンドオブライフの時期にある人にとって，家族や友人らを含む重要他者の存在と交流の多くは，エンドオブライフの質を高めることにつながる．とくにエンドオブライフの時期の他者との交流は，身体の痛みや苦痛の感じ方に影響する要因の1つであることが示唆されている．**表Ⅳ-3-1**の影響要因を眺めてみると，他者の存在や交流に関連する項目として，痛みの減弱要因に「親しみのある交流」「理解」，痛みの増強要因に「孤独感」「社会的孤立」があることに気づく．たとえば同じ痛みがあっても，親しい家族や友人と談笑するひとときは痛みを忘れるほどであるが，夜一人になるといつもより痛みを強く感じるとのケースによく出会う．また痛みの減弱要因「創作活動」は，親しい誰かのことを考え

表Ⅳ-3-1　痛みの強さに影響を与える要因

痛みを増強させる要因	痛みを減弱させる要因
• 不快感	• 痛み以外の症状緩和
• 不眠	• 睡眠
• 疲労	• 理解
• 不安	• 親しみのある交流
• 恐れ	• 創作活動
• 怒り	• リラクゼーション
• 悲しみ	• 不安の軽減
• 抑うつ状態	• 気分の高揚
• 倦怠	• 鎮痛薬
• 孤独感	• 抗不安薬
• 社会的孤立	• 抗うつ薬

〔Twycross R: Factors involved in difficult-to-manage pain. Indian Journal of Palliative Care 10(2): 67-78, 2004 より筆者が翻訳し引用〕

ながら手紙やブログを書くなど，直接他者と対面せずに取り組むこともできる．このように，他者の存在がエンドオブライフの時期を豊かにする反面，エンドオブライフの時期にある人と重要他者や医療者間で考えや意見の相違が生じ，軋轢や葛藤が生じることもある．そのため，エンドオブライフの時期にある人の意向を理解するためには，他者の存在がどのような関係性にあるのか，意向や価値観はその人自身によるのか，他者の考えや意向を受けたものなのかについても同時に把握する必要がある．

D. 療養場所・居場所

　療養場所や居場所には，エンドオブライフの時期にある人が実際に日々を過ごす場に加え，自宅に限らず，そこにいて穏やかに日々を過ごせると思える場所，その人自身の存在意義や親密性，なじみのある居場所，その人が望ましいと考える環境や空間が含まれる．たとえば，エンドオブライフの時期にある人が一番自分らしくいられる場や空間はどこか，住みなれた土地や家で過ごしたい意向はあるか，その理由は何であるかは，最期の療養場所を考える1つの手がかりになる．エンドオブライフの時期にある人が，「できるだけ家で最期を過ごしたい．自分は動けなくても，家族の様子がそばでみられるから」と希望する場合は，医療者や親近者は在宅療養の実現に向けて往診医や訪問看護・介護サービス導入などの医療体制を整えていく．同様に，「家で最期を過ごしたい」と希望しても，病状が悪化し医療体制や家族の調整が整わないため在宅療養がかなわない場合もある．そのような場合，医療者は，エンドオブライフの時期にある人の家で過ごしたい理由を活用し，家にあるなじみの品で病院のベッド周りを囲んだりするなど，できる限り望ましいと考える場に近い環境を自宅以外の場においても実現する手がかりとする．時には，医療者の先入観がエンドオブライフの時期にある人の意向を損なうこともある．ある患者は，「医療者は家のほうがよいでしょうと言う．けれど，家にいると健康だった頃の自分を思い出して悲しくなる．だから病院で過ごしたい」と語った．医療者は，医療者の価値観からではなく，個々人が望む場やその理由をその人自身や親近者の言動から把握していく．同時に，地域資源，社会制度，医療福祉体制などの社会資源にアクセスできることで生活基盤がよ

り整うことから，日常生活の維持に必要な生活環境や経済面を含む生活基盤についても併せて情報収集する．

E. 人生上の価値

　人生上の価値には，エンドオブライフの時期にある人が大切にしている/してきた生き方や，望ましいと考える/考えてきた生き方を含む．加えて，エンドオブライフの時期にある人が，これまで，現在，そしてこれからの日常生活で重きを置きたいことの焦点や生活するうえでの目標，希望や大切したい事柄，大切にしたい他者との関係性も把握する．これには，エンドオブライフの時期にある人自身が自らに問う「生きる意味や価値」などのスピリチュアルな側面も含む．

　実際にエンドオブライフの時期にある人に問うと，「何をしたいか」ではなく「何が嫌なのか」「何を避けたいのか」のほうが答えやすい場合もある．「一人では死を迎えたくない」や「痛みや苦しいのは避けたい」との表現から，何を大切にしたいのかを推察する．自身の人生上の価値が他者に理解してもらえないと感じたり，大切にしてきたことが実現せず喪失感が強いと，自尊感情の低下やうつ状態にもつながる可能性がある．

F. 生死についての考え方やとらえ方

　エンドオブライフの時期にある人自身が現状から推し量る死への距離感や，**生や死に対する考え方やとらえ方**は，その人の望ましい生き方の実現に大きく影響する．エンドオブライフの時期にある人自身が発する，その時々や病状の起伏に応じた「私は大丈夫，また回復するだろう」や「これが最後の入院になるかもしれない」などの相反する言葉から揺れ動く気持ちをとらえたり，「亡くなった親にもうすぐ会える」などの言葉から死後の世界への考え方などの死生観を伺い知る．エンドオブライフの時期にある人自身の死への距離感については，周囲も本人も死について考える間もなく突然に最期を迎えることもあれば，本人が自身の身体変化を繊細に感じ取り，医療者や家族が考える段階よりも早く死を間近に感じて表現することもある．死への距離感が表出されたときには，話をそらさず，医療者も家族も真摯にその言葉を受け止めていく．

■ 引用文献 ■
1）　Twycross R：Factors involved in difficult-to-manage pain. Indian Journal of Palliative Care **10**（2）：67-78，2004

コラム

語られる事象から逃げず，対象を理解する

　エンドオブライフの時期にある人は，普段私たちが何気なく行う"トイレに行く""着替える"などの行為が徐々にできなくなる．昨日までできたからできるはずだと思っても身体がついていかず，気持ちと身体のずれが生じ，そしてそれが大きくなるほど人はイライラしたり落胆したりする．人は，話せると思った相手を選び，語りかけてくるものである．人を真に理解するのは難しいことであるが，苦悩や死に関する話題が出たとき，話をそらさず，真摯（しんし）に向き合うことが大切である．以下，私が看護師としての経験を通じ学んだことについてお話ししたい．

　私が新人看護師だった頃，患者から死という言葉が出ると，どのように答えてよいかわからず毎回戸惑っていた．「そんなことを考えるのは，まだ早いですよ」という返答のしかたもあったかもしれないが，自分が死に関する話題を避けたかっただけかもしれない．

　死について患者と対話するには，医療者自身の死生観が問われるといわれる．患者が亡くなりベッドの空いた部屋をみると，いつも不思議な感覚があったものだ．当初，死は恐くて遠いものだと考えていたが，何人もの患者を看取るうち，死は恐くないという考えに変化した．死に慣れたわけではなく，死は生の延長にあると思えるようになったのである．ついさっきまで声をかけるとうなずき，話していた人が数分後には亡くなってしまう．生と死の境目なんてなく，死は生とつながっているとの感覚をもつようになってから，肩の力を抜き，時には共に涙を流しながら患者や家族と死について語れるようになったように思う．

　患者の家族への理解については，エピソードを1つ紹介したい．患者の入院中に，家族が面会に来ないケースがあるが，その理由を考えたことはあるだろうか．私ががん患者と家族のための電話相談をしていたとき，ある50歳代くらいの女性から電話を受けた．その女性は，夫が進行がんであること，実は病院に向かう途中で電話をかけているが，病室まで行く勇気がないことを，暗くゆっくりとした声で語り始めた．私は，これまでの治療や夫の様子，病状が思わしくないとの言葉から女性の苦悩を推測し，言葉でその苦悩への理解を表現しながら耳を傾けた．20分ほど対話すると，その女性は，「どんどん衰え，つらそうな夫のそばに行くのが怖かった．でも，今からなら病室に行けそう」と話し，電話を終えた．面会に来ないのではなく，来られない家族も存在すること，言動の一側面の内容だけではなく，背後にある理由や気持ちを知ろうとする姿勢の大切さを教えてくれた忘れられない体験である．

第Ⅳ章の学習課題

1. 最期までよりよく生きることを支えることとはどのようなことか，自分の考えをまとめてみよう．
2. 自分の死が近いとされた場合を想定し，自分にとってどのような状態が望ましいと思うかを，第2節で示した概念・考え方を参考にして考えてみよう．
3. 近くの人と対象理解の視点を用いて対話を行い，相手の理解がどのように深まるかを体験してみよう．

エンドオブライフの時期にある人への援助

学習目標

1. エンドオブライフの時期にある人に生じうるおもな症状の特徴と代表的な薬物療法を学び，症状のアセスメントと症状マネジメントの実際を理解する.
2. エンドオブライフの時期にある人が最期までよりよく生きることに向けて，医療者が行う日常生活支援のアセスメントと支援の実際を理解する.
3. エンドオブライフの時期にある人の意思決定支援における倫理的葛藤，意思決定支援に必要なアセスメントを学び，意思決定支援の実際を理解する.

1 症状マネジメント

A. 症状マネジメントとは

1 ● 症状とは

　症状は，その人の身体や心に何か変化が起きていることから生じるサインである．エンドオブライフの時期においては，疾患や老いの影響からさまざまな症状が出現し，**痛み**，**抑うつ**，**呼吸困難**，**倦怠感**，**食欲不振**は半数以上の人が体験している[1]．複数の症状を抱えることも多く，疾患によっても症状の発現率は異なる（**表Ⅴ-1-1**）[2]．

　症状は，身体的なものと精神的なものとに単独で分けることはできず，複合的な症状がその人の生活にさまざまな影響を与える．そのため，症状1つだけに目を向けるのではなく，**全人的苦痛**（total pain）としてとらえる視点が求められる．また，その人が症状をどのように感じているのか，その人の生活や人生に症状がどのような影響を及ぼしているのかを知ることが重要である．

2 ● 症状緩和

　症状とは患者の主観的なものである．そのため，看護師にはその人がどのように症状を体験しているのかを知り，それを和らげ，安楽に過ごす方法を共に見出していく姿勢が求められる．日常生活にどのような支障をきたしているのか，どのようなときに症状が和らぐか，優先事項は何かなどを確認する．苦痛の軽減との視点も重要だが，心地よさ，快適さを高めるという姿勢も大切にする．その人自身の努力によって**症状緩和**が得られるという**自己コントロール**の感覚は，その後もその人が自分らしく日々を過ごしていくうえでの自信となる[3]ため，本人の主体性を活かし，チームで目標や評価を共有する．

　非薬物療法としてのケアや生活上の工夫も有用である．たとえば，エンドオブライフの時期にある人の動き方や姿勢の工夫，温罨法（おんあんぽう）や冷罨法（れいあんぽう），リラクゼーション，気分転換などが取り入れられる．その人の好みに合わせたり，家族などが一緒にケアに参加することも検討できる．

　症状の緩和には，さまざまな薬剤が使用される（**表Ⅴ-1-2**）．その薬剤の特性，効果発現時間や持続時間，副作用などを知っておくことで，よりその人に適したタイミングでの使用の工夫ができる．薬剤の副作用や使用への抵抗感がかえってつらさをもたらすことも起こりうるため，薬剤によりどのような効果が期待できるのか，どのように評価していくのかなど情報を提供し，その人に合った使用方法を一緒に検討していく姿勢が求められる．

　学会（日本緩和医療学会，日本循環器学会/日本心不全学会，日本呼吸器学会など）などから症状緩和に関するガイドラインも発行されており，エビデンスや動向を把握しておくとよい．

表Ⅴ-1-1　進行がんおよびその他の疾患別有症率

	進行がん (N=57)	慢性閉塞性肺疾患 (N=10)	慢性心不全 (N=8)	末期腎不全 (N=47)	認知症 (N=7)	後天性免疫不全症候群 (N=8)	パーキンソン病 (N=9)	運動ニューロン疾患 (N=3)	多発性硬化症 (N=2)
倦怠感 (n=58)	23~100	32~96	42~82	13~100	22	43~95	42	—	80
食欲不振 (n=10)	76~95	64~67	—	38~64	—	82	13	—	—
疼痛 (n=86)	30~94	21~77	14~78	11~83	14~63	30~98	42~85	52~76	68
悪心・嘔吐 (n=67)	2~78	4	2~48	8~52	8	41~57	—	—	26
便秘 (n=60)	4~64	12~44	12~42	8~65	40	19~35	24	52~56	46
下痢 (n=33)	1~25	—	12	8~36	—	29~53	—	—	—
呼吸困難 (n=73)	16~77	56~98	18~88	11~82	12~52	43~62	—	81~88	26
不眠 (n=65)	3~67	15~77	36~48	1~83	14	40~74	43~50	24~33	—
混乱/せん妄/認知機能低下 (n=31)	2~68	14~33	15~48	35~70	—	—	24	—	—
抑うつ (n=71)	4~80	17~77	6~59	2~61	46	17~82	15~50	23	15
不安/焦燥感 (n=50)	3~74	23~53	2~49	7~52	8~72	13~76	5~62	19	24
心配 (n=12)	3~71	65	—	32~55	—	51~86	—	—	—

進行がんと他の8つの非がん疾患における緩和ケア領域で問題となる症状の発現状況について，過去に行われた研究データを集めてシステマティックレビューを行った．

それぞれの数値は，複数の研究結果から得られた症状の発現割合の「最小値〜最大値（%）」を示す．「—」は研究データがなかったことを示す．Nは疾患別の対象となった研究論文数，nはその症状について調査された研究論文数を示す．

[Moens K, Higginson IJ, Harding R, et al：Are there differences in the prevalence of palliative care-related problems in people living with advanced cancer and eight non-cancer conditions? A systematic review. Journal of Pain and Symptom Management 48（4）：660-677, 2014 より著者が翻訳し引用]

3 ● 達成可能な目標設定

　　エンドオブライフの時期には，病状や老いが進行していくため，回復が困難な場合も多い．その人がとらえる症状緩和の目標も，必ずしも症状を0にすることとは限らない[4]．症状を軽減することだけでなく，その人の生活や優先事項，重要視しているものに合わせて，夜眠れるようになる，車椅子に乗って移動できるなど，具体的で**達成可能な目標**を設定することで，その人にとっての生活の質向上を図る．

表Ⅴ-1-2 おもにがん患者を対象とした症状緩和のための薬物療法

症　状		おもな薬剤	注意が必要な副作用	投与経路	備　考
痛み[*1, 2]	非オピオイド鎮痛薬	NSAIDs	腎機能障害や消化管障害	経口, 直腸内, 静脈内	骨転移や炎症を伴う痛み, 体性痛に効果が得られやすい
		アセトアミノフェン	肝障害		
	強オピオイド	モルヒネ	・悪心・嘔吐（数日〜1週間で消失することが多い） ・便秘 ・眠気（数日以内に軽減することが多い） ・せん妄, 幻覚 ・呼吸抑制（呼吸回数の減少）	経口, 直腸内, 静脈内, 皮下, 経皮, 口腔粘膜	・内臓痛に効果が得られやすい ・徐放性製剤と速放性製剤があり, 組み合わせて用いる ・おもに眠気などの副作用と効果のバランスを評価しながら適量を調整する
		オキシコドン			
		フェンタニル			
		ヒドロモルフォン			
		メサドン			
	鎮痛補助薬	抗うつ薬	悪心	経口	神経障害性疼痛などNSAIDsやオピオイドに抵抗性の痛みに組み合わせて用いられる
		抗痙攣薬	眠気	経口	
		ガバペンチノイド	眠気, めまい, 浮腫	経口	
		抗不整脈薬	血圧低下, 徐脈	静脈内	
		NMDA受容体拮抗薬	眠気, ふらつき, めまい	静脈内	
		コルチコステロイド	不眠, 日和見感染, 消化性潰瘍	経口, 静脈内	
		骨装飾薬	顎骨壊死, 低カルシウム血症	静脈内, 皮下	骨転移痛に用いられる
抑うつ	抗不安薬	ベンゾジアゼピン系抗不安薬	ふらつき, 転倒, せん妄	経口	―
	抗うつ薬	選択的セロトニン再取り込み阻害薬	吐き気, 下痢	経口	―
		セロトニン・ノルアドレナリン再取り込み阻害薬	吐き気, 下痢	経口	
		ノルアドレナリン・セロトニン作動性抗うつ薬	眠気	経口	
呼吸困難	強オピオイド	モルヒネ	痛みの欄「強オピオイド」参照		・胸水貯留時には胸腔穿刺ドレナージが行われることもある ・抗不安薬は単独ではなくオピオイドと組み合わせて使用される ・ステロイドは気道閉塞やがん性リンパ管症などに考慮される
	抗不安薬	ベンゾジアゼピン系抗不安薬	ふらつき, 転倒, せん妄	経口	
	コルチコステロイド	―	不眠, 日和見感染, 消化性潰瘍	経口, 静脈内	
食欲不振	グレリン様作用薬	アナモレリン	悪心	経口	一部のがん悪液質に対して用いられる
	コルチコステロイド	―	不眠, 日和見感染, 消化性潰瘍	経口, 静脈内	―

NSAIDs: non-steroidal anti-inflammatory drugs, 非ステロイド性抗炎症薬
[*1]骨転移や局所的な病変による痛みに対しては放射線療法が行われることもある.
[*2]オピオイドにより治療困難な痛みなどに対しては神経ブロックが行われることもある.
注：非がん疾患の場合の薬物療法はまだ十分確立しておらず, とくにオピオイドは適応の制限があるが, 疼痛や呼吸困難に対してモルヒネが使用されることがある. 苦痛症状に対して薬物療法を行うときは, 少量ずつ投与しながら全身への悪影響をみて効果を判断していく.

B. 症状マネジメントに必要なアセスメント

エンドオブライフの時期には多彩な症状が起こるため，それらを幅広くとらえることが求められる．評価尺度としては，さまざまな症状を網羅したエドモントン症状評価システム改訂版（Edmonton Symptom Assessment System- revised：ESAS-r），STAS（Support Team Assessment Schedule），IPOS（Integrated Palliative Care Outcome Scale）などが用いられる．症状の強度の評価には，症状の強度を0～10で表現してもらう数値評価であるNRS（Numerical Rating Scale）やフェイススケールなどが用いられることが多い（**図Ⅴ-1-1**）．使用にあたっては，数値にばかりとらわれてしまわないよう，その人がどの程度であれば許容できるのかを共有する．小児や認知機能の低下など数値での評価が難しい場合には，表情やバイタルサインの変化から客観的な評価も行うなどの配慮をする．

1 ● 痛　み

痛みは，とくにがんを抱える人で多く問題となるが，他の疾患でもさまざまな原因から引き起こされる．主観的な感覚であるため，本人の訴えから痛みを知ることが基本となるが，時に病の進行を感じることへの恐れなどから，医療者に痛みを伝えることをためらう人もいるため，痛み以外の訴えにも耳を傾け，表情や生活動作の変化をよく観察する．全身状態の把握として，痛みの原因，痛みの部位，痛みの強さ，痛みのパターン（持続的な痛みと突出的な痛みの出現状況），増悪因子と軽快因子を把握する．CTなどの画像，採血データ，バイタルサインの変化や活動状況の変化は，痛みの原因や今後の進行の予測，本人の表現しきれない生活への影響を把握するのに役立つ．病状の進行により変化が起こりうるため，継続したアセスメントを行う．

家族や周囲の人々が痛みや痛みを和らげるために使用する薬剤についてどのようにとらえているかも，痛みの感じ方や対処方法に影響しうるため，その理解や姿勢を確認する．

痛みを抱えながらも長い経過のなかでその人なりの工夫をして対処できている場合もあれば，急激な痛みの変化に戸惑い，本来のもてる力を発揮できていない場合もある．痛み

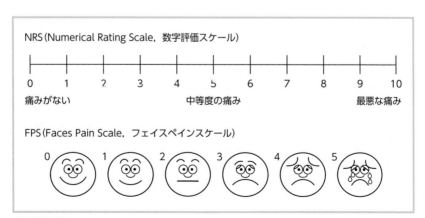

図Ⅴ-1-1　おもなペインスケール
NRSは，0～10まで11ポイントのなかで痛みの点数を問う．FPSは，痛みに最も合う表情を選んでもらう．

によって生活上にどのような支障をきたしているのか，穏やかさや楽しみを見出せる活動はどんなことなのか，生活や人生で価値を置いていることは何なのかをよくヒアリングしたうえで，それらを目標設定に活かし，その人の力を活用しながら，その人にとっての最善のあり方を共に考えていく．

2 ● 呼吸困難

呼吸困難は，慢性閉塞性肺疾患（chronic obstructive pulmonary disease：COPD）では多く報告されるが，がんや心不全などでも生じる[2]．呼吸困難は，呼吸時の不快な感覚であり，必ずしも呼吸不全とは一致しない．これまでの呼吸機能の低下の進行具合により，感じ方も異なる．腫瘍や基質的変化，炎症などの肺病変，胸水の貯留，筋力の低下などさまざまな要因が考えられる．呼吸困難の原因，強さ，呼吸パターン（回数やリズム，深さなど），CTなどの画像や採血データ，酸素飽和度を含むバイタルサインの変化や活動状況を把握する．とくに姿勢の変更時や体動時に増強することが多いため，安静時のみでなく動いたときの様子も確認する．死の直前には，肩を大きく動かすような呼吸や，下顎呼吸とよばれる顎を動かし喘ぐような呼吸などが起こる．これらは苦しくみえがちであるが，必ずしも苦しさを感じてはいないともいわれており本人の表情などもよく観察する．

呼吸困難は症状の発現や進行に伴い生じるため，患者は死が差し迫っているという不安をより感じやすい．不安は呼吸困難を増強させ，悪循環を引き起こすことがあるため，その人が現在の状況をどのようにとらえているのか，家族の存在や好みの話題など少しでも気持ちが和らぐのはどのようなことなのかなど，日々のかかわりのなかから見つけて不安の解消に努めていく．

3 ● 倦怠感

倦怠感は，進行がん，COPD，心不全，腎不全，後天性免疫不全症候群（AIDS）では80〜90％など高頻度でみられると報告されているが，認知症やパーキンソン（Parkinson）病では半数以下と報告されている[2]．倦怠感は，身体的な疲労感だけでなく意欲の低下や集中力の低下などをきたすが，医療者から過小評価されがちといわれている．倦怠感を抱えていても表出しなかったり，「何となく調子が悪い」「動く気にならない」など多彩に表現されたりするため，活動状況などをよく観察し，こちらからたずねることも重要である．

倦怠感は十分に解明されていない領域でもあり，貧血，低栄養，電解質バランスの変化，筋力低下などさまざまな原因が複合的に影響していることが多い．全身状態の評価として，疾患の状態，疼痛などの症状や，睡眠，栄養状態などの改善できる要因の探索を行う．倦怠感を抱えた生活について，本人がどのようにとらえているか，活動性を上げたいという意欲があるのかなども確認する．身体的負荷を軽減するために他者へ依存することが本人にとって負担となる場合もあるため，本人と周囲の人々で優先事項を共有しておく．また，気持ちが和らぎリラックスできることや楽しみは倦怠感の軽減に役立つといわれているので，心地よい環境づくりに努める．

4 ● 不安・抑うつ・不眠

不安は漠然とした心配や恐れ，緊張などであり，**抑うつ**は気分の落ち込みや悲しみ，興味関心の喪失などを指す．**不眠**は，入眠困難，中途覚醒，早朝覚醒，熟眠感の欠如に分類される．エンドオブライフの時期には，疾患や老い，それらに伴う身体症状，経済的問題などさまざまな要因が精神面に影響を及ぼす．その人の抱える疾患の状態，症状，それらをどのようにとらえているかは，気持ちのつらさの背景を知る一助となる．また，訴えのみならず，表情や脈拍，呼吸などの生理的な反応や行動からも精神症状の有無や程度を把握する．

他者の存在は，不安や抑うつなどの感じ方に影響する．その人の気持ちや生きがいに関係する周囲の人々との関係性など，社会的機能にも目を向ける．また，死そのものについて語るのを避けることが孤立感を招くこともある．その人の気持ちのつらさを解決するのではなく，共に分かち合う姿勢で耳を傾ける．

C. 対象特性の違いによる留意点

症状の出現のしかたは，その人の抱える疾患によりさまざまである．

1 ● がんによりエンドオブライフの時期にある人

がんの場合には，多くの人が体験する症状として倦怠感，食欲不振，疼痛などがあげられる．亡くなる1ヵ月前頃から症状の急激な増強が起こることが多いとされており[*]，とくに倦怠感（疲労），食欲不振，眠気などが強く現れやすい[5]．症状の進行の速度を踏まえた予測的なかかわりが求められる．がんといっても症状の出現状況は一律ではなく，原発巣や転移巣の部位，進行速度，それまでの治療内容などによっても異なることに留意する．

2 ● 慢性疾患によりエンドオブライフの時期にある人

呼吸不全や心不全などの慢性疾患においては，予後予測が難しいことが特徴としてあげられ，病状の変化とともに症状も悪化と軽快を繰り返し，疾患への治療そのものが症状緩和につながることも多い．全身状態の変化，治療の影響，本人の満足度や優先事項を確認しながら，共に症状緩和に取り組んでいく．慢性呼吸器疾患では，呼吸困難感の出現頻度は高く，また心不全においては，全身倦怠感は呼吸困難とともに二大苦痛といわれている[6]．

3 ● 認知症や老衰によりエンドオブライフの時期にある人

認知症や老衰によりエンドオブライフの時期にある人は，症状の変化が緩やかなことが多い．長年抱えてきた病や生活が影響するため，その人のこれまでの対処方法を尊重しながらかかわる．認知機能の低下などからうまく症状を表出できない場合もあり，症状が過小評価されやすいといわれているため，活動状況や表情，バイタルサインなどの変化を察

---

[*]がん患者では，死のおよそ3ヵ月前頃から日常生活動作（ADL）が徐々に低下し，さらに，死の1ヵ月前頃からは急激に症状が増悪する傾向にある．ADL低下や全身状態の悪化は，同じがん患者でも個人差が大きく，さらにがん以外の慢性疾患患者においても，死の数ヵ月，数週間，数日前に状態変化が認められるなど多種多様である．

知し，評価することが重要となる．嚥下機能の低下により誤嚥性肺炎を繰り返し，呼吸困難を生じたりすることもあり，食事時の姿勢や誤嚥しにくい食べ物の選択なども検討する．

D.　症状マネジメントの実際

場面①　がんの痛みが強いが医療用麻薬を使いたくないFさん

　70歳代のFさんは，肺がん，骨転移があり，外来通院で化学療法を行っていたが，腰の痛み，息苦しさが増強してきていた．腰の痛みに対して，消炎鎮痛薬に加えて医療用麻薬が処方されていたが使っておらず，動く様子はつらそうにみえた．

　Fさんに家での生活の様子などを聞いたところ，痛みや息苦しさがひどくなってきており，夜もあまり眠れていないとのことであった．夜ゆっくり休めるようになりたいとFさんは話していたので，まずはそれを目標にすることとした．

　麻薬に関しては，「麻薬を使うなんて，もう最期みたいだから使いたくない」と話していた．使いたくないという気持ちは否定せずに，痛みが和らぐことで眠れたり動いたりできるなどよい点を説明した．痛みや息苦しさが強いと，気持ちもつらくなることが多く，それがまた痛みなどにも影響することを伝え，まずは少ない量から始めてみて，効果を確認してみることをすすめた．

　痛みは腰椎転移が原因と考えられ，ベッドを使用し，体幹をひねらないようにゆっくり起き上がる動作を一緒に練習したり，身の回りのものに手が届きやすくなるよう調整したり，痛みや息苦しさが強くなるときに鎮痛薬を使えるようタイミングを見つけたりしていった．部屋の温度を少し低めに設定し，窓を開けて風通しをよくすることで息苦しさを和らげられるようにもした．

　Fさんは，妻と孫と一緒に公園に行くことが目標と話し，動き方の工夫や麻薬の使用で痛みや息苦しさが少し和らぎ，表情も穏やかになっていった．

　がんによる痛み，とくに骨転移の痛みは，安静時と体動時とで異なることが多い．そのため，痛みの部位や程度，どんなときに痛みが強くなるのかなどを確認し，痛みの少ない動き方や姿勢の工夫を検討することは重要である．呼吸困難に対しては，室温を低めにするほかに，扇風機を用いてその人の好みに合わせて顔に当たるよう風を送るケアが有効とされている[7]．

　エンドオブライフの時期における不安や気持ちの落ち込みには，病状の進行や老いなどから死が差し迫っていると感じていることや，これまでできていたことができなくなることなどが影響しうる．その人の気がかりなこと，どんなときに気分の落ち込みがあるかなど，その人に関心を寄せて受け止めること自体がケアにもつながる．夜間の休息の確保は，心身の緊張を和らげることにもつながる．睡眠を妨げる症状があれば，緩和する方法を検討する．リラクゼーション，日中の楽しみの探索により昼夜のリズムを整えるなど行う．

場面②　若い頃を思い出すと気分が落ちつく，心不全のKさん

　80歳代のKさんは，5年前に心筋梗塞を起こし，その後高血圧に対する薬物療法を継続していた．半年ほど前から徐々に外を歩くと息切れが目立つようになり，家にこもりがちとなっていた．肺うっ血の状態であり，利尿剤や強心薬の調整で一時改善は得られたものの，再度症状がみられており，入院して再調整することとなった．気持ちもふさぎがちで，心配した妻から看護師に相談があった．

　Kさんに話を聞くと，若い頃は水泳選手で体力には自信があったのに，今はしんどくて全然動けない，と涙ぐんでいた．動けない理由としては，体動時の息苦しさ，全身倦怠感があげられた．少量のモルヒネを使用し，全介助で車椅子に移り座ると息苦しさを感じにくいことがわかり，比較的体調のよい午後2時頃に面会や散歩を取り入れることができたものの，次第にベッドの上から動くことが難しくなっていった．看護師は日々のかかわりのなかで，Kさんが家族や若い頃の話をすると表情が和らぐことに気づき，周囲に写真を掲示することをすすめ，話題を増やした．Kさんは，「苦しくなったときには，この写真をみると少し落ち着くんだ」と話し，その方法を見つけられたことを共に喜んだ．

　呼吸困難は心不全の中心的な症状，倦怠感は最も改善困難な症状の一つである[8]．呼吸困難に対しては，前述のがん同様のケアが行われる．呼吸困難と不安は互いに影響し合い，悪循環となることがあるため，双方へのケアが重要である．倦怠感は複雑な原因から起きることが多く，取り除くことは難しいが，1日のなかで比較的体調のよい時間帯に優先したいことを行うなど，エネルギーの配分を考えたエネルギー温存療法などを検討する．慢性疾患の症状緩和においては，疾患の治療自体が症状緩和につながることがある．そのため，慢性疾患に対する治療の効果を確認し，症状緩和の見通しに役立てる．また，症状緩和の薬物療法や非薬物療法が十分確立されていないという現状もあり，薬物療法の効果の確認，動き方や生活上の工夫，栄養管理など多職種で多角的に協働しながら支援を検討していく．

引用文献

1) Singer AE, Meeker D, Teno JM, et al：Symptom Trends in the Last Year of Life From 1998 to 2010 A Cohort Study. Annals of Internal Medicine **162**（3）：175-183, 2015
2) Moens K, Higginson IJ, Harding R, et al：Are there differences in the prevalence of palliative care-related problems in people living with advanced cancer and eight non-cancer conditions? A systematic review. Journal of Pain and Symptom Management **48**（4）：660-677, 2014
3) 櫻井智穂子：エンド・オブ・ライフケア看護実践のポイント．ナーシング・トゥデイ **28**（3）：27, 2013
4) Hui D, Park M, Shamieh O, et al：Personalized symptom goals and response in patients with advanced cancer. Cancer **122**（11）：1774-1781, 2016
5) Seow H, Barbera L, Sutradhar R, et al：Trajectory of Performance Status and Symptom Scores for Patients With Cancer During the Last Six Months of Life. Journal of Clinical Oncology **29**（9）：1151-1158, 2011
6) 平原佐斗司：終末期の苦痛と緩和について，看護実践にいかすエンド・オブ・ライフケア，第2版（長江弘子編），p.110-114, 日本看護協会出版会，2018
7) 角甲　純，森川みはる：緩和ケア領域でエビデンスのあるケアは？　がん治療医が本当に知りたかった緩和ケアのレシピ（蓮尾英明編），p.304-305, メジカルビュー社，2020
8) 柴田龍宏：心不全，これから始める非がん患者の緩和ケア（松田能宣，山口崇編），p.36-58, じほう，2020

Ⓒⓞⓛⓤⓜ

IDASの開発と活用—多職種チームによる包括的支援のためのアセスメントツール

　川崎市立井田病院緩和ケア病棟は，Integrated Distress Activity Score（以下，IDAS アイダス）を開発し，患者の生活と症状を数値化して評価している．右の**表**[i]に示すように食事，飲水などの生活を評価したものを正の生活スコア（positive QOL score），疼痛，倦怠感などの苦痛を評価したものを負の症状スコア（negative QOL score）とし，それらの和をIDASとする．IDASを連日評価しグラフ化することで，症状の経過を客観的に示すことができる[ii]．IDASは現場での活用が先行しており，研究的手法を用いて開発されていないためツールとしての妥当性は証明されていない．しかし，より簡便に患者のQOL評価が行えること，またこのツールを用い，患者の状態について多職種が共通認識できるというメリットは大きいと考えている．

　IDASの測定は担当の看護師が日勤の最後に行い，カルテの所定のフォーマットに記録している．一人の患者の評価にかかる時間は短く，忙しい臨床の現場でも負担感なく実施できる．また，他者評価であるため，病状が進行した患者に苦痛を与えず評価ができるところも臨床では使いやすいのではないだろうか．

　IDASの活用としては，2000年より「終末期の深い鎮静」の実施には，IDASゼロ以下を判断基準としている[iii, iv]．またIDASのゼロが続くことは患者の意識レベル低下を示す．これにより看護師や医師は患者に死期が迫っていることが把握できるため，家族への連絡や死に向けての心構えなどの家族への説明を開始する時期の判断にもIDASを用いている．そのほかにも，病院ホームページにIDASの記載ができるフォーマット[v]をアップし，在宅緩和ケアを行う訪問看護ステーションや診療所でもIDASを活用できるようにしている．また，在宅で緩和ケアを受けている患者や家族に自分自身で記入してもらい，医療者側にフィードバックするということも進めている．

　緩和ケアにおいては，多職種がつながり，患者のQOLを高めるという共通の目標に向かって歩んでいくことが大切である．そのためにもこの評価ツールを用いて，さらに緩和ケアの質向上をめざしていきたい．

引用文献

i) 宮森　正，服部ゆかり，石黒浩史：持続的深い鎮静のIntegrated Distress Activity Score（IDAS）による判断方法の試み．Palliative Care Research **15**(3)：245-249, 2020
ii) 石黒浩史，宮森　正，松田豊子ほか：病状・日常生活統合スコア（IDA score）を用いた終末期がん患者における症状緩和の予後因子の検討．死の臨床**20**(1)：59-63, 1997
iii) 宮森　正：IDASを用いたセデーション基準と確認文書の提案，第5回日本緩和医療学会学術大会プログラム・抄録集．p.103, 2000
iv) 宮森　正．深い持続的鎮静における相応性原則（principle of proportionality）の確認をIDAS（Integrated Distress Activity Score）によるQOL評価で行った事例（会議録）．第18回日本緩和医療学会学術大会プログラム・抄録集．p.365, 2013
v) 川崎市立井田病院ホームページ，IDASによる緩和ケア・連携パス．〔https://www.city.kawasaki.jp/33/cmsfiles/contents/0000037/37855/ida/shinryou/care-center/idas.html〕（最終確認：2022年11月1日）

表　IDAS

生活スコア（positive QOL score）＝食事，飲水，娯楽，会話，行動範囲のスコアの和			
A. 食事	0	不可	実質的に摂取できない
	1	可能	その患者にとっての量の1/2程度を摂取できる
	2	楽しむレベル	その患者にとっての量のほぼ全量を摂取できる
B. 飲水	0	不可	摂取できない．内服薬も飲めない
	1	可能	内服薬は飲める．固形物がとれなくても水分ならとれる
	2	楽しむレベル	1日の水分として充分な量が安定して経口摂取できる
C. 娯楽	0	不可	テレビ，ラジオ，音楽，本などを楽しめない
	1	楽しむレベル	テレビ，ラジオ，音楽，本などを楽しむことができる
D. 会話，談話	0	不可	会話できない．意志の疎通不可能
	1	簡単な会話	自分から希望を言える．質問に答えられる（言葉以外の手段も含む）
	2	談話	談話ができる
E. 行動範囲	0	ベッド上	坐位が保持できない．寝たきり
	1	病室内	ポータブルトイレや室内，トイレなどの設備が利用できる（介助含む）
	2	病院内	病院内の設備（ロビー，売店など）を利用できる（介助含む）
	3	外出，外泊	外出，外泊ができる（介助含む）
症状スコア（negative QOL score）＝疼痛，倦怠感，呼吸器症状，消化器症状，精神神経症状のスコアの和			
F. 疼痛	0	なし	痛みがない
	−1	耐えられる	痛みがNRS 3/10以下
	−2	耐えられない	痛みがNRS 4/10以上
G. 倦怠感	0	倦怠感がない	
	−1	ときどき倦怠感を訴える	
	−2	無気力，耐えがたい倦怠感を訴える	
H. 呼吸器症状（呼吸困難など）	0	息苦しさ，咳嗽などがない	
	−1	息苦しさや咳嗽などを訴えるが，耐えられる	
	−2	息苦しくて起坐位のままの状態．何もできないほど息苦しい	
I. 消化器症状（嘔気，腹満など）	0	なし	なし
	−1	耐えられる	嘔気，テネスムス，腹満感などがあるが耐えられる
	−2	耐えられない	嘔気，テネスムス，腹満感などがあるが耐えられない
J. 苦痛を伴う精神，神経症状（不眠，不安，不穏など）	0	なし	
	−1	軽度の不眠不安，不穏がある	
	−2	ほとんど眠れない．不安，不穏が強い．頻回に痙攣があるなど	

［宮森　正，服部ゆかり，石黒浩史：持続的深い鎮静のIntegrated Distress Activity Score（IDAS）による判断方法の試み．Palliative Care Research 15（3）：245-249, 2020 より許諾を得て改変し転載］

2 日常生活支援

A. 日常生活支援とは

　エンドオブライフの時期にある人にとって，最期までよりよく生きるには，これまでの"当たり前"の暮らし（日常生活）ができる限り続けられることが重要である．"当たり前"の暮らしとは，食事や排泄，睡眠，清潔などの日常生活動作（ADL）をはじめ，仕事，家事，育児，家庭内での役割，地域での役割，ライフスタイル，趣味の活動，友人との交流などの社会的活動で，人として"当たり前"に営まれてきた暮らしのことである．

　エンドオブライフの時期にある人は，疾患や老いにより，健康や身体機能，社会的役割などさまざまな喪失を体験しながら最期までの日々を生きる．そして，身体の変化や生活の場の変更により，多くのことに折り合いをつけ，生活行動を変えることを強いられる．また，これまで自分でできていたことを他者に委ねる場面も増え，自立できていないことを改めて知り，精神的苦痛を抱くこともある．

　したがって支援者は，エンドオブライフの時期にある人がこれまでの"当たり前"の暮らしをできる限り続けられるよう，症状マネジメントに加え，ADLや社会的活動に関する**日常生活支援**を行う必要がある．その際，その人の暮らしを形づくってきた，その人の生まれ育った環境や地域，職業，趣味，価値観，共に暮らす家族や周囲の人との関係など，さまざまな要素に着目することが重要である．そして，人として"当たり前"の暮らしのなかに潜む一つひとつの意向をとらえ，快適で安らぎが得られるようなきめ細やかな支援が求められる．

　また，身体機能や運動機能の面から「できる」「できない」と評価するだけでなく，本人が現状を正しく認識し，何ができるか，何をすべきか考えることが大切であり，支援者はその考えも踏まえて日常生活支援を行うことが重要である．つまり，その人の**もてる力**と**自立心**を引き出しながら，今この場所で必要な支援をすることが重要である．

　苦難が多いエンドオブライフの時期にある人にとって，少しでも自分の力で日常生活を送ることができていると感じられることは喜びである．そして，支援を受けるなかで新たなつながりを感じることも，その人にとってかけがえのないものである．そのため，日常生活支援の実践自体が，その人が今ここに生きていることを実感できる機会となる．人として"当たり前"の暮らしをできる限り続け，基本的ニーズを満たすことは，エンドオブライフの時期にある人の心理的・社会的・スピリチュアルな意向の表出を促進し，さらには生きる希望や生きる意欲を引き出すことにつながる．

B. 日常生活支援に必要なアセスメント

　エンドオブライフの時期にある人は，日常生活の一つひとつの場面で感じ考えることを，さまざまな**サイン**で表出する．支援者は基本的ニーズを満たすだけでなく，日常生活のなかで表出されるその人の思いや意向のサインを取りこぼさないようキャッチして，くみ取り続ける必要がある．そして，それらを日常生活支援の計画に丁寧に組み込み，その人らしい日常生活が送れるよう支えることが重要である．

　エンドオブライフの時期にある人が自分にとって望ましい暮らしを実現できるよう，次の①～⑨をアセスメントしたうえで実施することが重要である（**表V-2-1**）．

①病状の進行状況と予後

　病状が現在どのような状態にあり，この先どのような状態が予測されるかアセスメントし，先の見通しをもちながら支援を考える必要がある．

②病状や身体機能の変調に対する認識と受け止め

　病状や身体機能の変調がどのような状態にあり，遠くない未来に死が近づいていることを，本人や家族が認識し受け止めることができれば，何を大切にしていきたいか考える機会をもつことができ，その人らしい暮らしを送るための選択ができるようになる．

③精神状態，認知機能

　人は自分の死を意識したとき，見通しの立たない状況に恐怖や不安，孤独感を抱き，身体的な症状を増強させることがある．また，うつやせん妄，認知機能の低下により，自分の望むような日常生活を送ることが難しくなることもある．そのため，精神状態や認知機能のアセスメントが必要となる．

④全身状態

　エンドオブライフの時期にある人は，全身の諸機能が低下して動くことが困難になり，自分のことが自分でできないことに苦痛を抱く．全身状態をアセスメントし，日常生活支援においてどのような工夫が必要か考える必要がある．

⑤自立度

　日常生活のすべてを他者に委ねることは，本人のQOLを低下させる．そのため，本人の自立度を見極めることが必要である．

⑥安全面からみた安静度

　エンドオブライフの時期にある人は，筋力や身体活動性が低下し，転倒・転落などの事故にあいやすい．病状や身体機能の変調による安静度の制限などを確認する．そして，その人なりに気をつけていることや工夫していることも確認する．

⑦日常生活の習慣や方法，好み，こだわりなど

　エンドオブライフの時期にある人は，ADL機能が低下していることが多い．そのような状況でも，これまでの暮らしができる限り維持できるよう，過去の日常生活において大切にしてきたことを暮らしに組み込むよう，本人や家族と相談しながら工夫する必要がある．

⑧日常生活の生活環境

　日々の暮らしにおいて，本人が少しでも心地よく過ごせるような環境を整える必要があ

表Ⅴ-2-1 日常生活支援のアセスメントの視点と項目

アセスメントの視点	アセスメントの項目
①病状の進行状況と予後	年齢，診断名，主訴，現病歴（治療経過を含む），既往歴，現在行われている治療やリハビリテーション，病状，推測される予後
②病状や身体機能の変調に対する認識と受け止め	病状や推測される予後に関する認識と受け止め
③精神状態，認知機能	死への恐怖や不安，孤独感の有無 うつやせん妄の有無，認知機能
④全身状態	体力・筋力低下の状況（坐位・立位保持の可否，歩行の有無など） 麻痺の有無と程度 関節拘縮や関節可動域変化の有無 苦痛症状の有無（感染徴候，疼痛，呼吸困難，悪心・嘔吐，倦怠感） バイタルサインの異常の有無 栄養状態 摂食・嚥下機能の状況 口腔機能の状況 感覚機能の状況 消化管の状態 排尿機能の状態
⑤自立度	自動運動の可否 治療関連の装着器具類の有無と着脱の可否 身の回りのことをどの程度自分でできるのか，どのような支援が必要か，いつ・どのような・誰からの支援を希望しているか
⑥安全面からみた安静度	疾患や身体機能の変調による安静度の制限の有無 身体機能，骨密度，関節の動きや筋力，敏捷性・平衡性・巧緻性などの諸機能 自分なりに気をつけていること
⑦日常生活の習慣や方法，好み，こだわりなど	日常生活動作にかかわる習慣や意識，意欲，思い・希望 日常生活の方法，その人なりの工夫・対処，タイミング，使用する道具 家族による日常生活支援の有無と程度 日常生活の習慣や嗜好に影響する生活歴，家族背景，文化 ADLの可否に対する認識や価値観，支援が必要な場合の本人と家族の認識 ADLが難しい場合の対処方法や支援者への希望
⑧日常生活の生活環境	光や温度，部屋の配置，ベッドやトイレの位置，段差の有無，補助具の使用の有無 そばにいてほしい人 本人を取り巻く社会的環境 1日を過ごすなかで，どのように過ごしたいと考えているか，あまり苦悩を感じないような方法は何か
⑨家族などの思い	ADLの可否に対する家族の認識・価値観 本人の病状（現状）や今後の見通しに関する家族の認識と受け止め 家族が本人にどのようなことをしてあげたい，あるいは医療者にしてもらいたいと思っているか 本人のADLが困難なことに対する家族の苦悩，身体的・精神的苦痛，生活の変化，これまでの日常生活支援の状況

る．その際，これまでの生活範囲をできる限り維持できるよう工夫することを意識したい．

⑨家族などの思い

　人は暮らしのなかで，誰かと共に支え合いながら生きている．本人や家族・周囲の人々が，最期までの日々をどのように共に過ごしたいと考えているか確認する必要がある．すでに家族などが日常生活支援を行っている場合は，行ってきた支援の状況を知ることで，家族などの関係性や本人への思いがみえてくることもある．

C. 対象特性の違いによる留意点

1 ● がんによりエンドオブライフの時期にある人

　がんの場合は，一般的に診断されてから治療・維持期までは比較的ADLが保たれた状態が続き，およそ死の2ヵ月前くらいから急激にADLが低下し介助が欠かせなくなり，疼痛や呼吸困難，倦怠感などの諸症状が顕著になる[1]．そして，死亡までの約2週間の間に身体機能は著しく低下し，一挙に日常生活を営むことが難しくなる．看護師は，その日の患者の日常生活を営むセルフケア能力（行動するのに十分なエネルギー，知識，技術，意思決定など）をアセスメントし，そこを起点として，患者にとって適切な援助を考え実践する[2]必要がある．症状の出現の程度や本人の自立心を見極めながら，日常生活支援を行うことが重要となる．

2 ● 慢性疾患によりエンドオブライフの時期にある人

　慢性の心不全や呼吸不全は増悪・寛解を繰り返す．増悪時にはADLが低下し，その後寛解して回復しても再び悪くなり，徐々にADLが低下していくというように，ADLが疾患の進行と関連し合っている．呼吸器疾患の場合，酸素の取り入れと二酸化炭素の排出がうまくいかなくなるため，呼吸器疾患患者は社会生活，日常生活の活動範囲が徐々に狭まっていく[3]．状態が悪化することばかりに目を向けるのではなく，その人の自立・自律に着目しながら日常生活を支えることが重要である．心疾患の場合は，発症してから最期まで日常生活に直結したセルフマネジメントが必要である．病みの軌跡や病期を理解していない人もおり，セルフマネジメントが行えるような動機づけが重要となる．

3 ● 認知症や老衰によりエンドオブライフの時期にある人

　認知症や老衰は，緩やかに下るように機能が低下し，ADLが低い状態が長期にわたりつづく．認知症の半数以上を占めるアルツハイマー（Alzheimer）病は，発症後3年ほどで中等度となり，日常生活の機能が次々と失われていき，やがて生活全般にケアが必要な状態となる．発症後7年ほど経過すると重度となり，意思疎通困難や失禁，歩行障害，嚥下困難となり，最期の半年から2年は寝たきりで過ごす[4]．このように長期にわたって日常生活支援を必要とし，それを家族が担っていることも多く，家族の疲弊にも着目して支援する必要がある．そして，寝たきりの状態や認知症の進行に伴い意思の疎通が難しくなっても，本人の意思を確認することを怠ってはならない．どのような状態であっても，意思のある，人格をもった人であるという姿勢で支援する必要がある．

D. 日常生活支援の実際

> **場　面** 孤独感から「死にたい」と言うAさん
>
> 　Aさん（90歳代，女性）は，大腸がんの症状緩和と看取り目的で入院した．「自分でできることはしたい」と語る一方，今の状況をどう感じているかたずねると「身の回りのことができない自分をみじめに感じる」「腹痛（がん性疼痛）や排泄（便失禁）のことで迷惑をかけている」と落ち込んでいた．
>
> 　Aさんは度々「死にたい」と泣き叫んだ．看護師はベッドサイドで手を握り，「なぜそう思うのですか」とたずねると，Aさんは「家族が来ない．親戚に見放された」と話した．看護師は，身内と疎遠なAさんのもとに面会で訪れた姪とのかかわりの様子を観察した．姪にAさんの身体状況や思いを伝えると，姪は「つらいね」とAさんの手に触れ寄り添う様子があった．看護師は，どのような支援が行えるとよいかAさんと姪と一緒に話し合い，Aさんの望む食べ物を姪が用意することになった．
>
> 　浮腫を気にするAさんに，看護師が下肢マッサージを行いながら姪に何を依頼するかたずねると，味噌汁を希望した．病院で対応できる希望だったため，看護師はその日に提供した．状態が安定しているときには「トイレに行きたい」「外の空気を吸いたい」と望んだため，体調をみながら排泄介助や散歩をした．Aさんは意欲がわき，日々の生活で気になることはないかたずねると「入院生活に満足している」と語った．
>
> 　体調が悪化してきた頃，姪はその様子をみて驚いた．看護師は，病状の進行や加齢に伴う身体機能の変化により，今後も徐々に悪化することが予測されると話した．姪は理解し自らAさんに望みをたずね，Aさんが好みそうな飲み物を用意した．Aさんは「おいしい」と飲み干した．Aさんは姪の手をとり「いつも色々やってくれて本当にありがとう」と伝えた．姪は「気にしなくていいよ」と微笑んだ．姪が帰った後，「心配していたね」とAさんが嬉しそうに言った．数日後，姪が見守るなか，Aさんは息を引き取った．

　Aさんは，全身状態の悪化による苦痛や家族関係の希薄さにより孤独感を抱いていた．しかし，看護師が日常のなかで表出される意向に対し，姪と一緒に丁寧に応じたことで基本的ニーズの充足や家族関係の紡ぎ直しができ，Aさんは生きる拠り所や生きる意味・目的を獲得できた．このように，日々の暮らしのなかで表出される意向に対し丁寧に応じるという小さな積み重ねが，本人が最期まで最善の生を生きることにつながるといえる．

引用文献

1) 丹波嘉一郎：緩和ケアと終末期ケア　九州支部教育セミナーまとめ「非がん患者の終末期ケア（エンドオブライフケア）について」基調講演．日本内科学会雑誌96（8）：175-182, 2007
2) 田村恵子：エンド・オブ・ライフケアにおける看護　第18回聖路加看護学会学術大会：特別講演．聖路加看護学会誌17（2）：16-19, 2014
3) 谷本真理子，竹川幸恵：呼吸器疾患とともに生きる人と家族へのエンド・オブ・ライフケア．看護実践にいかすエンド・オブ・ライフケア，第2版（長江弘子編），p.127, 日本看護協会出版会，2018
4) 平原佐斗司：認知症の緩和ケア．在宅医療の技とこころ　チャレンジ！非がん疾患の緩和ケア（平原佐斗司編），p.61, 南山堂，2011

3 意思決定支援

A. 意思決定支援とは

1 ● 対象者の意思決定を支援する意味

　エンドオブライフの時期にある人が意思決定を求められる場面は，残された時間を過ごす療養の場の選択，痛みなどの症状マネジメントの方法の選択，病状が進行し自立した生活が難しくなるなかでその日一日をどのように過ごすかといった決定など多岐にわたる．エンドオブライフの時期の病状進行は見通しが立てにくく，意思決定をしたとしてもその人が望む結果が必ず得られるとはいいがたい．したがって，どのような結果になろうとも，意思決定のプロセスやその結果についてその人が最終的には納得がいくように支援することが重要である．

　意思決定は，医療者からエビデンスに基づく情報提供と，選択肢におけるリスクとベネフィットの説明がなされ，本人による情報の適切な解釈，ならびに価値観に基づく選択肢の吟味が行われて，選択と意思表明に至るプロセスを経る．このプロセスは，提供される情報の質，情報提供のしかた，決定が必要な事項に関連する人々の価値観や意向，本人の意思決定能力，本人の決定に際しての自発性などさまざまな要因の影響を受ける．医療者は，後述する意思決定支援におけるアセスメントの視点をもって，本人にとって納得がいく意思決定が行われているかを把握し，必要な支援を行う．納得がいく意思決定ができれば，本人の自発性が高まり，本人が望む生活や生きかた，最期までよりよく生きることの実現可能性が高まる．また，病状が悪化し身体的には制約が生じた生活であっても，重要な事柄を自分で決めることができたという思いは，本人の自尊感情の維持につながる．

2 ● 意思決定支援場面で生じやすい倫理的葛藤

　意思決定のプロセスには，その決定にかかわる人々の価値観，意思決定を行う本人自身の身体・心理的状態や環境が反映され，**倫理的葛藤**が生じやすい．エンドオブライフの時期の意思決定支援の場面で生じやすい倫理的葛藤を理解しておくことは，看護師の**倫理的感受性**を高め，倫理的な問題が生じていることに気づくことを可能にする．

a. 適切な意思決定能力を有する状態のもとに行われた意思決定であるか

　エンドオブライフの時期にある人は，病状の悪化により身体・認知機能が低下したり，抑うつや混乱，コントロール感覚の喪失といった心理状態に陥ったりすることがあり，提供された情報を適切に解釈し十分に吟味して意思決定を行うことが困難になる．本人にとって重大な決定事項であるのに，**意思決定能力**の低下により，本人の意向を十分に反映できない葛藤が生じる．また，意識レベルの低下により本人が自分で決めることができないと判断された場合は，家族などの**代諾者**による**代諾**が行われる．代諾とは，本人が意思

決定を自分で行うことができないと客観的に判断される場合に，代諾者が本人の代わりに医療者からの説明を受け意思決定をすることを意味し，**代理意思決定**ともいう．代諾者には本人の意思や利益を代弁できることが求められる．代諾をする際は，決定が必要な事柄における本人の益は何かを考え，本人が意思決定できるときはどのような意向を示すかを推定して決定する「**推定意思に基づく意思決定**」が重要である．代諾において，代諾者の決定が代諾者自身の益を優先したり，本人の意向を反映しなかったりする場合は，倫理的な葛藤が生まれる．

また，代諾は家族が担うことが多いが，本人とのこれまでの関係性から，家族が本人の意思を十分に推定できない場合は，代理で意思決定をすることの責任に重圧を感じることがある．さらに家族員の間でも，意思決定が必要な事柄に対する意向が異なることもある．この場合は，医療者と家族などの関係者が，本人にとって何が最善かを十分に話し合って意思決定を行う．

b. 適切な情報が提供されたか

エンドオブライフの時期にある人が意思決定を行う場合には，死を前提として今後のことを検討しなければならないことがある．悪化する病状や残された時間に関する情報を本人に伝えることに，医療者は躊躇しがちである．その理由は事実を伝えることによる本人の心理面への影響を懸念することにあるが，自律した意思決定には**適切な情報の提供**が不可欠であり，ここにも倫理的な葛藤が生じる．

c. 本人と家族の意向は一致しているか

意思決定をする際に，人は自己の**価値観**に基づいて決定する．本来であれば意思決定をする個人の価値観が尊重されるが，重要な事柄の意思決定においては，家族の意向も踏まえて決定しようとする人は多い．本人はエンドオブライフの時期にあることを認識してこれ以上の治療を望まないと思っていても，家族は少しでも生きてほしいと治療継続を望むといった，**本人と家族の意向が一致しない**ときに価値観の対立が生じる．

d. 本人の意向と医学的な適応は合致しているか

エンドオブライフの時期にある人では，積極的な治療の継続は効果が期待されず有害事象が強く出ることが予測される．しかしながら，本人自身が病みの軌跡の下降期にあることを認識していないと，積極的治療の継続を強く望むことがある．治療が適応でないことを知る医療者は，本人の望む治療を実施できないことや，本人に厳しい現実を伝えなければならないことに苦慮する．

B. 意思決定支援に必要なアセスメント

病みの軌跡のどの局面においても意思決定は必要とされるが，とくに下降期にある人では残された時間の生き方や生活のしかたに関する意思決定が求められる．看護師は，意思決定のプロセスとその結果について本人が納得できるように意思決定を支援する．意思決定の支援にあたり，①本人の意思決定能力，②現状の理解，③本人の価値観，④意思決定にかかわる人々の感情や価値観をアセスメントする．

1 ● 自律した意思決定を行うことができる心身の状態であるか

　自律した意思決定を行うためには，本人に適切な**意思決定能力**が備わっていることが求められる．意思決定能力には，医療者が伝える情報の意味を理解する力，選択肢のメリットとデメリットを理解し吟味する力，自分の選択を他者に伝える力が含まれる．エンドオブライフの時期は病状の悪化に伴い，痛み，倦怠感，呼吸困難などさまざまな症状が複合して出現する．身体的な苦痛症状や認知機能の低下，抑うつや混乱といった心理状況にあると，本人の意思決定能力は低下する．本人が自覚する症状（主観的情報）と，認知機能の評価などの検査データ（客観的情報）から意思決定能力の状態をアセスメントする．そして状態に合わせて，情報をわかりやすく説明する．本人が理解したことを自分の言葉で説明できるか確認する，選択肢を比較検討し決定すること，ならびにその結果を表明することを支援[1]する．また，意思決定能力の低下に影響を及ぼす症状のマネジメントを行う．

2 ● 本人は現状をどのように理解しているか

　病態によって，急激な病状悪化もあれば，長い時間をかけて徐々に下降期をたどるなど病状の進行は異なる．医療者の予測する病状の見通しと本人のそれが異なると，残された時間の認識などが一致しないまま意思決定が必要な事柄について対話をする状況になる．したがって，本人の**現状に対する理解**や，**病状の見通し**についてアセスメントが必要である．日常的な会話や，医師が本人・家族に病状を説明したときの反応，本人が今後どのように過ごしたいか希望を語るときの内容から，現状の理解や見通しを推察することができる．また，踏み込んだ対話ができる関係性を築けたときに「ご自分の病状についてどのように理解されていますか」と問いかけ，語りを傾聴する．本人の現状理解や今後の見通しが医療者と異なる場合は，その理由を検討する．医療者が今後の見通しを共有するために行われる病状説明は，本人にとっては「悪い知らせ（bad news）」であることが多い．現状の認識を助けるとともに心理的なサポートが必要となる．

3 ● 本人にとって質の高い生活・人生上の価値は何か

　選択肢を提示されたとき，人は自分にとって**質の高い生活**や，人生において**大切**にしていること，すなわち**価値観**を判断基準として選択を行う．また，生きられる時間が限られていることを前提として重要な事柄を検討する場合，自身の生死についての考え方・とらえ方が決定に影響を及ぼす．がん患者の場合，エンドオブライフの時期にあっても「最後までがんと闘うので緩和ケア病棟には入らない」と語る人もいれば，「がんには抗えないので苦痛だけはとってほしい」と望む人もいる．最期を迎える療養の場も，個々によって考え方が異なるであろう．意思決定が必要な事柄において，その人が何を大切にしているか，したいと考えているかを問いかけることは，本人の価値観を理解することの一助となる．

4 ● 意思決定にかかわる人々は誰か，どのような感情や価値観をもつか

　重要な事柄を決定するとき，**家族**をはじめとした人々と相談して決めたいと考える人は

多い．周囲の人々のその人に対する思い，重要なことを決めなければならないことに伴う感情は，意思決定のプロセスに良くも悪くも影響を与える．また，意思決定は本人・家族と医療者との対話を通して行われるので，支援する医療者の相談技術，決定が必要な事柄に対する感情や価値観も影響を及ぼす．意思決定を支援する**医療者の価値観**，たとえば「在宅で家族に見守られながら看取りを迎えることが望ましい」といった考えが，本人の意思決定を医療者の価値観に沿うように無意識に導いてしまう可能性もある．医療者は自身の価値観を認識することも含めて，意思決定にかかわる人々の感情や価値観が，本人の意思決定にどのような影響を与えるかをアセスメントする必要がある．

C. 対象特性の違いによる意思決定支援の留意点

1 ● がんによりエンドオブライフの時期にある人

　がん薬物療法（分子標的治療薬，免疫チェックポイント阻害薬）の進歩により，一部のがん腫においては，殺細胞性抗がん薬では治療の適応とならなかった人にも治療が行われるようになった．治療により病状が好転・維持できることもあり，エンドオブライフの時期を身体機能が低下し始める死の2〜3ヵ月前とする狭義の概念で考えると，がん患者のエンドオブライフの時期の境界はあいまいとなったといえる．

　がん患者の身体的機能は，治療期は比較的高く維持されるものの，薬物療法が奏効しなくなると病状が悪化し，身体機能が不可逆的に低下する．がんの診断は診断期・治療期であっても患者に死を意識させ精神的苦悩をもたらすが，病状悪化により死は目前に迫ったものとなる．患者は心理的に不安定となり，強い悲嘆や怒りを抱く．残された時間の過ごし方や療養の場について意思決定が必要となるが，心の揺らぎは患者の意思決定能力を一時的に低下させる可能性があるため，患者の語りを傾聴し，心理的な安定を図りながら意思決定を支援する必要がある．また，病状の悪化により日常生活において自分でできることが少なくなると，患者の自尊心は低下する．自立した生活が難しくなるなかでその日一日の過ごし方を自分で決める支援が意味をもち，たとえばトイレに自力で行けなくなった患者の排泄方法について患者と看護師が相談しながら選択し，患者が自分で望む生活を自身の意思で実現できたと思えるように意図的にかかわることは，低下した自尊心を取り戻すケアとなる．

2 ● 臓器不全によりエンドオブライフの時期にある人

　心不全や腎不全といった臓器不全を伴う慢性疾患は，寛解と増悪を繰り返し徐々に状態が悪化する経過をたどる．臓器不全の進行に伴い身体機能が低下し，日常生活に支障が生じて，やがて死に至る．臓器の機能を維持するための治療が奏効しなくなり，著しい臓器不全の状態に至るとエンドオブライフの時期と判断される．臓器不全の状態によっては急な死の転帰をとることもあり，予後の予測が難しい特徴を有する．また，腎不全を例にとると，病状悪化により維持血液透析の実施がかえって生命に危険をもたらす状況では治療中止の検討が必要となるといった，生命と尊厳にかかわる難しい意思決定が求められることがある．

　　身体機能が低下し日常生活に大きな支障が出る前に，本人の望む生活が実現できるよう，エンドオブライフの時期の治療の目標や症状マネジメントの方法などについて，あらかじめ相談し決定するエンドオブライフディスカッションが推奨される．

3 ● 認知症によりエンドオブライフの時期にある人

　　認知症の病状ステージを軽度・中等度・重度に分類して，各ステージで実施される看護師による意思決定支援に関する調査[2]では，自分の意向を言葉で訴えることができる軽度の時期では，将来受けたい医療や療養の場の希望について，本人と十分に話し合いその人の思いや考えを引き出す支援が中心となることが示されている．中等度は本人の意思表示はできるがADLの自立度は不安定な時期であり，日常生活に介助を要する．食事・更衣・排泄といった日常の生活支援の方法について，生活のしかたや好み，心地よさを確認しながら意思表明できるよう支援する．重度では経口摂取が困難となり，生命の危機状態に陥る．最期の場の選択や胃ろう造設術など医療処置の選択が，代理決定者により行われる．家族による本人の意向を尊重した**代理意思決定**が行われるように，意思表示ができない本人の気持ちや考えを回顧しながら話し合う支援が行われる．

　　認知症を患う人の意思決定支援では，認知症の重症度と日常生活への影響をアセスメントし，できるだけ本人の言葉を引き出して意向をとらえることで，望む生活を実現できるようにする．

D. 意思決定支援の実際

　　エンドオブライフの時期の意思決定支援は，人がその人らしく人生を全うすることを支援することでもある．次の場面で考えてみよう．

> **場面**　「生き延びる」ために大部屋から個室に移りたくないという思いを表出したSさん
>
> 　　Sさん（60歳代，女性）夫妻とのかかわりは2年になる．Sさんは乳がんの手術から3年後に肝臓に転移をしていることがわかり，定期的に入院をして肝動注化学療法を受けていた．今は肺にも転移して，胸水が貯留している．肝臓の転移巣は治療の効果がなく増大しており，医師からSさん夫妻に説明がなされた．Sさんは歩行してトイレに行くにも息が上がり，倦怠感も強くなってきた．看護師らは，現在の4人床から個室への移動をSさんにすすめた．Sさんの夫も「つらいのであれば個室に移ろう」と妻に語りかけるが，Sさんは「このままこの部屋にいたい」と希望する．看護師は，個室はトイレが備わっていて移動が楽であること，静かな環境で夫と過ごせることを説明したが，それでも個室への移動を断る．Sさんの思いを確認すると「大部屋から個室に移った患者さんが，そのまま亡くなることが多いことを知っている」「肝臓のがんが大きくなっていることはわかっているけれど，夫を一人，残していくことがとても心配」「夫のために少しでも長く生きたいの」と話した．看護師はSさんの思いを病棟の看護師たちに伝え，個室に移りたくないというSさんの思いを尊重することにした．

「B. 意思決定支援に必要なアセスメント」の視点をもとに考える．Sさんはこれまで治療や療養に関することは夫と相談しながら，自分で意思決定してきた．肝転移巣の増大があるが，肝性脳症の症状はなく，自律した意思決定能力をもつと考える．また，「肝臓のがんが大きくなっていることはわかっているけれど，夫を一人，残していくことがとても心配」という言葉から，病状が悪化し残された時間が長くない現状を理解できているといえる．そして，残された時間を「夫のために少しでも長く生きる」ことは，Sさんにとって生きる支えとなる思い（価値観）であると思われた．

看護師の「個室はトイレが備わっていて移動が楽」「静かな環境で夫と過ごすことができる」というメリットの説明は，「エンドオブライフの時期にある人は個室に入ったほうがよい」という看護師の価値観の表れといえる．また，大部屋でSさんが急変したときの対応を懸念したリスクマネジメントの観点も含まれる．Sさんの思いを聞くなかで，看護師の「個室のほうがよいだろう」という考えは，Sさんの価値観とは相容れないことが理解でき，個室には移動しないことになった．「生き延びるために大部屋から個室には移らない」というSさんの意思決定を尊重することは，Sさんがその人らしく人生を全うすることの支援になる．

▌引用文献▐
1)　川崎優子：意思決定支援の枠組みとNSSDMの紹介．がん看護**25**（3）：215-221, 2020
2)　長江弘子：認知症と共に生きる人と家族のエンド・オブ・ライフ・ケア―日常生活の快適さを積み重ねるプロセスの共有化．日本認知症ケア学会誌**15**（4）：765-771, 2017

臨床において代諾者がいない人の意思決定を支援する

　日本には，認知症や統合失調症などの精神疾患および知的障害などにより判断能力が十分ではない成人に対し，家庭裁判所が支援者を選任し，本人の権利を法律的に保護するために成年後見制度がある．なお，本制度の適用範囲は財産管理，身上保護に限られるので，家族などの医療行為の代諾者の有無は問わない．

　成年後見制度は対象者の判断能力に応じて障害の重い順に，後見，保佐，補助の3つの類型に分けられる．制度を利用するためには，家庭裁判所に申し立てを行い，後見等開始の審判を受ける．支援者は，それぞれ成年後見人，保佐人，補助人（以下，「後見人等」）といい，支援を受ける者は成年被後見人，被保佐人，被補助人（以下，「被後見人等」）という．

　2021（令和3）年，親族が後見人等に選任される割合は約2割にとどまり，多くの場合，第三者が選任されている．

　第三者後見人には，弁護士や司法書士などの法律職，社会福祉士などの福祉職，自治体などが主催する研修を終えた市民ならびに社会福祉協議会やNPOなどの法人が選任されている．後見人等の役割は2つあり，①不動産や預貯金などの財産管理，②身上保護とよばれる介護保険のサービス契約，入院契約および施設入居の際の入所契約の締結などの法律行為の代理である．これら後見事務を行う際には，被後見人等の意思を尊重し，心身の状態や生活状況などの個別性に配慮する義務を負う．通常，月に1〜2回，各1時間程度の面会を通じて意思の把握を行うのが一般的である．

　とくに医療者の視点から成年後見制度の利用について注意すべき点は，①後見人等の職務には介護を行うことは含まれないこと（日用品の買い出しなども同様），②後見人等は医療行為の代諾ができないことの2点である．代諾者がいない被後見人等の治療方針を決定する際に，「現時点での本人の意思は誰にもわからない」「本人が選択すべき治療内容を他人が決めてよいのか」という生命倫理の側面から問題がある．臨床において，被後見人等に意識障害があるなど意思表示することがきわめて困難な場合であっても，治療や延命治療の開始・継続の決断を迫られることがある．しかし，前述のとおり後見人等は医療行為の代諾はできない．そこで，後見人等の役割を理解している医療機関では，医師・看護師などの医療者，ソーシャルワーカーのカンファレンスの場に，被後見人等の総合的な状況を把握している後見人等の参加を求め，法的保護の観点から被後見人等にとっての「最善」について，話し合いを重ねるという手順がとられている．患者が被後見人等ではなく，かつ代諾者がいない場合も同様に，医療チームが患者本人の「最善」をカンファレンスにて検討する．いずれの場合にも，検討の過程に法的な問題がないか弁護士に意見を求める場合もある．このように多職種での協議を経て，後見人等や代諾者がいない患者の意思を推測・尊重し「最善」と思われる代理意思決定を行っている．

第Ⅴ章の学習課題

1. 痛みの緩和でよく用いられるオピオイド鎮痛薬と非オピオイド鎮痛薬の違い，作用機序を調べてみよう．
2. エンドオブライフの時期にあるp.106の事例（Aさん，90歳代，女性）をもとに，看護師役と患者役になって，よりよく生きることに向けた日常生活支援についてロールプレイしてみよう．
3. エンドオブライフの時期にあるp.111の事例（Sさん，60歳代，女性）をもとに，本人，家族，看護師のそれぞれの立場から想定される価値観と意思決定支援について話し合ってみよう．

第VI章

臨死期の看護

学習目標

1. 臨死期の身体の変化・徴候を学び，死が近づいた人の身体徴候のとらえ方とアセスメントを理解する．
2. 看取りにおける看護の目的と役割を学び，エンドオブライフの時期にある人が最期までよりよく生きるための支援者としての態度を養う．
3. 臨死期に生じる苦痛の緩和と安楽の援助について学び，死に至るまでの患者および看取り後も含む家族へのケアの実際を理解する．

1 死が近づいた人の 身体徴候のとらえ方

A. 臨死期とは

　臨死とは「死に臨むこと」を指す．一方，**臨死期**（terminal phase）には明確な期間の定義があるわけではないが，ELNEC-J（The End-of-Life Nursing Education Consortium-Japan）ではおよそ予後1ヵ月（週単位）～亡くなるまでの時期と定義し，コービン（Corbin JF）とストラウス（Strauss AL）の病みの軌跡理論（p.78「第Ⅳ章-第2節　その人にとっての"望ましい状態"と状態把握の視点」参照）のなかで臨死期（dying）は，数週間，数日，数時間で死に至る状況とされている．

　日本緩和医療学会では，「臨死期とは死の前の不可逆な機能低下をきたしている時期である．明確な定義はないが予後数日以内の時期をさすことが多い」[1]としており，Liverpool Care Pathwayにおいても臨死期は予後数日または1週間程度としている．実際の臨床場面でも臨死期は死の数日前～1週間前の期間を指すことが多く，本書においても臨死期を死の数日前～1週間前の期間として取り扱う．

　エンドオブライフの時期の「病みの軌跡」（illness trajectory）には疾患ごとに特徴がある[2]．具体的には，ほとんどのがんは最後の1ヵ月には悪液質による倦怠感や食欲不振，やせなど共通した全身症状を引き起こし，急速に全身機能が低下する．ただし，高齢がん患者では，数ヵ月前より徐々に全身機能が低下する軌跡をたどることが多い点に注意を要する．

　一方，非がん疾患の病みの軌跡は，全経過を通じて多様で複雑である．呼吸器疾患や心疾患の臓器不全モデルでは，急性増悪と改善を繰り返しながら，徐々に悪化する軌跡をたどり，最期は比較的急に訪れることが多い．一方，認知症などの変性疾患ではスロープを下るように緩やかに機能が低下していくが，高齢者では約半数がこのような軌跡をたどる．

　70歳以上の高齢者の最期の1年間の軌跡を前向きに調べた研究[3]では，亡くなる直前まで心身の障害を認めなかった群（突然の死亡）が16.9％，最期の1，2ヵ月で急速に全身機能が低下した急速増悪群が19.8％，死亡の1年前から全身機能が低下した加速増悪群が17.5％，1年前より虚弱であったが1年間で全身機能が低下した進行増悪群が23.8％，1年以上前より重度の障害をもっていた重度障害群が21.9％であった．このようにエンドオブライフの時期の病みの軌跡は，基礎疾患やフレイルなどによるもとの障害の影響を強く受けている．

B. 臨死期の身体の変化・徴候とアセスメント

1 ● 臨死期の徴候

　臨死期（死の数日前～1週間前）の変化には個人差があるが，人に死が差し迫っている
と判断する一般的な徴候としては，呼吸の変化，意識・認知機能の変化，経口摂取量の低
下，皮膚の変化，情動的な状態の変化，全身状態の悪化などがあげられている．

臨死期の徴候[4]
- **呼吸の変化**：チェーン・ストークス（Cheyne-Stokes）呼吸（呼吸リズムの変化），
  死前喘鳴（しぜんぜんめい），下顎呼吸など．
- **意識・認知機能の変化**：意識レベルの低下，昏睡など．
- **経口摂取量低下**：食事や水分がとれない，嚥下障害など．
- **皮膚の変化**：チアノーゼ（血液中の酸素不足が原因で，口唇や手足の皮膚が青っぽ
  い色に変化する現象），色調の変化（赤みのある皮膚の色から，青色，あるいは蒼
  白への変化），四肢の冷感，口唇・鼻の蒼白など．
- **情動的な状態の変化**：落ち着かなさ，身の置き所のなさ，精神状態の悪化など．
- **全身状態の悪化**：身体機能の低下，臓器不全など．

　これらの徴候のうち，1週間以内に亡くなる可能性を示す徴候を「**早期死亡前徴候**」と
いい，死亡当日に生じうる徴候を「**晩期死亡前徴候**」という．「早期死亡前徴候」には，
PS（performance status，活動状態）の低下，水分の嚥下困難，意識レベルの低下が，
「晩期死亡前徴候」には，死前喘鳴，下顎呼吸，四肢のチアノーゼ，橈骨動脈（とうこつ）の触知不可
があげられている[4]．「早期死亡徴候」はほとんどの患者で生じる徴候であるが，「晩期死
亡徴候」は必ず起こるわけではないものの出現した場合死の確率が高い徴候と考えられて
いる．ここから，死に向かってのプロセスとしてあえて一般化すると，亡くなる1週間～
数日前から，動けなくなり（PSの低下），だんだん眠っている時間が長くなり，**意識レベ
ルが低下**し，つじつまの合わないことを言うなど，意識の混濁やせん妄症状がみられる．
水分摂取量が低下する徴候がほとんどの人に出現し，飲み込みにくくなり，口から食べら
れる量が次第に減り，それにつれて**尿量も低下**していく．死亡前1～2日前後は**昏睡状態**
となり，声をかけても目覚めなくなる．死亡前24時間以内には循環の低下がみられる．
具体的には血圧が下がり，皮膚を含めた全組織の循環が不良になるため，**橈骨動脈の触知
不可**，冷感，四肢の**チアノーゼ**など皮膚の変化が認められるようになる．また，呼吸の変
化も生じ，喉元でゴロゴロいう**死前喘鳴**が聞こえたり，大きな呼吸と無呼吸，低呼吸を繰
り返す**チェーン・ストークス呼吸**がみられるようになる．死亡数時間前には，**下顎呼吸**が
みられることがある．これらはおもにがんについての研究データに基づく知見であるが，
がん以外の疾患でも死亡前にはおおむね同様の徴候がみられる．

　一方，疾患にかかわらず，2割近い人にこのような経過をたどらず比較的急な看取りが
訪れることがあり，注意を要する．

2 ● 死亡前の急速な苦痛の増強

　がん患者120人の約半数（52.5％）において，死亡の平均2日前に**強い苦痛**が出現し，そのうち約半数は鎮静が必要であった．苦痛の内容としては呼吸困難（27.5％），痛み（25.8％），せん妄（9.1％），嘔吐（4.1％が）などが多かった[5]．

　日本の緩和ケア施設での多施設観察研究では，15％のがん患者が鎮静を受けていた．鎮静が，あらゆる緩和ケア・治療をしても苦痛が緩和されないときに実施される手技であることを考えると，末期がんでは看取り期に一定の割合で，鎮静が必要となるレベルの苦痛の増大が起こると考えられる．がんの看取り期においては，疼痛，呼吸困難，不穏・興奮などの急な苦痛の増大には最大限注意を払う必要がある．

　一方，非がん疾患における看取り期の苦痛の実態を示すデータの蓄積は少ない．日本の在宅における多施設後ろ向き研究では，臨死期の非がん疾患の苦痛は疾患別に明らかな違いがみられる．看取り期の中等度以上の苦痛は，非がん性呼吸器疾患（NMRD）が50％，腎不全が30％，心不全が25％，神経疾患が21.4％，脳卒中が12.9％，認知症が6.9％，老衰が4.8％であり，臓器不全群に看取り期の苦痛が大きい傾向がみられた[6]．

　つまり，非がん疾患でも，非がん性呼吸器疾患などの臓器不全群ではがんに匹敵する苦痛がある一方で，老衰や認知症など，徐々に食べられなくなるほかは大きな苦痛を伴わない看取りが多い疾患群もある．

　特別養護老人ホーム（特養）は，死亡した患者4,105人の死因が老衰2,145人（52.3％），心疾患449人（10.9％），肺炎438人（10.7％），がん214人（5.2％），脳血管障害140人（3.4％）と，老衰死などの自然な看取りが多い場所である[7]が，特養入居者の最期の2週間にみられた苦痛を伴う症状としては，食事の経口摂取困難が最も多く，次いで口腔内の乾燥，むくみ，痰がからむ咳や息切れなどの気道感染症状が認められた（**図Ⅵ-1-1**）[7]．

　エンドオブライフの時期に嚥下障害が進行し，食事の経口摂取が困難となる疾患群でも，看取り期に**肺炎**を起こすかどうかで苦痛の程度は異なる．たとえば，肺炎は認知症高齢者のおもな死因であり，末期認知症高齢者の最大3人に2人が肺炎を合併して死亡するが，人生の最期に肺炎を合併して死亡した認知症高齢者は，食べられなくなり死亡した場合に比べて呼吸困難や不快感などの苦痛がはるかに大きいこと[8]が明らかになっている．自然な看取りが期待される認知症や老衰などでも，看取り期に肺炎を併発した場合などには，積極的な緩和ケアが求められる．

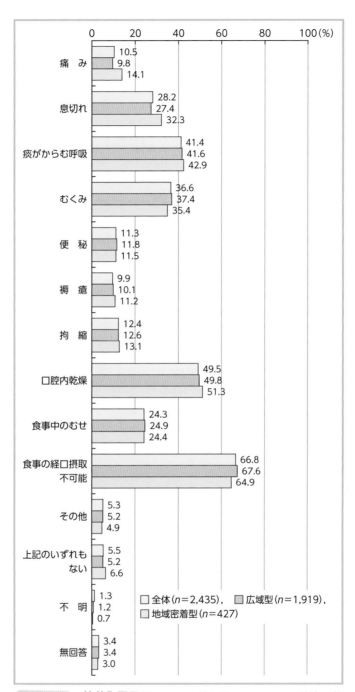

図Ⅵ-1-1　特養入居者の亡くなる前2週間にみられた苦痛の伴う症状（複数回答）

〔PwC コンサルティング合同会社：令和2年度老人保健事業推進費等補助金（老人保健健康増進等事業分）特別養護老人ホームにおける看取り等のあり方に関する調査研究報告書 令和3年3月, p.141,〔https://www.pwc.com/jp/ja/knowledge/track-record/assets/pdf/r2-s56-end-of-life-care-in-special-care-facil.pdf〕（最終確認：2022年11月1日）より引用〕

▌引用文献▌

1)　日本緩和医療学会（編）：専門家をめざす人のための緩和医療学，第2版，p.254，南江堂，2019
2)　Lynn J：Perspectives on care at the close of life. Serving patients who may die soon and their families：the role of hospice and other services. Journal of the American Medical Association **285**（7）：925-932, 2001
3)　Gill TM, Gahbauer EA, Han L, et al：Trajectories of disability in the last year of life. New England Journal of Medicine **362**（13）：1173-1180, 2010
4)　森田達也，白土明美：死亡直前と看取りのエビデンス，p.5-12，医学書院，2015
5)　Ventafridda V, Ripamonti C, De Conno F, et al：Symptom prevalence and control during cancer patients' last days of life. Journal of Palliative Care **6**（3）：7-11, 1990
6)　平原佐斗司，木下朋雄，山中　崇ほか：非がん疾患終末期の苦痛について―非がん疾患の在宅ホスピス・緩和ケアに関する多施設共同研究報告，第1報―．日本在宅医学会雑誌**9**（1）：104-105, 2007
7)　PwCコンサルティング合同会社：令和2年度老人保健事業推進費等補助金（老人保健健康増進等事業分）特別養護老人ホームにおける看取り等のあり方に関する調査研究報告書 令和3年3月，p.141，〔https://www.pwc.com/jp/ja/knowledge/track-record/assets/pdf/r2-s56-end-of-life-care-in-special-care-facil.pdf〕（最終確認：2022年11月1日）
8)　Van Der Steen JT, Pasman HR, Ribbe MW, et al：Discomfort in dementia patients dying from pneumonia and its relief by antibiotics. Scandinavian Journal of Infectious Diseases **41**（2）：143-151, 2009

2 看取り時の看護

A. 苦痛の緩和と安楽への援助

1 ● 日本人が考える望ましい最期

　日本人にとっての望ましい最期について，多くの人が共通して大切にしていることが明らかとなっている（p.57，**表Ⅲ-1-2**参照）．看護師は，個別的な価値観の理解も深めながら，個々の患者/施設利用者の意向に沿えるような支援を行う必要がある．

2 ● 看取りにおける看護の目的

　この時期の看護の目的は，「予後不良と診断された人と，その家族の残された生命・生活・時間が，より豊かに，より安全・安楽に，より積極的に過ごせるように配慮し，その人が望む，その人らしい最期が迎えられるように援助することであり，同時に，看取られるもの，看取るものがともに学び成熟すること」[1] である．なお本節では，親近者も含めて「家族」と表現する．

3 ● 死亡前数日〜数時間のケア

　時間とともに変化する患者の全身状態の変化や特徴（p.116「第Ⅵ章-第1節 死が近づいた人の身体徴候のとらえ方」参照）を把握しながら，死後までをプロセスとしてとらえ，細やかにケアすることが大切である．

a. 尊厳を保つ

　意識レベルが低下している状態であっても，それまでと同様に，本人の名前を呼び，挨拶をし，声をかけながらケアを行う．これは，目の前の人に対して**人格をもった一人の人間**として接することであり，その尊厳を守るうえで重要なことである．そして，家族はそのようにケアを受けるさまをみることで，本人が大切にされていることを感じて安心する．

b. 身体的苦痛の緩和

　本人が穏やかに過ごせるよう，多職種と連携しながら**身体的苦痛の緩和**に最大限努めることが重要である．本人の表情，とくに眉間にしわがなく穏やかな表情であるかどうか，動作などを観察して苦痛のアセスメントを行う．そして，本人の疲労を最小限にするために2人以上の看護師でケアを行うことが望ましい．

(1) 痛　み

　これまで本人が痛いときに示していた反応をもとに，痛みのアセスメントを行い，鎮痛薬の投与を継続する．オピオイドを使用している場合は，急速な減量や中止による退薬症状によって苦痛が増強するため，慎重な調整が必要である．また，オピオイドの過量投与は呼吸抑制を出現させることから，呼吸状態の観察を必ず行う．

マッサージや患部をさする，足浴，罨法（あんぽう），体位の調整など，これまでに本人が心地よさを感じていたケアは，どのような時期においても安楽につながる．

(2) 死前喘鳴

死前喘鳴とは，咽頭や喉頭部に唾液や分泌物が貯留し，呼吸時に振動することでゴロゴロと音がする状態である．本人は不快や苦痛を感じていないと考えられているが，そばにいる家族は，本人が苦しんでいるように見えるため，つらい体験をすることがある．

体位変換や頭を高くする，顔の向きを変えるなどの工夫により，一時的に喘鳴が軽減することがある．また，唾液が咽頭に垂れ込まないように口腔ケアを行う．家族には死前喘鳴が起こる原因と，多くの場合に本人は苦痛を感じていないことを説明し，不安の軽減に努める．

輸液は体液貯留を引き起こし，喀痰や分泌物の増加につながる．そのため，家族に十分な説明をしたうえで，輸液の減量・中止を多職種チームで検討する．

(3) 口唇・口腔内乾燥

口呼吸や酸素投与，唾液分泌量の低下などにより，口腔内や口唇が乾燥しやすく，口臭の原因にもなる．看護師は，水に浸したガーゼや綿棒，口腔ケア用のスポンジブラシなどを用いて口腔ケアを行い，口腔内を清潔に保つようにする．その際，本人は嚥下困難となっているため，誤嚥に十分注意する．また，保湿ゲルや口腔用軟膏，保湿スプレーなどを使用し，口唇・口腔内を保湿する．

(4) 眼球乾燥

筋肉の弛緩により瞼が閉じられなくなり開眼している状態のときは，眼球の保湿のために点眼薬・眼軟膏などの使用や，生理食塩水に浸したガーゼで覆うなどを行う．

(5) 処置・ケアの見直し

本人の苦痛が最小限に抑えられ安楽に過ごせるように，実施しているケアを見直し，必要なケアを精選しながら行う．

c. 終末期せん妄へのケア

終末期せん妄とは，一般的に亡くなる24～48時間前に生じる回復できないせん妄のことであり，進行がん患者の88％に認めたとの報告がある[2]．臓器不全が原因の意識障害によって起こる精神症状であることが多く，その症状は，身の置き所のなさや幻覚，睡眠覚醒リズムの障害（昼夜逆転），コミュニケーション困難などさまざまである．

本人へのケアとしては，①つじつまが合わない言動に対して否定せずに安心できるような声かけを行う，②点滴などのルート類を抜いてしまう危険性があるため本人からルートが見えないように工夫する，③転倒や転落の危険性が高くなるためベッド周囲の環境整備を行う，などである．

また，家族が安心して本人のそばに付き添うことができるように，①家族が不安や心配を抱えているときは看護師もそばにいる，②臓器不全によって起こる意識の障害であることを説明する，③つじつまが合わない話でも本人の伝えたいメッセージを家族と一緒に考える，④お別れのときが近づいているため本人に伝えたいことを伝えるよう勧める，⑤家族がそばにいるだけで本人は安心することを伝える，などを行う．

d. 苦痛緩和のための鎮静とケア

(1)鎮静導入の慎重な検討

　難治性の痛みだけでなく，せん妄，呼吸困難，倦怠感などの耐えがたい苦痛症状（**表VI-2-1**）[3]を緩和するために，鎮静が必要になる場合がある．がん患者では，約34％に鎮静を必要としたという報告がある[4]．治療抵抗性の耐えがたい苦痛が疑われた場合の対応について，基本的な考え方をフローチャートに示す（**図VI-2-1**）[5]．医療者は，苦痛に対して可能な治療がすべて行われたかを多職種で話し合い，本人と家族の意思を確認したうえで鎮静の導入を慎重に判断することが重要である．

　鎮静がもたらす益（好ましい効果，benefits）は苦痛緩和であり，害（好ましくない効果，harms）は意識の低下によりコミュニケーション（会話）をはじめとする通常の人間

表VI-2-1　鎮静が必要となる緩和困難な苦痛

①せん妄（認知症に伴うせん妄など臓器不全を伴わないせん妄は除く）
②呼吸困難
③過度な気道分泌（死前喘鳴）
④激しい疼痛
⑤嘔気・嘔吐
⑥倦怠感
⑦けいれん
⑧ミオクローヌス
⑨不安
⑩抑うつ
⑪心理・実存的苦痛

⑨～⑪は単独で適応になることは例外的．
［池永昌之：鎮静時の家族ケア．緩和ケア17（増刊号）：143, 2007より引用］

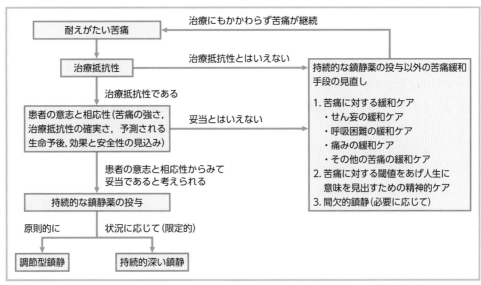

図VI-2-1　治療抵抗性の耐えがたい苦痛が疑われた場合の対応についての，基本的な考え方のフローチャート

［日本緩和医療学会ガイドライン統括委員会（編）：がん患者の治療抵抗性の苦痛と鎮静に関する基本的な考え方の手引き2018年版，p.19, 金原出版，2018より許諾を得て転載］

表Ⅵ-2-2　持続的鎮静の導入要件

相応性	苦痛緩和をめざすいろいろな選択肢のなかで，鎮静が相対的に最善と判断されるか ・持続的な鎮静が妥当かどうかは，以下の4つから判断する 　①苦痛の強さ　②治療抵抗性の確実さ　③予測される患者の生命予後 　④効果と安全性の見込み
医療者の意図	鎮静を行う意図が「苦痛緩和」であることを理解しているか ・医療者は，鎮静の目的が苦痛緩和であることを患者・家族と医療チームとの間で明示的に話し合い，十分に共有され理解されていることを確認する必要がある 鎮静を行う意図（苦痛緩和）からみて適切な薬剤，投与量，投与方法が選択されているか
患者・家族の意思	患者の意思に沿っているか ・意思決定能力がある場合：必要な情報を提供されたうえで，苦痛緩和に必要な鎮静を希望する明確な意思表示がある ・意思決定能力がないとみなされた場合：患者の価値観や以前の意思表示に照らし合わせて，今の状況で「患者が苦痛緩和に必要な鎮静を希望するか」を推測できる ・家族がいる場合には，家族の同意があることが望ましい 　＊患者と家族の意思が異なる場合（例：患者は鎮静を希望するが家族が反対しているなど）は，患者にとっての最善について十分話し合い，合意を得るように努める必要がある
チームによる判断	医療チームの合意はあるか，専門家（緩和医療医，精神科医，心療内科医，麻酔科医［ペインクリニック医］，腫瘍医，専門看護師など）にコンサルテーションを行ったか ・多職種カンファレンスを開催し，鎮静とそれ以外の選択肢を比較し，患者に対する益と害のバランスから，何が妥当か判断することが必要である ・鎮静を実施する際には，以下の内容を診療録に記載する 　①鎮静の目的　②苦痛の内容　③耐えがたい苦痛と判断した理由　④治療抵抗性の苦痛と判断した根拠　⑤予測される生命予後とその医学的根拠　⑥鎮静実施に際し，相談した多職種・専門家の意見　⑦患者の状態と苦痛の継続的な評価　⑧説明内容と同意について

[日本緩和医療学会ガイドライン統括委員会(編)：がん患者の治療抵抗性の苦痛と鎮静に関する基本的な考え方の手引き2018年版, p.64-76, 金原出版, 2018を参考に作成]

的な生活ができなくなることなどである．人によっては，意識が低下する可能性のある方法は希望せず，苦痛が持続したとしてもコミュニケーションがとれる方法を選択する場合もある．そのため，医療者は本人の価値観に基づく意思を拠り所に，本人・家族と相談することが基本である[5]．持続的鎮静を行う場合，導入要件（**表Ⅵ-2-2**)[5] について検討し，倫理的妥当性を踏まえたうえで最善の選択肢は何かという視点で検討する．

　家族へは，意思決定におけるつらさや負担，本人とコミュニケーションがとれなくなることへの悲嘆を理解し，最後まで家族と一緒に考えていくこと，判断は多職種チーム全体で行うことを伝える．

(2)鎮静の分類

　鎮静は，鎮静薬の投与方法によって間欠的鎮静と持続的鎮静の2つに分けられる．さらに持続的鎮静は，調節型鎮静と持続的深い鎮静に区別される（**表Ⅵ-2-3**)[5]．

(3)鎮静に使用される薬剤

　鎮静薬は，中枢神経に作用し興奮を鎮静する薬剤である．具体的には，ベンゾジアゼピン系の麻酔導入薬であるミダゾラム（注射薬），ベンゾジアゼピン系睡眠薬であるフルニ

表Ⅵ-2-3　鎮静の分類の定義

間欠的鎮静	鎮静薬によって一定期間（通常は数時間）意識の低下をもたらしたあとに鎮静薬を中止して，意識の低下しない時間を確保しようとする鎮静	
持続的鎮静	苦痛に応じて少量から調整する鎮静（調整型鎮静）	苦痛の強さに応じて苦痛が緩和されるように鎮静薬を少量から調節して投与すること
	深い鎮静に導入して維持する鎮静（持続的深い鎮静）	中止する時期をあらかじめ定めずに，深い鎮静状態とするように鎮静薬を調節して投与すること

［日本緩和医療学会ガイドライン統括委員会(編)：がん患者の治療抵抗性の苦痛と鎮静に関する基本的な考え方の手引き2018年版, p.10, 金原出版, 2018より許諾を得て転載］

トラゼパム（注射薬），ジアゼパム（坐剤），ブロマゼパム（坐剤），バルビツール系睡眠薬であるフェノバルビタール（注射薬・坐剤）など[5]である．オピオイドと抗精神病薬は含まないため，痛みや呼吸困難，せん妄の緩和のためにオピオイドや抗精神病薬を適切な投与量に増量した結果，患者の意識が低下した場合は，鎮静とはみなされない[5].

(4)鎮静開始後のケア

本人の尊厳に配慮し，声をかけ，安楽に過ごせるようにケアを行う．本人に不快な症状や苦痛が出現していないかを注意深く観察し，家族と共に鎮静薬の効果を評価する．具体的には，眉間にしわがなく表情が穏やかであることなどで，これにより苦痛が緩和できていると判断できる．

そして，家族の気がかりや疑問を傾聴することも大切である．緩和ケア病棟で鎮静を受けた患者の遺族の半数は「話ができなくなることのつらさ」を体験し，約3割は「患者の状態の変化に気持ちがついていかない」「決める責任を負うことへの負担感」「自分にまだできることがあると感じる」「鎮静が患者の寿命を縮める可能性があることを懸念する」などの体験をしていたという報告がある[6]．このような家族の体験を念頭に，家族の気持ちを伺いながら，ねぎらいの言葉をかける，誠実に対応することなどを行い，家族が本人のためにできること（声をかける，本人の好きな音楽を流す，手を握る，身体をさする，簡単な保清ケアを行うなど）を共に考え，促すことが，本人と家族に対するよりよい看取りのケアとして大切である．

e. スピリチュアルペインへのケア

本人にとって望ましい状態（p.57, 表Ⅲ-1-2参照）が損われると，スピリチュアルな苦痛（スピリチュアルペイン）を引き起こす[7]．看護師はその人の苦痛を受け止め，ただ黙ってその手を握る，身体をさするなど，そばにとどまることにより安心感を与えることができる．**非言語的コミュニケーション**を大切なケアとしてとらえ，不安や孤独感などを抱える人と家族に寄り添おうとする姿勢が大切である．

4 ● 看取り時のケア

この時期にある人には，呼吸が不規則になる，対光反射が微弱となる，尿量が極端に減少する，などがみられる．最期のときが近づいていることを家族に伝えたうえで，付き添いについての意向を確認する．そして，その人の反応がみて取れなくなっても，聴覚は最期まで残っていることを説明し，**話しかけるよう伝える**．

a. 療養環境を整える

　本人と家族が残された時間を大切にしつつ，静かに最期のときを迎えることができるように，室内環境を整える．医療機器の配置を整え，家族の疲労に配慮して椅子を用意するなど，安心してそばにいられるような環境をつくる．

　看取りのときは，その人と家族がお互いに唯一無二の存在であることを感じ合い，穏やかな旅立ちを願う時間でもある[8]．看護師は，本人の状態を見守りながら，家族が必要なときにはいつでも声をかけられるように，訪室のタイミングについて配慮する必要がある．

b. 家族の状況と対応

　家族は最期まで奇跡を信じていることが多いため，死が家族の予想以上に早かったり，看取り時に立ち会いたい人が間に合わなかったりした場合に，取り乱して心肺蘇生処置を希望することがある．看護師は，家族が落ち着けるようにかかわり，本人の意向やこれまで話し合ってきた内容を伝え，蘇生処置を行う意味を一緒に考える．また，家族が来るべき人が揃うまで死亡確認を待つことを希望したときは，医師と相談して応じることもある．

　在宅での看取りの場合は，医師や訪問看護師に連絡するタイミングを，家族と事前に確認しておく．万が一，医療スタッフが亡くなる瞬間に間に合わなかったとしても，家族だけで看取ることもできることを伝えておく．

c. 死亡確認時の看護

(1) 家族にとっての死亡確認の意味

　残された家族にとって，死を告げられることは，現実と向き合い，喪失の痛みを癒していくプロセスの始まりとなる．そのため，急いで駆けつける家族にとっては，死亡確認をされた後に面会するよりも，診断を自らの耳で聞き，目で確認するという作業が大切なこともある．医療者は，家族の状況に配慮したかかわりをする必要がある．

(2) 医師による死亡確認

　死亡確認は，死の三徴候である①心拍停止，②呼吸停止，③瞳孔の対光反射の消失を医師が確認することで行われる．確認後，医師が家族に向けて死亡と診断したこととその時刻を告げた後，医療者は一礼する．

B. 看取り当日までの家族へのケア

1 ● 家族の意向を尊重する

　看護師は，看取りが近いことを家族が理解できているか確認する．また，看取りへの思いや看取り時に立ち会いを希望している人などについても確認し，それらが実現できるように調整し支援する．

2 ● 本人の状態や変化について説明する

　大切な人が死を迎えようとしているとき，家族は本人のわずかな変化，たとえば血圧・脈拍などの数値や，顔色・表情などに敏感に反応する．そして，苦痛がなく，安楽な最期を迎えてほしいと願っている．

　看護師は，本人にも家族にも十分に**声かけ**をしながら，本人へのケアを行う．家族に対

し，本人の現状と死前喘鳴や呼吸の変化など**今後起こりうる徴候**とその**対応**について丁寧に説明する．家族は説明を覚えていないことや十分に理解できないこともあるため，看取りに関するパンフレット[9]などを用いることも検討する．

3 ● 家族の気がかりに対応する

　看護師は，看病を続けてきている家族の様子をアセスメントし，家族へねぎらいの言葉をかけ，感情が表出できるようにかかわる．そして，家族に心配なことや気がかりなことはないかを確認し，いつでもどのようなことでも質問してよいことを伝える．看護師は，家族の気持ちを受け止め傾聴しながら，必要な情報を細やかに伝え，理解の内容について把握していく．

4 ● 家族ができることを伝える

　家族は，「本人のそばにいたい」「役に立ちたい」などのニーズをもっている[10]．一方，変化していく状況でどのように接すればよいかわからない，あるいは何もしてあげられないと怖れや無力感を抱くこともある．看護師が，本人への触れ方や声のかけ方を示すことで家族の手本となり，家族は安心して本人とコミュニケーションがとれるようになる．また，家族がそばにいるだけで家族の想いは本人に十分に届いていることを伝え，そばにいるだけで意味があると感じられるようにかかわっていくことも大切である．

　看護師は，家族の状況やニーズを把握し，本人に対するケアに参加できるよう配慮する．手足や顔を拭く，身体をさするなど，家族の負担が少なく安全にできるケアを検討し，方法について説明する．また，直接本人に触れることだけでなく，本人の好きなボディソープやシャンプー，タオルなど，ケアに活かせるものを家族に持ってきてもらうこともケアへの参加となる．家族が本人に対するケアに参加することで，「できるだけのことをした」と思えることが大切であり，死別後の悲嘆のプロセスによい影響を及ぼす．

a. 疲労への配慮

　家族は，これまでの看病による**疲労**の蓄積や日々緊張感で張りつめていることから，十分な休息や睡眠がとれていないことも多い．家族の健康状態に配慮し，気分転換や休息がとれ，できる限りの日常性を保ちながら本人との時間が過ごせるように支援していく．

C. 亡くなった後の看護

1 ● 看取り直後のケア

a. 家族や親しい人々とのお別れへの配慮

　医師による死亡確認のあと，家族や親しい人がお別れの時間を過ごせるように，看護師は環境を整える．速やかに点滴投与を止め，酸素吸入や心電図モニターなど使用していた機械・器具を静かに外し，寝衣を整える．本人と家族のこれまでの経過に敬意を払い，「○○さん，お疲れさまでした」「○○さんもご家族も，本当によく頑張られましたね」などねぎらいの言葉をかける．

　その後，医療職は退室し家族だけのお別れの時間を確保する．看護師は退室時に，①お

別れの時間を過ごした後に今後の予定について説明すること，②本人の身体を綺麗に整える（エンゼルケア）こと，③看護師からも頃合いを見計い確認するが，家族からもエンゼルケアができる状況になったら看護師に伝えてほしいこと，などを伝える．家族の動揺が強いときや，家族が一人で看取った場合などは，家族が悲しみや故人への思いを語れるよう，看護師はその場にとどまることも大切な家族ケアとなる．これまでの家族ケアも踏まえ，家族の状況や心情を見極めることが重要である．

　また，看取り（臨終）は看護師にとってもつらい出来事であるため，その後の家族への対応に戸惑うこともある．しかし，本人を看取った後，退院・退所の段取りを家族に説明し，滞りなくお見送りするまでが看取りのケアである．そして，医師からの死亡確認のときから家族にとってのグリーフワークは始まっているので，看護師は家族の感情や変化に注目し，グリーフワークを意識しながらかかわることが大切である．

2 ● 家族への今後の予定の説明

　家族の感情とその変化，そして言葉遣いに配慮して，お見送りまでの段取りを説明する．療養場所によって段取りや手順が異なることもあるため，それぞれの場所でできる限りの説明とケアを行う．家族は葬儀社への連絡や帰宅の準備などがあるため，ケアにかかる時間を説明する．家族との死別はまれな経験であることが多いため，今後の流れについて相談しておくことは，家族の戸惑いや不安の軽減につながる．

3 ● エンゼルケア

a. エンゼルケアの目的

　エンゼルケアの目的には，①死によって起こる外観の変化をできるだけ目立たないようにその人らしく整え，尊厳を保つ，②身体を清らかにし，病原菌の飛散を防止する，③家族が死を受容するためのグリーフケア（p.144「第Ⅶ章-第3節-A．グリーフケア」参照）につながる，④看護師の死生観を育てる，などがあげられる．

b. 死後の身体的変化

　死後の身体の変化を表Ⅵ-2-4に示す．これらの死後の生理的変化を理解したうえで，死後硬直が現れる前にエンゼルケアを終了できるように，死亡確認から30分～1時間以内にはケアを始められるように調整する．

c. 家族への配慮

　家族にエンゼルケアを始めてよいかを確認する*．その際，看取りに立ち会えなかった家族が到着していた場合には，「ご家族のお気持ちは，○○さんに十分伝わっていると思います」など，家族の状況に配慮した声かけを行う．家族に，エンゼルケアの必要性や方法を説明し，信仰する宗教や風習などによるケアの希望があるかどうかについて確認する．また，家族もエンゼルケアに参加できることを伝え，意向を確認する．一方，家族がエンゼルケアに参加することで治療の跡ややせた身体をみることとなり，つらさを感じることもあるため，看護師には家族の心情に配慮した対応が求められる．

---

*家族には直接エンゼルケアとは言わず，「お身体を整えさせていただいてもよろしいでしょうか」などと表現する．

表Ⅵ-2-4　死後の身体の変化

変化		変化が始まるまでのおよその時間	内容
体温低下		1時間	• 代謝機能・体温調節機能がなくなることから起こり，環境室温に同化する方向で体温低下が進む．深部体温は低下しづらく，手足や外気に触れている顔表面は早く冷たくなる
皮膚の変化	蒼白化	30分	• 血液の攪拌が失われ，比重の重い赤血球が下方の背面方向に移動するため，顔面や身体前面の血色が失われる．また仰臥位では，背面・後頸部・殿部などに暗赤色や紫青色の境界不明瞭のあざ（死斑）ができる
	死斑・皮下出血	1時間	
	乾燥	3時間	• 水分補給がなくなり，皮膚表面から水分が蒸発するために起こる • 乾燥すると暗褐色に変化する • 乾燥防止のために，クリームやオイルで皮膜をつくるとよい
	褥瘡部・蜂窩織炎の変化	12時間	• 細菌が多数存在し，体温が下がりにくい部位であるため細菌繁殖による腐敗や臭気が進行する
	黄疸	24時間	• ビリルビンの酸化などにより起こる．約24～36時間で「黄色→淡緑色」，約36～48時間で「淡緑色→淡緑灰色」に変化する
筋肉の変化（死後硬直）	下顎	1～3時間	• 中枢神経の支配が失われると，アセチルコリンによる骨格筋の収縮は失われて弛緩状態となり，時間経過とともに硬くなる．その後，関節が動かなくなる（死後硬直） • 硬直の強度や発現・持続時間は，筋肉のATP（アデノシン三リン酸）量に関連する • 死後1～3時間で顎関節から硬直し始め，「上肢→下肢」へと進む．数日経過すると弛緩状態となる
	全身	3～6時間	
顔の変化	扁平化	直後	• 死亡直後の筋弛緩の状態に重力の影響を受け，顔面は扁平化する
	うっ血	3時間	• 血管内圧の残存や血液凝固機能が失われるために起こる
腐敗		6時間	• 体内の細菌群の異常繁殖により起こる．皮膚の腐敗変色，膨潤，腐敗ガスの漏出，体液漏液などが起こる • 死亡後すぐに冷却することで防止する
臭気		12時間	• 適切な遺体管理（遺体の温度を上げないようにする）を行えば発生を抑えられる．早い場合は約6時間後から，通常の遺体では約12時間後から発生する

d. エンゼルケアの方法

　看護師は，生前と同様に本人の尊厳を尊重し，ケアの開始時と終了時には一礼をし，敬虔な気持ちをもってケアに臨む．常に声をかけながらケアを行い，露出を最低限にするなど，丁寧に接する．

　家族も一緒にケアを行う場合は，本人の思い出話や闘病生活へのねぎらいの言葉をかけ

表Ⅵ-2-5　エンゼルケアに必要な物品
①全身清拭・陰部洗浄・洗髪またはシャワー浴に必要な物品
②口腔ケア物品
歯ブラシ，ガーゼ，吸引に必要な物品（病院の場合）
③着替え用衣類
患者，家族が希望する衣類など
④カテーテルや創部などの処置用物品
注射器，剪刀（医療用はさみ），シリンジ，ガーゼ，テープ・ドレッシング材，
縫合セット，ストーマケア用品など
⑤エンゼルケアセット
脱脂綿，青梅綿，鑷子（医療用ピンセット）または割り箸，シリンジ式高分
子吸収剤/潤滑油，顔を覆う白い布
⑥エンゼルメイクセット
化粧水，乳液，メイク道具，電気シェーバー，爪切りなど（患者が日ごろ使
用しているものがあれば家族に許可を得て使用する）
⑦その他
紙おむつ，清潔なシーツ，タオル，ビニール袋など
⑧感染対策用品
マスク，ディスポーザブル手袋，処置用エプロン（ガウン），ゴーグルなど

ながら，本人と家族のコミュニケーションをつなぐような役割を担うことを心がけ，温か
な雰囲気をつくるように配慮する．

　一般的な必要物品を**表Ⅵ-2-5**に，具体的な方法を**表Ⅵ-2-6**に示す．

4 ● 退院・退所時のお見送り

　看護師は，家族の状況を考慮しながらタイミングを見計らい，医師が作成した死亡診断
書の内容を家族と一緒に確認し原本を渡す．遺体の移送時には，死亡診断書の携行が必要
であることを説明する．

　退院・退所の際は，霊安室や出口までストレッチャーで搬送する．ストレッチャーに移
乗後，全身をシーツで覆い，他の入院患者・入所者や利用者の目に触れないようにして速や
かに移動する．

5 ● 死後のケアを通して看護師の死生観を育む

　死後のケアは，本人の尊厳を保つための最後のケアである．そして，家族にとってもグ
リーフケアとして重要な意味をもつことがある．死後のケアを通して，死と向き合う人々
から教えられることは多く，生と死を考える貴重な機会となり看護師の死生観の育成につ
ながる．

表Ⅵ-2-6　エンゼルケアの手順

①感染対策
スタンダードプリコーション（標準予防策）または生前と同様の感染対策を行う

②吸引
施設にもよるが，病院の場合，体液の流出を防ぐ目的で鼻腔と口腔から吸引をする

③医療器具抜去と処置
生体の修復機能は失われているため，注射針痕は閉じない，縫合しても皮膚はくっつかない，体液が移動する，など死後の身体の変化を理解し，医療器具抜去後の処置や創傷処置を適切に行い，出血や体液が漏出しないように努める

- 創部を圧迫固定する
  創部に厚めにガーゼを当て，開口部を圧迫しながらテープを貼り，圧迫固定する．テープは目立ちにくい肌色で伸縮性があるものを使用する
- 医療器具抜去後の処置を行う
  ・末梢ルート
  　抜去後は圧迫止血を十分行い，ガーゼやテープで圧迫固定する
  ・中心静脈カテーテル
  　医師によりナートを外し抜去する．抜去後は圧迫止血を十分行い，止血確認後，ガーゼを用いて圧迫固定する
  ・ドレーン類・胃ろう
  　注射器を用いて可能な限り体液を吸引してから，医師が抜去する．血液や体液漏出の可能性がある場合は，医師が縫合する．胃ろうはそのまま残しておく場合もある
  ・ストーマ
  　排泄孔周囲を清拭（洗浄）し，新しいパウチに交換する
  ・ポート
  　留置したままで問題はない
  ・ペースメーカー
  　遺体から取り出す必要はないが，火葬場に事前に申告するように家族に伝える（火葬時に破裂するため，自治体により取り扱いの規定がある）

④口腔ケア
臭気防止のために，死後の口腔ケアは必須である．死後硬直は顎関節部分の筋硬直から始まるため，死後1時間以内に行うことが望ましい

⑤全身清拭・洗髪・陰部洗浄またはシャワー浴（ストレッチャー浴）
湯の温度はぬるめにして，やさしく，丁寧に行う．シャワー浴（入浴）の場合，死後1時間以内であれば36〜38℃の湯温で，死後1〜3時間以内であれば32〜35℃の微温湯で行う．これは，体温が上昇することで発育が停止していた細菌群が一気に増殖するのを防ぐためである

⑥体腔内の処置
詰め物による体液漏出防止効果は認められておらず，近年は行わない方向へ進んでいる．同様に，保清前の腹部圧迫による胃内容物や尿・便の排出についても，身体損傷のリスクがあるため行わないことが多い．綿の代わりに導入されてきた，シリンジ式の高分子吸収剤を使用している施設もある

⑦着替え
死に伴う儀礼的行為として，着物の場合は縦結び，左前にすることが一般的であるが，家族の意向を確認する．尿や便，体液の漏出に備えて，紙おむつを当てることもある

⑧外観を整える

- 眼瞼が閉じないときは，生理食塩水を浸したガーゼで目を覆うか少量のオリーブ油で眼周囲を湿らせて閉じるようにする．閉口しないときは，枕を高くして下顎の下にタオルを巻いたものを当てて閉じるようにする．ただし，圧迫が強いことによる下顎部の死斑に注意する
- 手指は，軽く組ませるか合わせるようにする．包帯などで手首を結ぶことはうっ血や死斑の原因になるので避ける
- 必要時は髭剃りを行う．皮膚を負傷させないように注意する．髭剃り後は，乳液やクリームなどで保湿する
- 義歯を上顎→下顎の順で装着する

⑨エンゼルメイク
皮膚の保湿機能が失われるため，化粧水，乳液やクリームを使用する．メイクの程度については，ケア前に家族と相談する．家族に化粧ができる人がいる場合，希望があればしてもらうようにする

⑩ケア終了を家族に伝える
患者に一礼し，室内の環境を整えた後，家族にケアの終了を伝え，患者のそばにいられるよう促す．顔を覆う布はたたんで患者の顔の横に置いておく

D. 看取りの実際

> **場面** しんどい状況でも治療を希望するⅠさん
>
> 　Ⅰさん（60歳代，男性）は，造血幹細胞移植後の合併症が悪化し，意識レベルが不安定で酸素投与が必要な状態だった．それでも，意思疎通が図れるときは息も絶え絶えに「治療をしたい」と訴え，妻からも「この人はずっと戦ってきた人なんです．できることはないですか？」と問われる状況であった．看護師は，Ⅰさんの言う「治療」とは何を指すのかと，Ⅰさんにとっての「治療の意味」を確認する必要があると考え，希望する治療について尋ねた．Ⅰさんは少し考える様子だったが，返答はなかった．そこで，これまでの闘病生活をねぎらいながら，しんどい状況でも治療を希望する理由を聞くと「家族のため　家族と」とか細く震える文字で筆談した．妻は目に涙をためながら，「お父さん，私たちのためならもういいよ．十分頑張ってくれたから」「仕事とかやりたいことがあるんじゃないの？」とⅠさんに言った．返答がなかったⅠさんに看護師は，「家族のために頑張って治療をして，また家族と一緒に過ごしたいということでしょうか」と聞くと，大きく目を見開き頷いた．そこで看護師は，Ⅰさんと妻に，家族が一緒に過ごせる方法を考えると約束した．医師の予後予測は1週間程度であったことから，家族が病院で付き添いをできるよう提案することになった．その日から妻はⅠさんに付き添い，長男と長女もそれぞれ家庭をもち働いていたが，交代しながら付き添った．
>
> 　家族の付き添い後，Ⅰさんも妻も治療のことは話さなくなった．妻はⅠさんの手や顔の清拭を看護師と一緒に行ったり，身体をさすったりした．長男と長女は，看護師が返答がなくても耳は聴こえていることを伝えると，Ⅰさんに話しかけながら過ごしていた．そして看護チームは，家族ケアに対する看護計画を立案し，継続的な家族ケアを行うようにした．
>
> 　Ⅰさんは，徐々に呼吸困難が増悪し苦痛を訴えることが多くなったため，家族と相談し，呼吸困難緩和のための鎮静を開始することになった．そして，家族が付き添い始めてから4日後に，家族に見守られながら永眠した．

　治療の終了は，生きることを諦めることとも感じられるため，本人や家族が最期まで治療を希望することもある．そのため，治療に対する真の思いを把握することが重要となる．その際，本人や家族の発する言葉だけで判断するのではなく，なぜそのように表出するのかという疑問をもつことにより，その真意を引き出すことにつながる．看取りのケアにおいて本人と家族の穏やかさを取り戻すためには，速やかに必要なケアを実施することが必須である．

■ 引用文献 ■

1）藤腹明子：看取りの心得と作法17ヵ条．p.5-6，青海社，2007
2）Lawlor PG, Gagnon B, Mancini IL, et al：Occurrence, causes, and outcome of delirium in patients with advanced cancer：a prospective study. Archives of Internal Medicine **160**（6）：786-794, 2000
3）池永昌之：鎮静時の家族ケア．緩和ケア **17**（増刊号）：143，2007
4）Maltoni M, Scarpi E, Rosati M, et al：Palliative sedation in end-of-life care and survival, A systematic review. Journal of Clinical Oncology **30**（12）：1378-1383, 2012

5) 日本緩和医療学会ガイドライン統括委員会（編）：がん患者の治療抵抗性の苦痛と鎮静に関する基本的な考え方の手引き 2018年版，p.9,10,18,19，64-76，金原出版，2018
6) Morita T, Ikenaga M, Adachi I, et al：Family experience with palliative sedation therapy for terminally ill cancer patients．Journal of Pain Symptom Management **28**（6）：557-565，2004
7) 長江弘子：エンド・オブ・ライフケアの「ケア」としての意味．看護実践にいかす エンド・オブ・ライフケア（長江弘子編），p.10-12，日本看護協会出版社，2015
8) 佐藤美紀，阿部恵江：看取り/看取り後 ケアの留意事項．Nursing Today **21**（6）：161-179，2006
9) 「緩和ケアプログラムによる地域介入研究」班（編）：OPTIM Report 2011　地域での実践　緩和ケア普及のための地域プロジェクト報告書，2011，〔http://gankanwa.umin.jp/pdf/mitori02.pdf〕（最終確認：2022年11月1日）
10) 井上ウィマラ：おじいちゃんの死．緩和ケア **17**（2）：130，2007

コラム

家族のエンゼルケア参加とエンドオブライフの時期の大切なテーマ

　ホスピス・緩和ケア病棟から退院した家族への調査によると，実際に看護師と一緒にエンゼルケアを行った家族は37%であった[i]．このことからも，病院や施設で家族がエンゼルケア（メイク）に参加することは，いまだ多くないといえる．これは，日本人特有の「お任せする」という文化によるものかもしれない．しかしその一方で，ケアに参加した家族の満足度は89%であったことも報告されている．そのため，家族の意向を尊重しながら，家族のつらさが増すことがないようなケア内容についてあらかじめ検討しておくことが望ましい．

　筆者が家族と一緒に行ったエンゼルケアで印象深いものはいくつかあるが，なかでも強く心に残っているのは，70歳代の男性患者の息子が美容師であり，亡くなった父親の散髪と髭（ひげ）剃りをしたいと希望したケースである．美容師になってから父親の髪を切ったりセットしたりしたことがなく，いつかできたらと思いながら今日に至ったということであった．看護師がストレッチャー浴で身体を洗浄し，着衣を済ませたのちに，ベッド上でシャンプーと散髪・整髪，髭剃りを息子が行うことにした．仰臥位では散髪しづらそうであったため，患者に声をかけセミファウラー位にし，体幹と頸部を看護師が固定しながら行った．他の家族も足や手に触れたり，話しかけたりとにぎやかに行われた．整髪が終わり，髭剃りの泡を泡立てるシャカシャカと心地よい音がするなか，息子が涙をこぼし始めた．これまでさまざまなことがあり父親と疎遠であったこと，自分も家族をもち父親の気持ちも経験していることなどを話した．きっと事情を知っているであろう，患者の妻や娘，息子の妻も涙していた．髭剃りが終わり，これまでに見たことがないほどきれいに整った顔になったことを看護師が伝えると，小学低学年の孫が「じいじがありがとうって言ってる！」と言った．一瞬静まり返ったが，「そうだね，ありがとうって言ってるね」と看護師が返答すると，神妙だった空気が一変し，家族中に笑顔が広がった．その光景を見ていた看護師たちの目にも涙が浮かんでいた．

　終末期に大切とされるテーマは5つあり，①人生の意味を見出すこと，②自分を許し，他人を許すこと，③お世話になった人に「ありがとう」を伝えること，④大切な人に「大好きだよ」と言うこと，⑤「さよなら」を告げること[ii]，である．死を迎える患者と家族が，つらい状況においても意味を見出し，できるだけ穏やかに気持ちを通わせ合える看取りの場を，ケアを通して提供していきたいと考える．

引用文献
i) 山脇道晴：ご遺体のケアを看護師が家族と一緒に行うことについての家族の体験・評価．がん看護**20**(6),670-675,2015
ii) 井上ウィマラ：人生で大切な五つの仕事─スピリチュアルケアと仏教の未来,p.21-22,春秋社,2006

第VI章の学習課題

1. 臨死期にある人の早期死亡前徴候と晩期死亡前徴候について記述してみよう.
2. 持続的鎮静を導入した事例を調べ，倫理的葛藤，意思決定，ケアについて考えてみよう.
3. p.132の事例（Iさん，60歳代，男性）をもとに，本人と家族に対する看取りのケアについて，看護師としてどのような時期に何ができるかを話し合ってみよう.

エンドオブライフに
かかわる人への支援
─家族，親近者

学習目標

1. 家族および親近者の定義，悲嘆について学び，エンドオブライフの時期にある人にかかわる人の心理および心理過程を理解する．
2. エンドオブライフの時期にある人の家族や親近者への支援の目的と看護の役割について学び，家族や親近者の力を引き出す支援を理解する．
3. グリーフケアについて学び，遺族や残された親近者およびエンドオブライフケアを提供した医療者への支援の重要性を理解する．

1 家族および親近者の心理・心理過程

A. 本人をとりまく存在と関係性

1 ● 家　族

　家族とは，看護大事典では「遺伝的なつながりのある者（親，兄弟，子どもなど）の集団．広義には同じ家に住む者や，結婚によって結ばれた者も含む」[1]と定義される．家族看護学における代表的な家族の考え方として，フリードマン（Friedman MM）は「家族とは，絆を共有し，情緒的な親密さによって互いに結びつき，家族であると自覚している2人以上の成員」[2]，ライト（Wright LM）は「家族とは，強い感情的な絆，帰属意識，そして互いの生活にかかわろうとする情動によって結ばれている個人の集合体」[3]と示している．以上の定義から，家族として集団を形成することは共通するが，エンドオブライフの時期にある人本人が考える家族のあり方は本人の主観に基づいており，血縁関係の有無に限るものではない．

　また，看護の対象は本人だけでなく，サイコオンコロジー（精神腫瘍学）では「家族は第2の本人」とも表現される．実際に家族員の誰かが病気に罹患すると，家族役割の変化や，本人の変化に伴う精神面への影響など強いストレスがかかり，適応障害などを発症する要因にもなりうる．

2 ● 親近者

　親近者とは，「身寄りの者，縁者」[4]を指し，具体的には友人や恋人など，友情や情愛をもつ相手を意味する．その集合体としてコミュニティがある．

3 ● コミュニティ

　コミュニティとは共同体のことをさす．共同体には，地縁や血縁などを主としたもの（共同社会）と，企業や学校など機能面を重視したもの（利益社会）がある．人は社会に生きる者の一人であり，前述したようなコミュニティのなかで何らかの社会的役割を担っている．本人の罹病や死によってコミュニティは影響を受ける．

　本節では，エンドオブライフの時期にある人を取り巻くこれらの人々の心理・心理的過程について述べる．

B. 悲　嘆

1 ● 予期的悲嘆とは

　予期的悲嘆とは，「潜在的な喪失に対する苦痛の表現」[5]と定義され，本人が亡くなるか

もしれないという未来への不安や喪失から起こる反応である．誰もが経験しうるものであり，命にかかわる病気の診断時や，再発・転移などの告知とともに起こることが多い．

2 ● 悲嘆とは

悲嘆（グリーフ）とは，「喪失に伴って起こる一連の心理過程で経験される落胆や絶望といった情緒的体験」[6]であり，本人と死別した遺族などに現れる．死別体験は大きなストレスであり，それに伴う喪失感に対する反応を悲嘆反応とよぶ．死別の経験によりほぼすべての人が悲嘆反応を起こし，頻度や強弱に個人差はあるが6ヵ月前後を境に軽減する．

C. 死に直面した人の家族などにおける心理過程

家族などの心理過程を示す代表的な悲嘆のプロセスを2つ紹介する．

ニーメヤー（Neimeyer RA）は悲嘆について，「最愛の人の死という大きな痛手，大きな喪失に限れば，体験者の感情面の反応はもとより癒しに至る過程にも何らかの共通性を見出すことができる」[7]と述べ，悲嘆の反応を3段階のプロセスで示した（**表Ⅶ-1-1**）．

デーケン（Deeken A）[5]は，悲嘆のプロセスを12段階に細分化し，人によっては段階を飛び越す，あるいは行き来をしながら立ち直りの段階に向かうと示した（**表Ⅶ-1-2**）．

D. 本人の疾患や死が家族などに与える影響

1 ● がんなどの疾患により比較的長い経過をたどるエンドオブライフ

がんなどの比較的長い経過をたどる疾患では，診断を受け治療を開始する段階からさまざまな心理的変化を経験し，死を経験することによってさらなる変化が起こりうる．

a. 事例紹介

Ａさん（40歳代，男性）は会社員で，妻（40歳代），長女（中学生）と同居していた．2年前に貧血を自覚し受診，急性リンパ性白血病と診断された．化学療法や造血幹細胞移植を行ってきたが，2ヵ月前に貧血の進行により余命3ヵ月と宣告された．連日輸血を行い，貧血の症状を抑えながら過ごしていたが3ヵ月後に亡くなった．

表Ⅶ-1-1　ニーメヤーの悲嘆のプロセス

フェーズ	特徴
①回避	・最愛の人の死に直面し，ショックで現実把握ができない ・喪失の全体像がみえ始め，つらさを回避するために死を否認する ・喪失に対する抗議の意味をもった怒りが表出される
②同化（直面）	・喪失した現実と向き合わないままではいられないと気づく ・最愛の人がこの世に存在しないことはまだ受け止めきれない ・人に話したいと思うこともあるが，わかってもらえないと失望する ・抑うつ状態になりしばしば引きこもる
③適応	・最愛の人はこの世に戻らないと理解し，現実を見つめ始める ・感情の波が落ち着き，最愛の人がいない生活に適応する

［ロバート・A・ニーメヤー：〈大切なもの〉を失ったあなたに 喪失をのりこえるガイド，春秋社，2006より引用］

表Ⅶ-1-2　デーケンの悲嘆のプロセス

フェーズ	内容
①精神的打撃と麻痺状態	大切な人の死に直面し，頭が真っ白になったような衝撃を受ける段階
②否認	大切な人の死を認めることができず否定する段階． 突然死の場合は，とくに否認が顕著に現れる
③パニック	死を確信するが，否定したい感情が合わさり，パニックとなる段階
④怒りと不当感	死に至った原因に対し怒りと，「なぜこんな目に合わないといけないのか」という不当感を感じる段階
⑤敵意とうらみ	周囲の人や故人に対して，やり場のない感情を敵意という形でぶつける段階
⑥罪意識	「こんなことになるなら，生きているうちにもっとこうしてあげればよかった」と，過去の行いを悔やみ，自分を責める段階．うつ症状や引きこもり，自殺の危険がある
⑦空想形成・幻想	故人がまだ生きているかのように思い込み，実生活でもそのようにふるまう段階
⑧孤独感と抑うつ	葬儀などが一段落し，途端に寂しさが募る段階
⑨精神的混乱とアパシー*	生活目標を見失い，どうしていいかわからず，関心を失う段階
⑩あきらめ・受容	自分の置かれた状況を受け入れ，つらい現実に向き合おうと努力が始まる段階
⑪新しい希望・ユーモアと笑いの再発見	こわばっていた顔に，微笑みが戻り始める段階． 大切な人の死という永遠に続くような苦しみも，いつかは必ず希望を見出すことができる
⑫立ち直りの段階・新しいアイデンティティの誕生	立ち直りの段階．悲嘆のプロセスを経て，新たなアイデンティティを獲得する

*刺激に対し関心がわかない状態．
[アルフォンス・デーケン：よく生き　よく笑い　よき死と出会う．新潮社，2003より引用]

b. Aさんのエンドオブライフの経過と家族の心理過程（ニーメヤーの悲嘆のプロセス，表Ⅶ-1-1）

　Aさんが急性リンパ性白血病であると告知された際，妻は「夫がいなくなるなんて…それに，このまま亡くなってしまったら娘の学費や家のローンをどうすればいいのか」，長女は「お父さんが死んでしまう」と衝撃を受けた（予期的悲嘆）．長女はその後学校を休みがちになり，身の回りのことも他者に頼る様子がみられたが，数ヵ月後，「学校を休むことでお父さんに心配をかけ，病気の悪化につながっているのではないか」と考え，学校に毎日きちんと通い，学業や部活を頑張った．余命宣告以降，妻と長女はAさんに感謝を伝えようと身の回りの世話をしながら，弱っていくAさんの様子を落ち着いてとらえていた．

　Aさんの死後，妻と長女は亡くなったAさんの姿をみて涙を流し，長女は「本当に死んじゃった」と話した．妻はエンゼルケアをしながら「なぜ先に逝ってしまったの」とつぶやき，Aさんの死を受け入れがたい様子であった（①回避）．

　葬儀は無事に終わり，妻と長女の生活はAさんのいない生活へと変化していった．二人がたわいもない話をしようと思ってもAさんはそこにおらず，「本当にいなくなっちゃったんだね」と話す機会が増え，食欲が減退し十分に眠れない日もあった

（②**同化・直面**）．しかし，このままではＡさんが二人のことを心配すると考え，妻は新たな仕事を始め，大黒柱として家庭を守っていこうと決意した．また，長女は高校受験を頑張り，Ａさんの死を乗り越えていった（③**適応**）．

2 ● 事故や脳卒中などにより突然訪れるエンドオブライフ

突然の死では，本人の家族が予期的悲嘆を感じないまま悲嘆を経験する．

a. 事例紹介

Ｂさん（60歳代，男性）は既往歴もなく，健康そのものであった．妻（60歳代）と同居しており，長男（30歳代）は結婚し遠方に住んでいる．ある日，Ｂさんは散歩に行くと言って出かけた．数十分後，病院から妻に電話があり「Ｂさんが事故に遭い，意識不明の重体です．至急病院に来てください」と告げられた．妻は急いで病院へ行ったがＢさんの意識はなく，妻の到着10分後にＢさんは息を引き取った．

b. Ｂさんのエンドオブライフの経過と家族の心理過程（デーケンの悲嘆のプロセス，表Ⅶ-1-2）

Ｂさんは日課の散歩でいつものように出かけた．妻はまさかこのような展開になるとは思わず，意識のないＢさんをみて亡くなることを頭では理解できたが，ショックのあまり涙も出ないままの看取りとなった．

葬儀後2週間ほど経ち，妻は急に喪失感に襲われ（①**精神的打撃と麻痺状態**），Ｂさんがいないことが信じられず，Ｂさんの分まで食事をつくる日々を過ごした（②**否認**）．しかし，妻は次第になぜＢさんが死ななければならなかったのかと苛立ちを覚え（④**怒りと不当感**），事故当日，散歩に行くといったＢさんをなぜ自分は止めなかったのかと後悔の念がわいた（⑥**罪意識**）．妻は，数ヵ月間無気力で食事もあまり摂取できない状態が続き（⑧**孤独感と抑うつ**），また今までの妻の役割はＢさんの身の回りの世話だったことから，何を目標に生きればよいのかわからなくなった（⑨**精神的混乱とアパシー**）．その後，知人の紹介で遺族会に参加したことを契機に，このままではだめだと感じ，家事などを積極的に行うようになった（⑩**あきらめ・受容**）．命日には悲しみが強まるが，今では夫のいない日々を受け入れ，長男のもとに生まれた孫の成長を楽しみながら過ごしている（⑪**新しい希望・ユーモアと笑いの再発見**）．

▎引用文献▎

1) 和田　攻，南　裕子，小峰光博：看護大事典，第2版，p.509，医学書院，2010
2) Friedman MM：Family Nursing, Theory and Practice, Appleton&Lange, 1992
3) Wright LM, Watson WL, Bell JM：Beriefs-The Heart of Healing in Families and Illness, Basic Books, 1996
4) 新村　出（編）：広辞苑（電子版），第6版，岩波書店，2008
5) アルフォンス・デーケン：よく生き　よく笑い　よき死と出会う，新潮社，2003
6) 小島操子：看護における危機理論・危機介入，第3版，金芳堂，2017
7) ロバート・A・ニーメヤー：〈大切なもの〉を失ったあなたに 喪失をのりこえるガイド，春秋社，2006

2 家族や親近者の力を引き出す支援

A. エンドオブライフの時期にある人の家族や親近者への支援の意義

エンドオブライフの時期にある人の家族や親近者は，大切な人の死が迫っている状況においてさまざまな影響を受け，身体・心理・社会的苦痛を抱えている．本人だけではなく**家族や親近者への支援**も重要である．

家族や親近者への支援の目的は，大きく2つに分けられる．

- 家族や親近者を**本人の支援者**ととらえ，医療者と共に本人によりよいケアを提供することを目的とする支援
- 家族や親近者を**ケアの対象者**ととらえ，彼ら自身の苦痛を軽減しQOLを向上させることを目的とする支援

本節では，エンドオブライフの時期にある人を「本人」，家族や親近者を総称して「家族」と表現し，エンドオブライフの時期にある人の家族に対してどのような支援が必要であるか，具体的に述べていく．

B. エンドオブライフの時期の病態や治療の理解にまつわる支援

エンドオブライフの時期にある人の病態は刻々と変化し，時に急な悪化をきたすこともある．本人だけではなく，家族に対しても，本人の病態，今後どのような経過をたどるのかを，わかりやすい言葉で説明することが大切である．進行がんで治癒が不可能な状態でも，多くの患者がそれを理解していないと報告する研究もあり，家族においても同様のことが考えられる．医療者がそれまで，病状や病態を十分に説明してきたつもりでも，本人や家族は実際の病状よりも軽く考えている場合が少なくない．家族が現在の本人の病状を理解しているだろうと思い込まずに，その時々で**家族の病状認識**を確認し，必要な説明をわかりやすく行うことが大切である．

1 ● 医師からの病状説明の後の支援

医師からの病状説明の後，落ち着いた環境で家族と話す機会をつくり，「先ほどの先生からの説明はわかりましたか？」「何か聞いてみたいことはありますか？」「ご心配なことはありますか？」などの声かけをして家族の話を傾聴する．そして，本人の病状を正しく理解できるよう，必要に応じてわかりにくかった部分を再度かみ砕いて説明したり，医師の説明をもう一度聞けるようセッティングしたりする．

2 ● 余命数ヵ月の時期の理解を促す支援

　余命数ヵ月の時期には，まだ本人の苦痛症状がさほど強くなく，日常生活が保たれている場合が多い．薬物療法などの治療をしていることもある．そのため家族は，まだ先が長い，治療が効いてよくなると考えている可能性がある．今の治療の目標や，今後考えられる経過について家族の言葉で語ってもらい，必要に応じて家族の認識を修正する．治療に対して家族が抱く希望をくじくことがないよう配慮しながら，「今の治療が効くとよいのですが，もしも治療が効かなかった場合について，何か考えたことがありますか？」などの問いかけをして，今後徐々に本人の病状が悪くなる可能性があることを家族に知ってもらい，もしもの経過に備えてもらえるような支援をする．

3 ● 臨死期の病態の理解を促す支援

　本人の死が週単位に差し迫った臨死期においては，看取りのためのパンフレットなどを活用し，本人が亡くなるまでに，食べられる量が減る，尿量が減る，つじつまの合わないことを言う，眠っている時間が増えるなど，起こりうる症状や対処法を具体的に説明することで，家族が落ち着いて本人に寄り添い，症状に対処するための準備ができる（p.116「第Ⅵ章−第1節　死が近づいた人の身体徴候のとらえ方」，p.121「第Ⅵ章−第2節　看取り時の看護」参照）．臨死期には，医療者の判断で点滴を控えることが多いが，本人に点滴をしてほしいと望む家族もいる．体内の水分量が少ないほうがむくみや胸水，腹水などによる苦痛が和らぐことが多いことなど本人にとっての利点を丁寧に説明し，点滴の使用について納得した選択ができるようにする．

C. エンドオブライフの時期にある人の支援者としての家族への支援

1 ● 家族が代理意思決定をする際の支援

　臨死期に近づくにつれ，本人の急な病状の悪化，意識の低下，せん妄，認知症などの理由により，家族が本人の代わりに治療やケアについての意思決定をすることが多くなる．この時期に必要となる意思決定の内容には，延命治療，苦痛緩和のための鎮静，療養場所の選択などがあり，家族は重い決断を迫られる．家族の決断の助けとなるよう，本人とのコミュニケーションが困難になる前に，本人が今後受けたいまたは受けたくない治療やケア，価値観や大切にしたいことなど，普段の何気ない会話のなかで本人と家族が話せるように支援することが重要である．

　代理意思決定にあたっては，医療者から決断に必要な情報を十分わかりやすく提供し，家族が本人の意向を把握している場合には，それを踏まえた選択ができるようサポートする．本人の意向が不明確であった場合でも，家族がこれまで本人と歩んできた道，思い出など，ゆっくり語ってもらう機会をもち，本人だったらどんな選択をしたいかを考えるヒントにする．

　家族同士の意見が対立して，意思決定がスムーズにいかない場合もある．そのような状況でも，それぞれの家族が本人を大切に思っての意見であるので，誰も悪くないことを伝

え，それぞれの思いを十分聞きながら意思決定を進めていく．

　家族は，本人のために十分考えて選択したとしても，その選択で本当によかったのかと後々まで悩むことがあるため，家族の選択に対する前向きなフィードバックをすることも忘れないようにしたい．

2 ● ケアの目標の共有

　エンドオブライフの時期にある人が，より苦痛が少なく安楽に，本人らしく過ごせるよう，医療者と本人・家族の間で**ケアの目標を共有**することが大切である．たとえば，本人ができるだけ在宅で過ごしたいと希望している場合，それを実現することを目標として，医療者と家族とで相談しながら必要な準備を整えていく．

3 ● 家族がケアに参加できるような支援

　入院環境においては，付き添う家族のニーズに合わせて，本人の清拭や更衣などのケアに一緒に**参加**してもらえるよう声かけを行う．また，看護師のいないときにも，含嗽（がんそう）の介助や身の回りの環境整備など，家族が細やかなケアを実施できるようアドバイスすることで，本人がより心地よく過ごすことにつながる．

　臨死期には，本人の苦痛が強くなったり，意識が低下したりして，家族は本人のために何をしてあげたらよいのかわからず，そばにいることがつらくなることもある．そのような状況でも，手を握る，体をさする，口腔ケアをするなど，家族ができるケアを具体的に提案する．家族がケアに参加し，本人のためにできたことを言語化して伝え，家族の労をねぎらい，本人の安楽につながったことを意味づけする．

D. ケアの対象者としての家族への援助

1 ● 家族の予期的悲嘆への支援

　本人の死が迫っているなかで，家族は，絶望，不安，罪悪感，後悔などのさまざまな心理的苦痛を経験する．また，病気が治らないことはわかっていても，最後まで治療に対して希望をもち，本人に生きていてほしいと願う気持ちと，この先どんな経過をたどるのかという不安や無力感など，さまざまな感情が交互に現れる．本人だけではなく，このような苦痛を抱える家族に対しても**心理的援助**が必要である．

a. 家族の気持ちを十分に聴く

　家族の心理的苦痛を和らげるために，家族に気持ちを話してもらい，それを十分に**聴く**ことは援助の基本である．心理的な援助のための対話をするにあたって，ロジャーズ（Rogers C）の理論では「**無条件の積極的関心**」と「**共感的態度**」が必要な条件に含まれている．「無条件の積極的関心」とは，ケアの対象が「ここではどんなことを話しても大丈夫な場である」と感じられるような，心理的に安全な雰囲気をつくれるように，援助者は「良い」「悪い」といった評価をせずに，対象に積極的な関心をもつことである．また「共感的態度」とは，対象の話すことをよく聞き，対象が生きている世界，考えや感情などをそのままに理解し，援助者が理解したことを対象に伝えることで，対象が「自分のこ

とをわかってもらえた」と感じられるようにすることである．このような態度を常に心がけ，家族の気持ちを十分に聴くことが大切である．

　家族の気持ちを聴く機会をつくるために，家族が本人の側から離れたタイミングで「○○さん（本人），今日は少し痛みが落ち着いているようですね」「奥様（家族）は大丈夫ですか？」「よろしければお話をお伺いしたいと思うのですが」のように何気ない声かけをして，家族のことを気にかけている態度を示し，家族の希望に合わせ，落ち着いて話せる時間と場をつくる．

b．本人と家族が共に過ごす時間と場をつくる

　残された大切な時間を，本人と家族が共に過ごすことは両者の心理的安寧につながる．本人が入院している場合には，本人の状態が落ち着いている時期に，外出や外泊などの提案をして，本人と家族の希望に合わせてその準備をする．なかには，ほとんど面会に来ない家族や，来たとしてもすぐに帰ってしまうような家族もいる．家族がどんな気持ち，状況でそのような行動となるのか，家族の話をよく聴く機会をつくる．本人のつらそうな姿をみていられない，本人が家族に怒りをぶつけている，などの理由で家族が本人のそばにいられないこともある．家族のつらさを受け止めたうえで，家族がそばにいるだけでも本人の安心につながることや，本人の怒りは家族が原因ではなく，悲嘆過程で起こるもので，親しい家族にしかぶつけることができないのかもしれないということを伝える．また，これまでの長い経過のなかで，本人との関係性がよくなかった家族の場合は無理に会いに来ることを勧められないが，本人に残された時間，本人の今の気持ちなどを家族に伝え，家族が後悔しないようかかわる．

c．本人と家族が思いを伝え合うための支援

　本人と家族が互いに感謝などの思いを伝え合うことは，互いの関係性を強め，安寧につながり，さらには本人が亡くなった後の家族の後悔を少なくする．本人とのコミュニケーションが可能な時期に思いを伝えられるよう，促すかかわりが大切である．たとえば本人と家族が，自分たちの人生で大切にしてきたものを共に振り返り語ることで，思いを伝えるきっかけとなることがある．旅行が好きだったという情報があれば，両者が一緒にいる場で「これまでどんな所にご旅行に行かれたんですか？」と聞いたり，子どもやペットなどの写真が飾ってあれば「この写真はお孫さんですか？」「可愛いワンちゃんですね」といった声かけをしたりして，これまでの家族の思い出を話すきっかけをつくる．

2● 家族の負担を軽減する支援

　在宅療養の場合，家族が本人の主介護者となるが，それ以外にも仕事や家庭内の役割もこなさなければならない．家族の負担が大きくなり過ぎないように，効率的なケアの方法を指導したり，家族が休息をとれるよう配慮する．入院中ほぼ毎日本人のそばにいる家族の場合，離れている間に急変したら，と不安で離れられない家族もいる．今は本人の状態が落ち着いているので少し離れても大丈夫であることや，急変の可能性がある時期には必ず伝えることを約束し，安心して家族が一時本人から離れ，自分自身のケアもできるよう配慮する．本人のケアを一人の家族が抱え込んでいる場合は，他の家族の支援も得られるよう調整する．

③ 遺族や残された親近者およびケアにあたった医療者への支援

A. グリーフケア

　近い将来，大切な人との別れが訪れることを意識した家族や近しい人々は，死への過程や死後を思い予期的悲嘆を経験する．そしてひとたび死が現実のものとなると，残された人は大きな喪失感を経験する．グリーフとは，そのような「喪失の衝撃により，身体・精神・認知，行動，スピリチュアルな面で現れるさまざまな反応」を指す（**表Ⅶ-3-1**）[1]．そしてグリーフの状態にあるとは，これまで結んできた愛着の絆を断ち切られる苦痛を経験していることと，当たり前だった安心の拠りどころ，想定の世界が崩壊した状態にいることである[1]．

　死別は人として自然な経験であり，そのことで引き起こされるグリーフは正常な反応や過程である．しかし，現代の社会は寿命の延伸や核家族化で身近に死を経験する機会が少なく，想像するよりもその衝撃は大きい．周囲に死別体験についての気持ちを打ち明け，それを親身に聞いてくれる人がいると，グリーフを癒す大きな助けとなる．しかし実際に地域や職場でオープンに語り合える人や場所は少なく，当事者は孤独感や孤立感をもつことが多い．

　グリーフの反応は亡くなった人との関係や状況により多様であり，現れ方も一様ではない．グリーフが癒され，死別に適応していく過程については，p.136「第Ⅶ章-第1節　家族および親近者の心理・心理過程」を参照していただきたい．

　またグリーフを癒すためには，大きなストレスであるグリーフを誰かに打ち明け，故人不在の将来を予測したり，人生の意味や故人の居場所を自分のなかに新たにつくっていくという**グリーフワーク**を行うことが助けとなる．

　グリーフは自身が死ぬまで抱えていくもので終わりはない．命日や誕生日など故人とかかわりのあるイベントはグリーフを揺り戻すきっかけとなることがある（**記念日反応**）．

表Ⅶ-3-1　死別に対する反応

身体面の反応	動悸，息切れ，のどの渇き，疲労感，頭痛，四肢の痛み，不眠，食欲不振など
感情面の反応	深い悲しみ，心痛，寂しさ，恋慕，怒り，戸惑い，落ち込み，後悔の念，罪悪感，孤独感，不安
認知面の反応	死が信じられない，死を否定する，記憶・集中力の低下
行動面の反応	故人を探す，待つ，緊張する，泣く，社会的引きこもり
スピリチュアルな反応	「なぜ人は死ぬのか？」「自分は何か間違っていたのだろうか？」「人は死んでからどこに行くのか？」など哲学的な質問をする

［鈴木剛子：GCCグリーフカウンセラー養成講座（基礎編）テキスト　グリーフ学・アタッチメントとグリーフ，2014より引用］

故人のことを苦痛なく思い出せるようになったときが，死別という喪失にいくらかでも適応したと思える時期の目安といえる．

1 ● コミュニケーション―遺族への声のかけ方，会話例

遺族は，死別のグリーフは個人的なことで，自身で対処しなければいけないと考え苦悩を隠していることが多い．四十九日を過ぎて病棟や施設にお礼を言いに来てくれ，「元気そうでよかった」と医療者が安堵しても，家に帰ったその人の苦悩を知りえる術はない．死別後に訪れてくれたときはチャンスととらえ，様子を気遣うことや，「つらい気持ちが続いてはいませんか」「つらいときに助けを求められる人はいますか」など，苦悩を抱え込んでいないか，サポートはあるか，どこかにつなぐ必要はないかということを判断することが重要である．また少しでも時間をとって「少しお話ししていきませんか」と気持ちを出せるようなかかわりができるよう，管理者に調整を頼める環境がつくられているとよい．

2 ● グリーフケアの実際

日本では死後の家族ケアは保険収載されておらず，あくまで医療者のボランティアである．緩和ケア病棟やホスピス病棟，ホスピスケアを行っている訪問看護ステーションでは，死後の家族ケアを理念に掲げているところもあり，具体的なケアとしては，遺族にメッセージカードや手紙を送る，電話で様子を伺う，定期的に遺族会を催し気持ちの分かち合いをする，などがある．自宅へ訪問していた場合は施設の所在地が利用者の生活圏内でもあるので，葬儀への参列や亡くなった後の訪問が比較的しやすいことは利点であり，気になる人へのフォローやグリーフのつまずきの発見にもつながりやすい．

3 ● グリーフのつまずきの発見や予防

a. グリーフのつまずき

前述のようなグリーフを癒す過程でつまずき，通常の「死別に対する反応（**表Ⅶ-3-1**）」から逸脱する場合は，専門家の介入が必要になる．

(1)グリーフを全く経験しない

死別直後はショックでグリーフが表面化しないことは一般的であるが，多少時間が経ってもグリーフを経験している様子がみられない，故人に対して抱いているはずの感情を表現できず，周囲からみても何の影響も受けていないような様子のことがある．このような場合，完全なショック状態にあるか，死を否認している可能性がある．

(2)グリーフが慢性化する

死別後1年くらい経過しても，グリーフの初期と同程度の強い感情が続いており，生活適応する様子がほとんどみられない場合にはグリーフの慢性化と考える．慢性的に無感覚状態や孤立感，離人症などを経験し，自分とも他者とも引き離されているような感覚をもつ．慢性的に怒りや憤り，苛立ちを感じたり，怒りとうつの複合的な気持ちに苛まれる．

(3)グリーフがきわめて強く生命を脅かすほど重症

自傷行為や希死念慮が続く．アルコールや薬物に依存するなど，セルフネグレクトのよ

うな状態が続くと，専門家の介入が必要になる．

b. グリーフのつまずきの発見や予防

　グリーフのつまずきについては，自身がそのような意識をもつか，周囲が異常に気づくことがなければ適切な支援につなげることが難しい．うつで受診したところ，死別経験があり，グリーフによるものだと気づかれることもある．そのため，死別後に起こりうることやサポートグループ，カウンセリングの紹介，心のケアをする医療機関などの情報をパンフレットなどで渡すことは重要な支援である．誰にでも起こりうるつらさへの理解や，サポートを受けてもよいことに気づけるようにすることが重要である．気になる家族に対しては，電話訪問や会える機会にはそのチャンスを逃さず，フォローの機会ととらえることが重要である．坂口ら[7]の研究では，医療者のリスクの認識と実際の遺族の状態は異なることが指摘されており，今後は廣岡ら[3]が日本語版を作成したBereavement Risk Assessment Toolなどを用いながら，死別前からリスクをアセスメントし，適切な機関につなげていける支援が必要であると考える．またその受け皿を増やしていくことも重要である[*1]．

B. 医療・福祉関係者におけるグリーフとその支援

　望ましい死（good death）が迎えられるように患者（利用者・療養者）・家族に心を砕いてきた医療者や福祉関係者は，その信頼関係や絆が強いほど死後にグリーフを強く経験するが，悲しんでいる家族を前にして，自身の苦しみや悲しみを抑え込んでしまうことが多い．これをShimoinabaは，看護師のグリーフの研究から，「奪われるグリーフ（disenfranchised grief）」とよび，看護師に特徴的なもので，オープンに認識されず，公的に悲しめず，社会的にサポートされない[4]と述べている．死別を繰り返し経験し，積み重なるグリーフの結果として，新しい患者に関心を注ぐことへの躊躇やバーンアウト，感情疲労などが起こりうる．多くの人は解決やバランスを取り戻す感覚を得るが，幾人かは解決のないグリーフの道をたどり続ける[5]．しかしグリーフが他者に受け止められ，適切な支援がなされれば，自分自身を癒すことができ，より思いやり深いケア提供者になるとカプラン（Kaplan LJ）は述べている[6]．

　また「死を看取り続ける看護師の悲嘆過程」の研究で近藤[7]は，悲嘆[*2]（グリーフ）をもたらす原因は，「命に正面から向き合う」という状況であり，そこには「特定の患者が特別な人になる」という条件が示され，グリーフは愛着を形成した患者と対応の難しい患者の両極で起こることが明らかにされ，その中間にある大多数の患者では起きない可能性を示唆した．すなわち，より関心をもち多くのエネルギーを傾けた患者とのかかわりが悲嘆をもたらすことを明らかにした．これは病院や在宅ケアのみならず，施設でも看取りが行われるようになり，今や看護師だけの問題ではなくなった．医療者や福祉関係者のグリーフは，長期間にわたって幾度となく繰り返されるもので，家族の死別の経験とは異なり，一つひとつのグリーフを丁寧に癒す過程を順調にたどるということが妨げられている．

[*1]参考：ホスピス財団のホームページには『これからのとき　大切な方を亡くしたあなたへ』という冊子が掲載されている（https://www.hospat.org/from-now-on.html）．
[*2]一般的に悲嘆とグリーフは同義にとらえられているが，近藤の原文のままに悲嘆と表現している．

表Ⅶ-3-2　文献と看護師のインタビューから考察した医療職と福祉関係者のグリーフへの支援案

1. ポジティブな職場環境を つくること	・成熟したサポーティブな職場環境でグリーフを表出できること，それが共感的に受け止められること ・組織としてグリーフを認め，支援を提供すること．さらにグリーフを解決するさまざまな対処方法を獲得するための支援を整えること ・管理者は初めての看取りや特別な看取り（経験年数にかかわらず）について目配りし，面談やカンファレンスなどの支援を提供すること ・つらさを感じたときにそこから離れて休むための場所に行けること ・死後に家族と共に悲しめる場所と時間があること
2. 同僚と話し合えること	・同僚と気持ちを語ること，分かち合えること．ピアカウンセラーとして互いに必要なときに癒し合えること ・グリーフコーディネーターや臨床心理士，カウンセラーを利用できること
3. エンドオブライフケアの教育やグリーフのトレーニング	・基礎教育や入職初期から継続的に患者への最善のエンドオブライフケアのしかたを学ぶこと ・自身のグリーフへの気づきやその過程を学び，向き合い方やサポートを求めること．対処方法を学ぶ（教育やトレーニングはグリーフに巻き込まれる前に受けられることが望ましい）
4. 患者（療養者）の担当を 変えること	・同時に複数の看取りの近い状態の人を受け持つことを避ける ・1つのグリーフのステップを完了できるようにする．必要なときに助けを求める
5. 仕事のスケジュール管理	・休み時間の確保，規則的な勤務体制
6. 特別な努力への感謝	・亡くなった患者（療養者）の家族をフォローする機会（カードを送る，電話で様子をたずねる，訪問，葬儀への参加，遺族会など）をもてるようにする ・病院や施設から貢献に対してのお礼や感謝を伝える

［Wisekal AE：A concept analysis of nurses' grief. Clinical Journal of Oncology Nursing 19(5)：E103-107,2015, Hildebaradt L：Providing grief resolution as an oncology nurse starategy：a literature review. Clinical Journal of Oncology Nursing 16(6)：601-606, 2012, Wenzel J, Shaha M, Klimmek R, et al：Working through grief and loss: oncology nurses'perspective on professinal breavement. Oncology Nursing Forum 38(4)：E272-282, 2011 より作成した 山﨑智子：看護師のグリーフへの援助. がん看護24(2)：238-241, 2019 より許諾を得て改変し転載］

　看護師のグリーフへの支援の示唆として，Shimoinaba[4]は①組織からのサポート，②病棟からのサポート，③個人のセルフケアの3つのレベルのサポートが必要と述べている．加えて近藤[7]は，看護師の成長段階を考慮した支援のあり方，基礎教育への示唆，継続教育への示唆，社会・政策への示唆を述べており，専門基礎教育から始まり，組織・社会全体として死にかかわる職種の支援を考えていく必要があることがわかる．

　重要なことは以下である．

- 援助職の誰もがグリーフを経験する可能性がある．それは自然なことであると認識する．
- 援助職のグリーフへの支援は必要であると，組織も自分も認識する．
- 援助職のグリーフへの支援体制がフォーマルにもインフォーマルにも確立される土壌を築く．
- 自身のセルフケアについても理解し，対処方法を増やしていく．

　以下に，文献検討と看護師へのインタビューから得た支援方法案について提示する（**表Ⅶ-3-2**）[8〜11]．

　筆者の研究参加者のなかにも，「カンファレンスでは反省会になってしまい，つらさが

増す」「わかってくれる人に話したい」，また「サポートを受けると，自分もサポートが必要な人がみえてくる，声をかけたくなる」と述べる人が多かった．グリーフを互いにケアする土壌をつくることは，思いやりのなかで癒され，人として大切にされることにほかならない．また「経験年数を重ねるとケアする立場になり，自身で対処できると思われてしまうが，実際はつらい気持ちは同じであり，管理者であってもサポートを受けたいときがある」と述べる人もいて，どんなに対処方法を備えたベテランであっても，援助職のグリーフへの支援がいかに重要であるかがわかる．

▌引用文献▌

1) 鈴木剛子：GCC グリーフカウンセラー養成講座（2010 年第 1 回基礎集中講座）テキスト　死別喪失とグリーフ学の新理解　アタッチメント理論・フェーズ理論，2019 年
2) 坂口幸弘，池永昌之，田村恵子ほか：遺族のリスク評価法の開発　死別後の不適応を予測する因子の探索．死の臨床 28（1）：87-93, 2005
3) 廣岡佳代，坂口幸弘，岩本喜久子：Bereavement Risk Assessment Tool 日本語版の作成：家族を対象とした予備的検討．Palliative Care Reseach 11（3）：225-223, 2016
4) Shimoinaba K, O'Connor M, Lee S, et al：Staff grief and support systems for Japanese health care professionals working in palliative care．Palliative Supportive Care 7（2）：245-252, 2009
5) Shimoinaba K, O'Connor M, Lee S, et al：Losses Experienced by Japanese Nurses and the Way They Grieve．Journal of Hospice and Palliative Nursing 16（4）：224-230, 2014
6) Kaplan LJ：Toward a model caregiver grief：Nurses' experiences of treating dying children．Omega 4（3）：187-206, 2000
7) 近藤真紀子：死を看取り続ける看護師の悲嘆過程．p.204, 224-228，風間書房，2011
8) Wisekal AE：A concept analysis of nurses' grief．Clinical Journal of Oncology Nursing 19（5）：E103-107, 2015
9) Hildebaradt L：Providing grief resolution as an oncology nurse retension strategy：a literature review．Clinical Journal of Oncology Nursing 16（6）：601-606, 2012
10) Wenzel J, Shaha M, Klimmek R, et al：Working through grief and loss：oncology nurses'perspective on professinal breavement．Oncology Nursing Forum 38（4）：E272-282, 2011
11) 山崎智子：看護師のグリーフへの援助．がん看護 24（2）：238-241, 2019

ⓒⓞⓛⓤⓜ

死後の社会的手続きなどの援助

　患者が亡くなると，遺族はまず死亡診断書と一体になった死亡届を受け取り，それと併せて葬儀関連の手配をすることになる．そのほか亡くなった後には，公的な手続き，各種解約手続き，名義変更，相続関係など，多くの手続きが必要となる（**表**）．詳細は，各市町村のホームページなどを参照するとよい．看護師はエンゼルケアやグリーフケアを行いながら，必要に応じて手続きの案内を行う．

　身寄りがない患者の場合は，生前に契約している成年後見人等や市町村の担当者と連絡をとる．市町村の担当部署は各自治体によって異なるため，あらかじめ市町村に確認しておくとスムーズである．病院であれば生前のうちに医療ソーシャルワーカーに相談すると，必要な社会的援助についての調整をサポートしてもらえる．

表　死後に行う手続きの例

手続き	届け出先	期限
死亡届の提出	市区町村役場	7日以内[*1]
死体埋火葬許可申請書の提出	市区町村役場	7日以内[*1]
住民異動届の提出（世帯主変更）	市区町村役場	14日以内[*2]
健康保険の資格喪失届の提出		
被用者保険（けんぽ）	勤務先（健康保険組合）	5日以内[*2]
国民健康保険	市区町村役場	14日以内[*2]
後期高齢者医療保険	市区町村役場	14日以内[*2]
埋葬料の申請	健康保険組合	2年以内[*3]
葬祭費の申請	市区町村役場	2年以内[*4]
介護保険資格喪失届の提出	市区町村役場	14日以内[*2]
年金受給権者死亡届の提出	年金事務所	10日以内[*2]（国民年金は14日以内）

注：勤務先への連絡・手続き，高額医療費の還付申請，遺言書の検認，相続，遺族年金の申請，年金の死亡一時金請求，死亡保険金請求，銀行・クレジットカードの手続き，運転免許証の返納，シルバーパスの返納，電気・ガス・水道・電話の手続きなど状況に応じて各種の手続きを行う．
[*1]：届出人が死亡の事実を知った日から
[*2]：死亡した日から
[*3]：埋葬を行った日の翌日から
[*4]：葬祭を行った日の翌日から

第Ⅶ章の学習課題

1. エンドオブライフの時期にある人の家族の予期的悲嘆とは何か, 説明してみよう.
2. エンドオブライフの時期にある人の家族や親近者の力を最大限に引き出すための支援について考えてみよう.
3. 遺族や残された親近者およびエンドオブライフケアを提供した医療者への支援について, いつ, どこで, 何ができるかを話し合ってみよう.

事例で学ぶ
エンドオブライフケア

本章のねらいと事例の構成

　本章では，病状・状態・状況が多様であるエンドオブライフの時期にある人の看護実践事例を，時間の流れに沿って示していく．事例には，エンドオブライフの時期にある人の看護実践で遭遇する特有の難しさが含まれている．事例を通して，エンドオブライフの時期にある人の看護について以下の内容を学ぶことができるように構成した．

- 本人・家族・ケアチームとの合意形成を通してケアの方向性を定めること
- ケアを通して対象理解を深め，対象者中心の個別的なケアにつなげること
- 本人・家族の反応，看護実践の経過全体から，ケアの実践を振り返り意味づけること

◆ 事例の構成

　具体的な構成は以下のとおりである．対象者の時間経過に沿って2つの場面を提示する．まず1つ目の場面を提示し（下記①），看護実践を展開する（下記②）．その後時間が経過した2つ目の場面を提示し（下記①），再び看護実践を展開する（下記②）．日々のケアを積み重ねるなかで対象者への理解を深め，その人にとっての"最善のケア"に近づけてゆく過程をとらえてもらいたい．最後にまとめとして，事例のエンドオブライフケア全体を図を用いて振り返り，実践したケアの意味を考える（下記③）．

①場面提示
②看護実践
　以下の項目に沿って，対象の理解と看護を進める．
　・対象理解の6つの視点（p.85，「第Ⅳ章-第3節　対象理解の視点」参照）
　・対象者の状態の見極め
　・本人と家族にとっての"望ましい状態"
　・ケアの方向性と計画
　・ケアの実施と評価
　・ケアの振り返り
③まとめ
　・本事例全体を通したケアの振り返り・意味づけ
　・本事例のエンドオブライフケアの経過（全体図）
　・本事例のエンドオブライフケアのポイント

1 病院で最期を迎えるまでの意思決定と調整

場面① 疼痛の増悪で入院. 精査・加療し, 入院7日目

●Aさん・家族の情報

Aさん, 女性, 42歳. 39歳のとき腹部膨満感および体調不良があり, 近医を受診. 精査の結果, S状結腸がん (Stage IV), 多発肝転移, 肺転移と診断. 手術による原発巣の切除が困難であったため, 化学療法を実施する方針となった. その後, 化学療法を継続していたが, 2ヵ月前より肝・腎機能が低下し中止となった. 今後は根治的な治療は行わず, 緩和ケア主体の方針となった. 夫45歳, 子ども2人 (中1:男, 5歳:女) の4人暮らし. 両親は他界.

●今回の入院までの経緯

緩和ケア外来を定期受診していたが, 腰痛が出現した. 単純X線検査, CT・MRIの検査および臨床所見から腰椎1, 2への転移が疑われたため, NSAIDs, アセトアミノフェンの内服を開始し, 疼痛なく過ごしていた. 今月より腰部の疼痛が急激に増強し歩行が困難となったため, 緊急入院となった. 入院時, 痛みの部位は腰部に限局しており, 安静時の疼痛はNumerical Rating Scale (NRS):4, 体動時はNRS:7〜8であり, 「突然ビリビリとした強い痛みが現れる」と話した (p.95, 図V-1-1参照).

●入院後のAさんの身体状態, 検査, 治療など

入院後より, 従来の鎮痛薬に加え, オピオイドの内服を開始した. また, 腰部の痛みを緩和する目的で放射線治療 (以下, 緩和照射) を実施した. 痛みにより起き上がることが困難であったため, 膀胱留置カテーテルを挿入し, ベッドサイドでポータブルトイレを使用し排泄管理をしていた.

入院1週間後は, 痛みの部位や性状に変化なく, 安静時の疼痛はNRS:0〜1, 体動時はNRS:5〜6へ軽減した.

●Aさんの身体状態と治療の受け止め

医師からAさんと夫へ, 疼痛の原因は腰椎転移の影響である可能性が高いことが説明され, 理解されている. 入院前は痛みにより眠ることもできなかったが, 現在は眠れている. 「子どもが小さいので手がかかるし, 痛みがよくなれば早く退院したい. でも, 痛みはよくなったと感じるが, まだ家事どころか身の回りのこともできない. この先痛みがどんどん強くなるのではないかと思うと不安」と話している.

●家族の患者の身体状態と治療の受け止め

夫は, 「痛みで自分の身の回りのことができないみたいだ. 家で過ごせるのが一番だと思うが, 今回のように急に痛みが強くなるんじゃないかと思うと心配だ. 長男は部活で忙しいようだ」と話している. 子どもは面会に来ておらず, それ以上の情報はない.

●看護師の立場

緩和ケア病棟勤務の看護師. プライマリナースとして継続的にかかわる予定である.

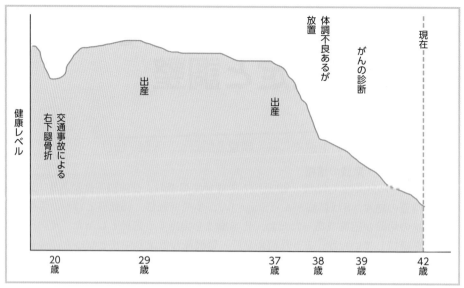

図Ⅷ-1-1　Aさんの今までの経過

A. 場面①におけるAさんの状態をとらえ理解する

1 ● Aさんの今までの経過と現時点の把握

　20歳時に交通事故により右下腿を骨折し保存療法で完治．その後は大きな病気なく経過．29歳時に第1子を，37歳時に第2子を出産した．38歳頃より体調不良を感じていたが，子育てや家事で忙しく放置していた．39歳時に，体調不良に加え腹部の張りが強くなってきたため近医を受診し，がんと診断された（**図Ⅷ-1-1**）．

2 ● Aさんを6つの視点からとらえる

　Aさんおよび家族から得られた情報を6つの視点で整理すると**図Ⅷ-1-2**のようになる．

3 ● Aさんの状態の見極め

　Aさんは，S状結腸がん，多発肝転移，肺転移により化学療法を継続するも肝・腎機能低下にて中止．根治治療は行わず，緩和ケア主体の方針となっている．急激な腰部の痛みは，腰椎転移が影響していることが考えられた．痛みの状況を包括的に評価すると，Aさんの痛みは腰部に限局しており，痛みの性質から神経障害性疼痛と考えられる．また痛みの強さやパターンについては，緩和照射，オピオイド導入により安静時の疼痛は軽減し経過している．一方で，依然として体動による一過性の痛みの増強（以下，突出痛）が存在し，ベッド上で過ごすことが多く日常生活に支障をきたしている．今後の痛みの経過については，緩和照射による疼痛軽減効果の程度はわからないが，現在までの経過を考えると，完全に痛みを取り除くことは難しいと考えられる．そのため，痛みが原因で今までどおりの日常生活を維持できない可能性がある．一方で，現時点では排泄機能に問題がみられないため，トイレまでの移動が可能となれば膀胱留置カテーテルは抜去できる可能性が高い．

全身状態（身体/精神症状を含む）	本人の現状理解/全身状態の理解と対処
・腰椎転移の影響により腰痛が増強した ・オピオイド（内服）の導入に加え，緩和照射を実施し腰痛は軽減したが，体動時の痛みは変わらず強い ・痛みの増強の影響により，ベッドで過ごすことが多く，排泄には膀胱留置カテーテルの挿入およびポータブルトイレを使用している	・根治的な治療は行わず，緩和ケア主体の方針であることは理解している ・医師より痛みの原因が腰椎転移の影響であることに加え，今後，麻痺症状が出現するリスクがあることを説明され，理解している ・治療により痛みが軽減していることを実感するが，今後も痛みが悪化するのではないかと心配している

他者の存在	療養場所・居場所
・夫は連日仕事が終わった後に面会に来ている．笑顔で子どものことやその日あった出来事などを話している様子を見かける．夫婦関係は良好	・緩和ケア病棟は全室個室である ・日中はギャッチアップしテレビをみて過ごす ・看護師付き添いのもと，緩和ケア病棟に隣接している庭園などに車椅子にて散歩に出かけることはあるが，その他，排泄時以外はベッド上で過ごすことが多い

人生上の価値	生死についての考え方やとらえ方
・外来記録に，「これからは家族と過ごす時間を大切にしたい」と記載あり．看護師と会話するとき，子どもたちのことを嬉しそうに話す様子あり ・痛みが落ち着き，身の回りのことができるようになれば家に帰りたいとの希望あり	・根治的な治療ができないことは理解している ・入院時の面談にて，「苦痛なく過ごしたい」と話す

図Ⅷ-1-2　６つの視点からとらえたＡさん（場面①）

加えてＡさんは，「苦痛なく過ごしたい」という願う一方で，今回の痛みの増強を契機に，今後の痛みの増強に対する不安を抱えている．

4 ● Ａさんと家族にとっての"望ましい状態"

　これからの過ごし方に関して，Ａさんが嬉しそうに家族のことを話している様子や，家族と一緒に過ごす時間を大切にしたいという思いをもっていることから，Ａさんにとって家族の存在はきわめて大きいと考えられる．また，Ａさんは「家に帰りたい」という意向をもっていることから，自宅療養を考慮した支援を検討していく必要がある．

　Ａさんの安静時の疼痛は軽減しているが，体動時の突出痛は十分に軽減しておらず，日常生活に支障をきたしている．そのため，日常生活における動作に合わせながら，疼痛が増強する前に適切に鎮痛薬を使用するなど，苦痛症状を自己管理できるようになることが望ましい．また，Ａさんと家族の意向に寄り添い自宅療養をめざすためにも，そのための支援体制を調整し，安心した自宅での療養生活をＡさんと家族がイメージできるようになることが望ましい．

Ａさんと家族にとっての"望ましい状態"

痛みが軽減し，自宅での療養生活をイメージすることができる．

B. 場面①におけるケアの方向性，計画，実施，評価

1 ● ケアの方向性と計画

ケアの方向性とケア計画を以下のように定めた.

ケアの方向性	Aさんの痛みを軽減し，今後の療養生活をイメージできるよう支援する.
ケア計画	計画1. 痛みの経過を継続的に評価し，痛みが軽減した状態で過ごせるよう支援する. 計画2. 疼痛管理の方法や日常生活での工夫について共に考える. 計画3. 在宅での療養環境を整える.

2 ● ケアの実施と評価

計画1. 痛みの経過を継続的に評価し，痛みが軽減した状態で過ごせるよう支援する.

〈実施したケアとその評価〉

　看護師は，痛みの状況の包括的な評価に加え，体動時の突出痛を軽減することを意図して，痛みの増悪因子・軽快因子，痛みによる日常生活への影響についてAさんにたずねた. また，体動時の突出痛が増強するタイミングでオピオイド速放性剤（以下，レスキュー）を使用できるよう調整した. 加えて，症状が安定した段階で，痛みに対する治療目標についてAさん，夫と話し合いの場を設けるよう働きかけた. その結果，Aさんは「じっとすると痛みは治まるが，立ち上がるときにビリビリっとした痛みがくるから動くことに恐怖感がある」と話した. そのため，立ち上がる15分前にレスキューを内服すること，痛みが増強した際は無理せず楽な姿勢をとることを提案した. 数日間これらの方法を試した結果，立ち上がり時の疼痛の増強なくNRS：1〜3の範囲で経過した. Aさんは「痛み止めを飲んでから動くといいみたい. この調子なら身の回りのことは自分でできるかもしれない」と話し，身体を動かすことを前向きにとらえるようになった. その後，排泄や整容，歩行時など，痛みの増強が考えられるさまざまな状況下でレスキューの内服を試みた. その結果，これらの日常生活の動作では疼痛の増強はなく経過した. 一方で，Aさんは「今までどおりにはいかない. 限界がある」と話し，入院前の日常生活を送ることが難しい現状に直面するとともに，「まずは自分のことは自分でできるようにならなきゃ」と気持ちのなかで折り合いをつけていた. 看護師は「今までどおりの生活を送る」という高い目標を立てるのではなく，まずは「自分で身の回りのことができる」ことを目標にしてはどうかと提案し，段階的な目標を設定できるよう話し合った.

　看護師のかかわりにより，Aさんは，痛みが軽減した状態で身体を動かすことができるという成功体験を積み重ね，徐々に自信をつけることができた. また，Aさん，夫と共に段階的な目標設定を行うことで，前向きに取り組むことができたと考える. その結果，徐々にできることが増え，最終的には排泄や整容，50 m程度の歩行が可能となった. また排泄行動が可能となったため，膀胱留置カテーテルは抜去することができた.

計画2. **疼痛管理の方法や日常生活での工夫について共に考える.**

〈実施したケアとその評価〉

　看護師は，Aさん自身が症状を自己管理できることを意図して，レスキューを自己管理し，内服経過や副作用症状に関する記録をつけることを提案した．具体的には，レスキュー3回分を手渡し，疼痛時や体動時などAさんのタイミングで内服できるよう調整した．また内服時は，内服時間と内服した理由，痛みの程度（NRSを使用）に加え，オピオイドで出現しやすい副作用の有無を確認するため，悪心，便秘，眠気の症状があるかないかを記載できるよう記録用紙を提供した．その結果，Aさんは計画1に準じて，レスキューを自己管理にて内服することができた．記録用紙の内容から，排泄や整容，歩行時など，痛みの増強が考えられるタイミングで1日3〜4回レスキューを内服している傾向が明らかとなった．また記入漏れはなく，オピオイドによる副作用症状はみられなかった．Aさんは「レスキューを飲む回数やタイミングがわかると，次の計画を立てやすい」と話し，症状管理に前向きに取り組むことができた．

計画3. **在宅での療養環境を整える.**

〈実施したケアとその評価〉

　看護師は，「自宅で過ごしたい」というAさんと夫の意向を尊重することを意図して，在宅での療養環境を整えられるよう働きかけた．まずは，Aさんが40歳以上であることから介護保険による在宅サービスを利用できることを医療ソーシャルワーカー（medical social worker：MSW）と確認した．介護保険では，Aさんの生活を支えるために訪問介護や訪問看護を利用できるよう調整した．加えて，日常生活に必要な杖やベッド，車椅子などの福祉用具の内容を検討した．さらに，Aさんと夫の懸念事項であった疼痛増強時の対応に関して，緊急時の対応方法を確認した．その結果，Aさんは「サポートがあることがわかってよかった．自宅でも過ごせそう」と話した．以上のことから，自宅療養における支援体制を調整することで，Aさんは自宅での療養生活をイメージすることができたと考える．

3 ● Aさんの経過

　Aさんは，痛みの増強なく経過し，更衣や整容，トイレまでの移動など身の回りのことは自身でできるようになった．疼痛管理の記録用紙には毎日記入しており，問題となるオピオイドの副作用は生じていなかった．また，痛みに対する不安も聞かれなかった．自宅療養の調整に関しては，退院前にAさんを担当するケアマネジャーや訪問看護師と直接話し合う機会をもつことができ，Aさん・夫の思いや意向を共有することができた．その後，福祉用具の準備を含めた自宅療養の環境も整い，退院した．

4 ● ケアの振り返り

　Aさんは，体動時の突出痛により「苦痛なく過ごしたい（生死についての考え方やとらえ方）」こと，「身の回りのことができる（人生上の価値）」ことが脅かされていた．支援を検討するうえで，その人らしさを妨げる困り事や苦痛に着目することが重要であるため，ま

ずはＡさんの苦痛である痛みの症状を軽減できるよう働きかけた．その結果，痛みを軽減することができ（生死についての考え方やとらえ方），最終的には身の回りのことができるようになった（人生上の価値）．

また，療養場所に関する支援では「どこで」「どのように」過ごしたいかを尊重しかかわることが重要である．Ａさんは，「家に帰りたい」「家族と過ごす時間を大切にしたい」という思いをもっていた（人生上の価値）．したがって，Ａさんと家族が置かれている現状を理解し，在宅での療養環境を整えることで，Ａさんと家族が自宅での療養生活をイメージすることができるようになったと考える．

＊　＊　＊

場面②　今後の療養先に関して，Ａさんと家族が意思決定できずにいる場面

　Ａさんは自宅療養を継続していたが，数日前より，腰痛が増強したことに加え両下肢を動かすことができなくなり，緊急入院となった．入院時，膀胱直腸障害＊や体動困難があり，腰椎，下部胸椎以下の麻痺が考えられた．新たな転移の存在が疑われたが，予後予測3週間以内であることに加え症状改善が見込めないことから，緩和照射や精査は行わない方針となった．腰痛に対しては，オピオイドの投与経路を内服から持続皮下へ変更し疼痛管理を行った結果，痛みは軽減した．両下肢麻痺のため日常生活自立度C2であるが（**表Ⅷ-1-1**），その他の苦痛症状はみられなかったため，医療者はＡさんの今後の療養先の検討を開始した．

　夫は連日，仕事が終わった後に子どもを連れ面会に来ていた．長男は部活を休み，両親の代わりに家事をしていた．今後の過ごし方について，Ａさんは「家に帰りたい．でも家族に迷惑をかけちゃうかな…」と話した．夫は「本人が希望するとおりにしてあげたい」と話したが，続けて「家には小さい子どもがいるし，家で過ごすのは本人

表Ⅷ-1-1　障害高齢者の日常生活自立度（寝たきり度）

生活自立	ランクJ	何らかの障害などを有するが，日常生活はほぼ自立しており独力で外出する 1．交通機関などを利用して外出する 2．隣近所へなら外出する
準寝たきり	ランクA	屋内での生活はおおむね自立しているが，介助なしには外出しない 1．介助により外出し，日中はほとんどベッドから離れて生活する 2．外出の頻度が少なく，日中も寝たり起きたりの生活をしている
寝たきり	ランクB	屋内での生活は何らかの介助を要し，日中もベッド上での生活が主体であるが，坐位を保つ 1．車椅子に移乗し，食事，排泄はベッドから離れて行う 2．介助により車椅子に移乗する
	ランクC	1日中ベッド上で過ごし，排泄，食事，着替において介助を要する 1．自力で寝返りをうつ 2．自力では寝返りもうてない

判定にあたっては，補装具や自助具などの器具を使用した状態であっても差し支えない．

にとってストレスなんじゃないかな．僕も朝から晩まで仕事と家事で疲れきっている．長男も部活を休んで家事をしている．現実的には何とも…」と話した．

　　担当医と看護師は，「本人の希望をかなえてあげたい」と思いながらも，夫や長男の負担が大きくなり，結果としてAさんに悪い影響を及ぼしてしまうことを危惧し，自宅療養は難しいのではないかと感じていた．

*膀胱直腸障害：脊髄損傷などの原因により，膀胱および直腸を支配する領域よりも中枢側の神経が損傷した結果，膀胱や直腸の機能に障害が生じること．

C. 場面②におけるAさんの状態をとらえ理解する

1 ● 改めてAさんを6つの視点からとらえる

　　これまでのケアを通して得られたAさんおよび家族の情報を踏まえ，改めて6つの視点で整理すると図Ⅷ-1-3のようになる．

2 ● Aさんの状態の見極め

　　Aさんは，膀胱直腸障害や両下肢麻痺により日常生活に介助が必要な状況である．また，

全身状態（身体/精神症状を含む）	本人の現状理解/全身状態の理解と対処
・腰椎，下部胸椎以下への転移による，膀胱直腸障害や両下肢麻痺が考えられた ・膀胱直腸障害に対して膀胱留置カテーテルを挿入した ・両下肢麻痺のため日常生活自立度 C2 であり，ベッド上臥床で過ごし，ほぼ全介助が必要である ・予後予測が 3 週間以内であること，症状改善が見込めないことから，緩和照射や精査は行わない方針となった ・腰椎に対してはオピオイド皮下注射の持続投与を開始した	・腰椎，下部胸椎以下への転移による両下肢麻痺，膀胱直腸障害であることは医師から説明されている．「麻痺が出るかもしれないと聞いていたので理解しているつもりでしたが，ショックです．自分のこともできなくなって．家族に迷惑かけちゃうかな」と話す

他者の存在	療養場所・居場所
・夫は連日仕事が終わった後に 2 人の子どもを連れ面会に来ている．夫婦関係は良好 ・長男は，前回の退院を契機に部活を休み家事を手伝っている ・夫「先生に言われて（麻痺が出ることは）覚悟はしていました．これからどうしたらいいか　」	・緩和ケア病棟は全室個室である ・日常生活自立度 C2 であり，ベッド上で過ごすことが多い ・A さんは家で過ごしたいと考えている ・夫は A さんの希望をかなえたいと思いつつも自宅療養に不安を抱えている

人生上の価値	生死についての考え方やとらえ方
・外来記録に，「これからは家族と過ごす時間を大切にしたい」と記載あり ・「家に帰りたい．でも，家族は私がいないほうが楽なのかな…」と話す	・根治的な治療ができないことは理解している ・入院時の面談にて，「苦痛なく過ごしたい」と話す

図Ⅷ-1-3　6つの視点からとらえたAさん（場面②）

表Ⅷ-1-2　医療倫理の4原則

- **自律尊重の原則**
  患者の自己決定を尊重すること
- **善行の原則**
  患者にとって最善を尽くすこと
- **無危害の原則**
  患者に危害を加えない，危害のリスクを負わせないこと
- **正義の原則**
  すべての人々に平等かつ公正な医療を提供すること

　残された予後が限られており，今後徐々に意識が低下し看取りの経過をたどることが予測される．痛みに関しては，オピオイドを調整し取り除くことができている．苦痛症状の緩和に伴い，看取りを見据えた今後の療養について検討する必要があるが，Aさんと夫，医療者の間で，今後の療養生活の意思決定における倫理的な価値の対立が生じている状態にある．これを医療倫理の4原則[1]に基づき分析すると（**表Ⅷ-1-2**），①患者-家族間の「家で過ごしたいという本人の希望をかなえてあげたい」という自律尊重の原則と，「家に帰ることは夫，長男にとって負担になると思う」という善行の原則，無危害の原則に関する考えの対立，②医療者間の「夫の希望をかなえたい」という自律尊重の原則と，「自宅療養は夫の負担感が大きくなり，結果としてAさんにも悪い影響を及ぼしてしまう」という善行の原則，無危害の原則に関する価値の対立が生じていると考えた．

3 ● Aさんと家族にとっての"望ましい状態"

　Aさんは最期まで苦痛なく過ごし，家族との時間を大切にしたいと願い，自宅での療養を希望していた．一方で，自宅療養により家族の負担が増大する可能性がある．そのため，今後起こりうる苦痛症状を緩和しつつ安定した状態でAさんの望む療養生活を過ごせることが望ましい．また，そばで寄り添う家族が安心して看取りの時期を迎えられることが望ましい．

> **Aさんと家族にとっての"望ましい状態"**
> 苦痛症状を緩和しつつ，望む療養生活を実現し，最期までの時間を大切に過ごすことができる．

D. 場面②におけるケアの方向性，計画，実施，評価

1 ● ケアの方向性と計画

　ケアの方向性とケア計画を以下のように定めた．

ケアの方向性	Aさんと家族が，安定した状態で，最期までの時間を大切に過ごすことができるよう支援する．
ケア計画	計画1. 看取りの過程で生じる苦痛症状を緩和できるよう支援する．
	計画2. 療養場所の意思決定を支援する．
	計画3. 家族の看取りの過程についての理解を促す．

2 ● ケアの実施と評価

計画1.　看取りの過程で生じる苦痛症状を緩和できるよう支援する.

〈実施したケアとその評価〉

　苦痛症状の有無を適宜評価し，医療者間で共有した.

計画2.　療養場所の意思決定を支援する.

〈実施したケアとその評価〉

　まず看護師は，療養場所に関する意思決定について，ケアの方向性を明確にすることを意図し医療者カンファレンスを開催し，それぞれの医療者間の思いや考えを共有した. その結果，Ａさんと家族が抱いている価値の対立について医療者間で共有することができた. また，療養場所の意思決定を支援するため，Ａさんと家族の間でコンセンサスを得る必要があるというケアの方向性を導き出した.

　次に看護師は，上記のケアの方向性を意図し，今後の療養場所に関してＡさんと家族と共に話し合う場を設けた. 話し合いの場では，Ａさんと家族は家に帰ること以上に「一緒に過ごすこと」を大切にしていることを相互に確認した. そこで看護師は，無理に自宅療養を勧める必要はないという確かなコンセンサスを得たうえで，Ａさんと家族に対し，「どこで」過ごすのかではなく「どのように」過ごしたいのかに焦点を当て今後の療養について考えてはどうかと提案した. また，いったん決断したとしても，考えを変えてもよいことを保証し，Ａさんと家族の意思決定を尊重し支えていく姿勢を示した. その結果，Ａさんと夫は涙を流しながらも笑顔で「これからは病院で過ごす一日一日を大切にしたい」と話した. そのため看護師は，家族が好きなときに病室を訪れ，宿泊もできることを伝えた. その結果，子どもたちには「ここ（病室）がもうＡ家だね. たくさん泊まりに来るね」と笑顔がみられた.

　以上のかかわりから，自宅での療養はかなわなかったが，Ａさんと家族が大切にしている「家族で一緒に過ごすこと」を尊重し，病室にて家族で過ごせる環境を調整するという代替案を提案することで，Ａさんと家族の思いに寄り添う支援ができたと考える.

計画3.　家族の看取りの過程についての理解を促す.

〈実施したケアとその評価〉

　看護師は，家族がＡさんの看取りに備えられることを意図し，家族に対し，Ａさんが置かれている状況や今後起こりうる身体の変化について丁寧に説明した. また，不安や気がかりなことがないかを適宜確認した. 加えて訪室時は，Ａさんに苦痛症状がないかを確認するとともに，亡くなる前に生じうる徴候（意識の混濁，嚥下困難，下顎呼吸，四肢のチアノーゼ，尿量減少，動脈触知不可など）を確認し，病状の変化を評価した.

3 ● Ａさんの経過

　Ａさんは，「家族で一緒に過ごすこと」を優先し，病院で療養する意思決定をした. 家族は毎日面会に来院し，週末は夫と子どもたちが宿泊し，Ａさんの体調がよいときには車椅子に移乗し緩和ケア病棟の庭園を散歩するなどして過ごした. 苦痛症状はみられなかっ

たが，徐々に意識が低下し，家族の付き添いのなかＡさんは永眠した．最期は，家族がＡさんの手を握り，「お母さん，最期までよく頑張ったね．今までありがとう」と涙を流していた．看護師は，Ａさんと家族にねぎらいの言葉をかけるとともに，家族だけのお別れの時間を確保した．また，家族と一緒にエンゼルケアを実施した．

4 ● ケアの振り返り

　Ａさんに残された予後は限られていたため，苦痛症状が緩和した時点で，できるだけ早期にＡさんと家族の思いに添った今後の過ごし方を実現できるよう働きかける必要があった（生死についての考え方やとらえ方）．療養先の意向に関しては，Ａさんと家族の間，あるいは個々人のなかでもさまざまな両価性の揺れる思いが存在していたため，医療者カンファレンスを開催し，誰がどのような意向をもっているのかを丁寧に確認し整理していった．最終的には，それぞれの意向をすり合わせ，折り合いをつけていくことが重要であったため，Ａさんと家族で話し合う場を設け，相互の思いを尊重した意思決定支援を進めていった．療養先の意思決定では，患者が大切にしていることに焦点を当て支援することが重要であるが，Ａさんと家族の場合，「どこで」過ごすか以上に「どのように」過ごしたいかに焦点を当て，支援の方向性を導き出した（人生上の価値）．このように，さまざまな状況により患者の意向をそのままかなえることが難しい場合も存在する．その際は，患者の大切にしていることを明らかにし，支援することが重要と考える．

E. 本事例全体を通したケアの振り返り・意味付け (表Ⅷ-1-3)

　本事例では，症状緩和のための治療で入退院を繰り返し，病院で死を迎えるまでの意思決定と調整についての看護を説明した．看護師は，Ａさんの置かれている局面ごとに応じて，「苦痛なく過ごしたい」「家族と過ごす時間を大切にしたい」という希望・価値観を尊重し，苦痛症状の緩和や療養場所の意思決定における看護を実践した．その結果，Ａさんと家族の思いに寄り添った支援が提供できたと考える．とくに療養場所における意思決定では，Ａさんと家族の意向の確認を丁寧に行い，適宜話し合いを繰り返しながら折り合いをつけていく過程を経た．それぞれの意向を共有し，Ａさんと家族が置かれている現状で最も望ましい選択・ケアを導き出すことで，Ａさん，家族，医療者の全員が同じ方向を向き，Ａさんの看取りまでの過ごし方を支えていくことができたと考える．

F. 本事例のエンドオブライフケアのポイント

●患者の痛みをマネジメントする

　患者の「その人らしさ」を支えるうえで，まずは身体的な苦痛症状を和らげることはきわめて重要である．そのため，Ａさんの痛みの状態を丁寧にアセスメントし，痛みを軽減することができるよう支援していく必要がある．また，安心した療養生活を過ごすためにも，疼痛増強時や緊急時の対応方法について話し合い，痛みをマネジメントすることが重要である．

表Ⅷ-1-3　Aさんのエンドオブライフケアの経過

経過	患者の状態と治療等の経過	患者・家族の様子・反応	ケアの実際	対象理解の深まり，ケアの方向性と計画
		ケアの経過		
場面①の経過　緩和ケア病棟	・腰椎1，2への転移による腰部痛あり ・NSAIDs，アセトアミノフェンに加え，オピオイドを内服開始 ・腰部に放射線治療	・「（安静時）痛みはよくなってきたけど，身体を動かすときに突然ビリビリとした強い痛みがある．この先も痛みがどんどん強くなるのではないかと不安」 ・ベッド上安静にて過ごすことが多い	・日常生活の援助（清潔，食事配膳，移動，排泄など） ・膀胱留置カテーテルの挿入	**ケアの方向性** 痛みを軽減し，今後の療養生活をイメージできるよう支援する **計画1** 痛みの経過を継続的に評価し，痛みが軽減し過ごせるよう支援する． **計画2** 疼痛管理の方法や日常生活での工夫について共に考える．
	・突出痛に対しレスキューを意図的に使用	・「痛み止めを飲んでから動くといいみたい．この調子なら身の回りのことは自分でできるかもしれない」 ・立ち上がり時の疼痛の増強なくNRS：1～3の範囲で経過	・体動時の突出痛が増強するタイミングでレスキューを使用できるよう調整（日常生活の動作前15分） ・レスキューの内服を自己管理すること，内服に関する記録をつけること，副作用症状に関する記録をつけることを提案	痛みが軽減した状態で身体を動かすことができるという成功体験を積み重ね，徐々にADLを拡大することに対する自信をつけているようだ ・段階的な目標設定を行うことで，身体を動かすことに前向きに取り組むことができているようだ
	・オピオイドの自己管理（1日3～4回レスキュー使用）．副作用症状なし	・「レスキューを飲む回数やタイミングがわかると，次の計画を立てやすい」 ・徐々にできることが増え，最終的には排泄や整容，50 m程度の歩行が可能に	・排泄行動が可能となったため，膀胱留置カテーテルは抜去	症状管理に前向きに取り組むようになっていると感じる
		・「サポートがあることがわかってよかった．自宅でも過ごせそう」 ・自宅での療養生活をイメージする	・介護保険を利用できる可能性があることをMSWと確認し，手続きを進める ・訪問介護，訪問看護，福祉用具（杖，ベッド，車椅子など）のレンタルを検討 ・緊急連絡先の確保	**ケアの方向性** **計画3** 在宅での療養環境を整える． 自宅での療養生活をイメージすることができていると感じる
自宅	自宅退院/訪問診療・看護			
場面②の経過　緩和ケア病棟	・膀胱直腸障害や体動困難があり，腰椎，下部胸椎以下の麻痺の可能性 ・放射線治療や精査は行わない方針 ・オピオイドの内服から持続皮下へ投与経路を変更し投与量調整	・腰部痛が徐々に増強したことに加え，両下肢を動かすことができなくなり緊急入院 ・両下肢麻痺のため日常生活自立度C2 ・「麻痺が出るかもしれないと聞かされていたので理解しているつもりでしたが，ショックです．自分のこともできなくなって．家族に迷惑かけちゃうなぁ」 ・夫「先生に言われて（麻痺が出ることは）覚悟はしていました．これからどうしたらいいか…」	・日常生活の援助（清潔，食事配膳，移動，排泄など） ・膀胱留置カテーテルの挿入 ・痛みの程度に応じてレスキュー追加投与	**ケアの方向性** Aさんと家族が，安定した状態で，最期までの時間を大切に過ごすことができるよう支援する **計画1** 看取りの過程で生じる苦痛症状を緩和できるよう支援する． 苦痛症状がないかどうかを適宜評価し，医療者間で共有
	・疼痛は軽減．その他苦痛症状なく経過 ・オピオイドの持続皮下投与を継続中	・療養場所に関するAさんの考え：「家に帰りたい．でも家族に迷惑をかけちゃうかな…」 ・療養場所に関する夫の考え：「本人が希望するとおりにしてあげたい」と話したが，続けて「家には小さい子どももいるし，家で過ごすのは本人にとってストレスになるんじゃないかな．自分も朝から晩まで仕事と家事で疲れ切っている．長男も部活を休んで家事をしている．現実的には何とも…」	・療養場所に関する医療者の考え：「Aさんの希望をかなえたい」という思いと，「自宅療養は夫の負担感が大きくなるし，結果としてAさんにも悪い影響を及ぼしてしまう」という思いがある ・医療者カンファレンスを開催．Aさん，家族，看護師で今後の療養場所について話し合う	**ケアの方向性** **計画2** 療養場所の意思決定を支援する． 医療者カンファレンスで，Aさんと家族の間でコンセンサスを得る必要があるというケアの方向性を導き出す
		・Aさん，夫「これからは病院で過ごす一日一日を大切にしたい」 ・子どもたち「ここ（病室）がもうA家だね．たくさん泊まりに来るね」	・家に帰ること以上に「家族で一緒に過ごすこと」を大切にしていることを確認 ・無理に自宅療養をすすめず，緩和ケア病棟で過ごせるよう調整	自宅療養よりも，Aさんと家族が最も大切にしている「家族と一緒に過ごすこと」を優先し，病院での療養継続を提案することで患者の思いに寄り添う支援ができたと感じる
		・家族は毎日面会に来院 ・週末は車椅子に移乗し，緩和ケア病棟の庭園を散歩するなどして過ごす	・Aさんが置かれている状況や今後起こりうる身体の変化について，看取りのパンフレット「これからの過ごし方」を活用し，説明する	**ケアの方向性** **計画3** 家族の看取りの過程についての理解を促す．
	・苦痛症状なし．徐々に意識レベルが低下	・声かけに目を開けうなずくなどの反応あり ・家族は毎日面会に来院．面会時はAさんに声をかけており，口腔ケアや清潔ケアに一緒に参加する ・病室には音楽をかけている		・Aさんの病状の変化を感じる ・家族に対し，Aさんの看取りに向けた準備教育・支援を行い，看取りの経過の理解を促す
		・家族に見守られながら永眠 ・夫と子どもたち「お母さん，最後までよく頑張ったね．今までありがとう」と涙を流す	・お別れの時間を確保 ・家族一緒にエンゼルケアを実施	

●患者の生きてきた背景や人生上の価値を大切にする

　療養場所の意思決定支援では，患者の生きてきた背景や人生上の価値を尊重し，患者自身が「どこで」「どのように」過ごしたいかについて患者の意向を確認する必要がある．また，患者の意向に添った療養生活を実現するためには，家族の協力は欠かせない．Aさんの意向とともに，家族の意向も確認しておくことは重要である．

●入院中の患者が在宅療養するための支援体制の調整

　患者と家族の「自宅で過ごしたい」という強い意思があれば，ほとんどの場合は実現できる．家族の協力を得ながら適切な社会資源を導入し，在宅での療養環境を整えることが重要である．本事例では述べていないが，退院前に自宅療養にかかわる訪問診療医や訪問看護師などを交えたカンファレンスを開催することは有用である．また看取り期では，病気の進行により全身状態が急速に変化する可能性がある．患者と家族の心理状態を考慮しながらも，これから起こりうる身体の変化について伝え，緊急時の対応について話し合っておく必要がある．

●看取りに向けた家族ケア

　看取り期の看護では，家族が「予測できない死」をできるだけ避けることが重要である．そのためにも，看取りの過程で起こりうる身体の変化などについて，家族に対し丁寧に説明することが重要である．説明には，看取りのパンフレット『これからの過ごし方』[2]を活用し，家族の心配事に沿って説明していくとよいかもしれない．また，看取りの過程のなかで，患者への接し方に戸惑う家族も多い．家族のつらさを和らげるため，負担がない程度に家族がケアに参加できる機会をつくることが重要である[3]．

学習課題

1. 場面①で，Aさんのその人らしさを妨げる困りごとや苦痛は何であったかを考えてみよう．
2. 場面②で，療養生活の意思決定において，どのような看護が必要であったかを考えてみよう．
3. 入退院を繰り返し，患者が死を迎えるまでの意思決定を支えるために，看護師として何に留意することが必要かを考えてみよう．

‖引用文献‖

1) トム・L・ビーチャム，ジェイムズ・F・チルドレス（著），立木教夫，足立智孝（監訳）：生命医学倫理，第5版，麗澤大学出版会，2009
2) 緩和ケア普及のための地域プロジェクト：これからの過ごし方，〔http://gankanwa.umin.jp/pdf/mitori02.pdf〕（最終確認：2022年11月1日）
3) Nathan C, Marie F, Stein K, et al (ed)：The Oxford Textbook of Palliative Medicine, 6th ed, p.667, Oxford University Press, 2020

2 療養場所の移行における調整と連携

場面❶ 蜂窩織炎再燃と敗血症で緊急入院，入院3日目

●Bさん・家族の情報

　Bさん，男性，78歳．糖尿病歴約20年．4ヵ月前に左下肢蜂窩織炎で入院したが，自宅退院後2ヵ月で再燃し再入院．当時の退院指導では，Bさんには下肢静脈瘤があり下腿がむくみやすく蜂窩織炎の再燃リスクが高いこと，糖尿病の影響で易感染状態にあること，末梢神経障害により発見が遅れやすいことが説明された．また予防のためには，弾性ストッキング装着と皮膚の清潔保持，定期的な足の観察が必要と指導された．今回，2週間前から再び左下肢の腫脹，疼痛に加えて悪寒・発熱があり，敗血症疑いで緊急入院した．

　4年前に妻が他界し，子どもはいない．キーパーソンは近所の友人A氏．元々食堂を経営していたが妻の他界後に店を畳み，現在は公営アパートに独居である．

　面会に来た友人A氏について「俺が食堂やってた頃の常連」と話し，「もう少しで家帰るから待ってろ」と笑顔で話す．

●今回の入院までの経緯

　56歳で糖尿病と診断され，服薬治療を開始．74歳時に妻が他界後，血糖コントロール不良となり，インスリン自己注射を導入した．2週間前に左下肢の異変を自覚するも，次回外来まで様子をみようとそのままにしていた．その後発熱と軽度の意識混濁があり，偶然家を訪れた友人A氏に発見され緊急入院となる．

●入院後のBさんの身体状態，検査，治療など

　入院後，左下肢蜂窩織炎と敗血症の診断となり抗菌薬投与開始．抗菌薬投与後は速やかに解熱する．左下肢の腫脹は改善するも疼痛は不変．日中傾眠で，食事摂取量は3割程度．車椅子移乗は看護師介助で可能だが，時折体重を支えきれずに膝から崩れ落ちることがある．

　入院翌日から，末梢点滴自己抜去，訪室した医療者に大声で怒鳴る，つじつまの合わない発言，昼夜逆転傾向がみられる．また，夜間一人で荷物をまとめ帰宅しようと単独で離床し，転倒しかける場面が数回あった．その後せん妄の診断となり，精神科にコンサルテーションされた．

●Bさんの身体状態と治療の受け止め

　「ちゃんと治してくれないからこんなことになった」「人の世話になってたまるか」と声を荒げることがある．

●看護師の立場

　病棟看護師で，前回の入院から引き続きBさんを受け持つことになった．何度も入院を繰り返すBさんの退院支援に迷いを感じている．

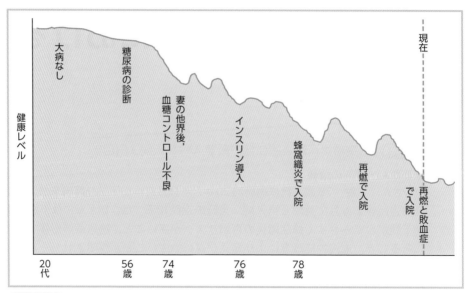

図Ⅷ-2-1　Bさんの今までの経過

A. 場面①におけるBさんの状態をとらえ理解する

1 ● Bさんの今までの経過と現時点の把握

　これまで大病なく，糖尿病は内服薬でコントロールしていた．妻の他界後に血糖値が不安定となり，76歳からインスリン自己注射を開始．今年，左下肢蜂窩織炎を2度起こし，その都度抗菌薬投与を受け軽快，自宅退院していた（**図Ⅷ-2-1**）．

　前回入院時，Bさんは退院希望が強く，足の観察や弾性ストッキング装着といったセルフケア指導を半ば聞き流す形で治療終了後すぐに自宅退院していた．また，今回入院時のHbA1cが9％台であり，自宅での血糖管理が不良であることが推察された．

　要介護1，社会資源の利用なし．

2 ● Bさんを6つの視点からとらえる

　図Ⅷ-2-2のようにBさんを6つの視点からとらえた．

3 ● Bさんの状態の見極め

　Bさんは蜂窩織炎再燃を繰り返しており，今回全身状態が改善したとしても，糖尿病や退院後のセルフケア状況によっては今後も入退院を繰り返す可能性が高い．今回は偶然友人に発見され加療につながったが，発見が遅れれば敗血症性ショックなど生命にかかわる経過をたどる可能性もある．

4 ● Bさんと家族にとっての "望ましい状態"

　せん妄状態では，本来のBさんであればできるはずの意思決定やセルフケア行動が適切に行えない．入院後の荒い言動は，せん妄による混乱から発せられている可能性があり，

全身状態（身体/精神症状を含む）	本人の現状理解/全身状態の理解と対処
・抗菌薬投与後は速やかに解熱するも，左下肢の疼痛は残る ・入院翌日から，生活リズムの乱れや暴言，点滴自己抜去などがあり，せん妄と診断される ・両下肢静脈瘤に関連した浮腫，糖尿病に伴う免疫力低下や血流障害の影響で蜂窩織炎の再燃リスクが高く，敗血症，糖尿病性足壊疽などの重症化リスクが高い．糖尿病性神経障害に伴い，疼痛などの自覚症状に乏しく感染徴候の発見が遅れやすい	・前回入院時に，蜂窩織炎再燃予防に必要なセルフケアについて指導があったが，本人の受け止めや退院後の自宅での生活の様子は不明 ・入院後の食事摂取量は3割程度，内服薬とインスリンは看護師にて管理している ・「ちゃんと治してくれないからこんなことになる」と声を荒げたり，スタッフの制止を振り切って自宅に帰ろうとする様子がある

他者の存在	療養場所・居場所
・友人A氏が週に数回面会に訪れており，嬉しそうに談笑する ・A氏は，普段から週1回Bさん宅を訪れている．普段のBさんは寡黙で穏やかな人との話あり	・入院前は公営アパートに独居 ・入院翌日より，ナースステーション近くの個室へ部屋を移動した ・転倒・転落予防目的で，ベッドに離床センサーを設置している

人生上の価値	生死についての考え方やとらえ方
・「人の世話になってたまるか」との発言が聞かれたのみで，十分な情報はない	・十分な情報はない

図Ⅷ-2-2　6つの視点からとらえたBさん（場面①）

これを本人の意向ととらえるには時期尚早といえる．まずは治療を進め苦痛症状を緩和することで全身状態を整えつつ，安楽な生活環境の整備が必要である．そのうえで，今後Bさんがどのような療養生活を送りたいのか，そのために必要なケアは何か，それを誰がどう担うのかについて共に検討し，Bさんが納得したうえで自己決定することが望ましい．

> **Bさんにとっての"望ましい状態"**
> 全身状態が整い，安全・安楽な生活環境のなかで今後の生活について考えることができる．

B. 場面①におけるケアの方向性，計画，実施，評価

1 ● ケアの方向性と計画

ケアの方向性とケア計画を以下のように定めた．

ケアの方向性	身体的苦痛や混乱を最小限にしながら全身状態を整え，現状や療養生活に関するBさんの思いを踏まえて今後の生活を考える．
ケア計画	計画1. 全身状態を整え，苦痛を軽減する． 計画2. 生活リズムを整えることで，入院生活に伴う混乱を最小限にする． 計画3. 入院前の生活やBさんの意向を踏まえ，退院後の療養生活について検討する．

2 ● ケアの実施と評価

計画1. 全身状態を整え，苦痛を軽減する.

〈実施したケアとその評価〉

　バイタルサインや下肢の皮膚状態を観察した. 左下肢の腫脹・疼痛の軽減があり, 車椅子移乗は見守り下で可能である. インスリン量は改めて調整され, 低・高血糖なく経過. 点滴は寝衣の中を通すなどして本人が気にならないよう位置を調整したところ, その後自己抜去はない. 全身状態の悪化や苦痛の増強はなく, 治療が滞りなく進んでいると評価した.

計画2. 生活リズムを整えることで，入院生活に伴う混乱を最小限にする.

〈実施したケアとその評価〉

　昼夜逆転に対して, 日中の離床時間の確保, せん妄を誘発しない睡眠導入剤を医師と相談のうえ用いるなどして生活リズムを整えた. また, カレンダーや時計を見やすい場所に置く, 日常会話に日時や場所・今日の予定などの話題を盛り込むなどして, 見当識を補いながら入院環境を整えた. ただ, 時折混乱した発言は続いており, 引き続きせん妄ケアが必要と評価した.

計画3. 入院前の生活やBさんの意向を踏まえ，退院後の療養生活について検討する.

〈実施したケアとその評価〉

　入院3日目に, 医師, 看護師, 医療ソーシャルワーカー（MSW）, 理学療法士（PT）, 作業療法士（OT）にて多職種カンファレンスを実施し, 治療は順調に経過していることを共有した. 医師からは, すでに2回蜂窩織炎を再燃していること, 年齢や独居であることを考慮すると日々のセルフケア継続は難しく, 今後は施設入所が現実的ではないかと話があった. まずは入院前の日常生活動作（ADL）への回復をめざし, 翌日からリハビリテーション（以下, リハビリ）が開始となる. せん妄が落ち着き次第, 早期にBさんの意向やケアマネジャーとの情報共有, 退院調整を進めていくことで合意した. 引き続き退院後の生活検討が必要と評価した.

3 ● Bさんの経過と追加したケア計画, および実施・評価

　全身状態は悪化なく経過した. 夜間は良眠, 日中はリハビリに意欲的に参加し, 食事摂取量は約8割まで回復した. 混乱した発言は聞かれなくなり, 入院6日目には「早く治して帰らないと」と穏やかに語る. せん妄の改善に伴い, 入院6日目に以下の計画を追加した.

追加したケア計画	計画4. 自身で行える動作が日常生活内で最大となるよう, 安全に配慮し支援する.
	計画5. 現状やこれまでの生活を振り返りながら, 療養生活に関する意思決定を支援する.

計画4. 自身で行える動作が日常生活内で最大となるよう, 安全に配慮し支援する.

〈実施したケアとその評価〉

　時折左下肢の疼痛増強によってリハビリに支障が出ることがあったが, 鎮痛薬を予防的

に内服することで自制内となる. トイレを含む移動時は看護師が付き添い, 本人ができないズボンの上げ下げのみ介助した. 「いやに弱ったな, これじゃ家に帰れねえな」と苦笑し日々のリハビリに取り組む. 引き続き転倒予防に努めながらのADL拡大が必要と評価.

> **計画5.** 現状やこれまでの生活を振り返りながら, 療養生活に関する意思決定を支援する.

〈実施したケアとその評価〉

　Bさんと, これまでの生活や入院後の経過を共に振り返る機会を設けた. すると, 前回退院後, 徐々に買い物やゴミ出しが体力的につらくなっていたこと, 買い物に行けないのでインスタントラーメン中心の食生活になっていたこと, 家の中で転ぶことが多くなったことが語られた. また, 「こんなに早く再入院になるなんて. 足もこんなに細くなって, もう自宅は無理かもしれない. 一人でやっていける自信がない」「俺もここまで落ちぶれたか, って情けないけど, 施設に行くしかないか」と, 意気消沈した様子で語る.

　並行して, MSWがBさんの同意のもとで担当ケアマネジャーと入院前後の情報共有を行った. ケアマネジャーによると, 前回退院後, Bさん宅はゴミが散乱し, 裸足で歩いては転倒することを繰り返し不衛生な状態だったこと, 訪問看護や訪問介護の導入を提案するも「どうにか自分でできる」の一点張りで社会資源活用に難渋したまま今回の入院に至ったことがわかった. 引き続きBさんの意向を確認しつつ, 意思決定を支える必要がある.

4 ● ケアの振り返り

　Bさんは今年に入り入退院を繰り返しており, 何らかの退院調整が必要と入院早期に判断し, 治療や全身管理と並行しながら本人の認識やこれまでの生活をとらえた.

　その結果, 全身状態は改善し, 日々のリハビリに懸命に取り組むようになった. また, 入院前は社会資源導入への抵抗が強かったこと (本人の現状理解), 前回退院後に自宅で複数回転倒しており, 体力低下から買い物や食事管理が困難になっていたこと (療養場所・居場所), 独居生活継続は困難であり, 施設入所もやむをえないと消極的に認識しているようであること (人生上の価値) がわかってきた.

＊ ＊ ＊

場面② 2回目の多職種カンファレンス実施，入院14日目

　2回目の多職種カンファレンスでは，PTより現状ではこれ以上のADL向上は難しく，移動時は常時車椅子が安全との話があった．看護師からは，Bさんが当初はリハビリに意欲的だったが，思うように歩行練習が進まないことで最近は臥床がちであること，友人A氏の存在が心の支えになっているようであること，施設入所にどこか消極的な様子であることを共有した．MSWからは，Bさんが入居可能な介護老人保健施設が近所に見つかったこと，そこならA氏が面会に通うことが可能そうであることが報告された．引き続きBさんの意向を中心に，今後の生活を具体的に検討・調整していくことで合意した．

C. 場面②におけるBさんの状態をとらえ理解する

1 ● 改めてBさんを6つの視点からとらえる

　これまでのケアを通して得られたBさんの情報を踏まえ，改めて6つの視点で整理すると図Ⅷ-2-3のようになる．

2 ● Bさんの状態の見極め

　治療は終了し全身状態は安定している．下肢のケアを除き，インスリンや内服薬は看護師見守りのもとで自己管理している．だが，退院後も適切なセルフケアが継続されなければ，容易に蜂窩織炎が再燃することが予測される．Bさんは施設入所はやむをえないと認識しているものの，その背景には自分への情けなさやあきらめ，落胆といった思いがあり，離床意欲の低下にも影響している可能性がある．

全身状態（身体/精神症状を含む）	本人の現状理解/全身状態の理解と対処
・抗菌薬投与は終了し全身状態は安定，インスリン量調整後，血糖値は安定している ・せん妄は落ち着き，生活リズムは整い混乱した発言は聞かれず穏やかに過ごす ・再燃予防目的で，定期的な下肢の観察と清潔保持，弾性ストッキング装着が必要な状態は変わらない	・入院前は，ケアマネジャーから社会資源利用を勧められたが「自分でできる」と抵抗が強かったことがわかる ・歩行練習に難航したことでリハビリへの意欲が低下し，臥床がちになってきた

他者の存在	療養場所・居場所
・友人A氏の面会を楽しみにしている ・妻の写真をベッドサイドに飾っている	・入院前に自宅で複数回転倒しており，買い物や食事管理が困難だったことがわかる

人生上の価値	生死についての考え方やとらえ方
・「俺もここまで落ちぶれたか，って情けないけど，施設に行くしかないか」という発言から，自宅での療養生活継続が困難な自分自身に落胆し，そのあきらめから仕方なく施設入居を選択していることが推察される	・直接生死に言及した発言はないものの，予想していたよりも早く再入院となってしまったこと，筋力や体力の低下を実感する発言があり，自身の健康状態や身体状況の変化を認識している

図Ⅷ-2-3　6つの視点からとらえたBさん（場面②）

3 ● Bさんにとっての "望ましい状態"

　全身状態が安定し，退院後も必要なケアを一貫して受けられることによって再燃や再入院を可能な限り予防することが必要である．ただし，単に身体機能が維持できる生活の場を確保するのではなく，Bさんらしく過ごすとは何なのかについて共に考え，今後についてBさん自身が納得し，選択し，決定することが重要である．

> **Bさんにとっての "望ましい状態"**
> 退院後の療養生活について自己決定し，退院後も必要なケアを途切れなく受けられる．

D. 場面②におけるケアの方向性，計画，実施，評価

1 ● ケアの方向性と計画
　ケアの方向性とケア計画を以下のように定めた．

ケアの方向性	Bさんが今後の療養場所を納得したうえで自己決定し，退院後も必要なケアを一貫して受けられるよう支援する．
ケアの計画	計画1.　継続して全身状態を整え，ADL低下を防ぐ． 計画2.　今後の療養に関する自己決定を支援する． 計画3.　退院後も切れ目なくケアが提供されるよう調整する．

2 ● ケアの実施と評価

計画1.　継続して全身状態を整え，ADL低下を防ぐ．

〈実施したケアとその評価〉

　バイタルサイン，血糖値，下肢の感染徴候を確認した．まずは食事や排泄，清潔ケアなどの日常生活場面での離床を促しつつ，自身でできる範囲は行ってもらうことでADL維持に努めた．また，日々のリハビリ成果を一緒に確認しねぎらいながら，自主練習を看護師付き添いで行うなどしてBさんが少しでも前向きにリハビリに取り組めるよう支援した．

計画2.　今後の療養に関する自己決定を支援する．

〈実施したケアとその評価〉

　看護師とMSWで，退院後の生活について一緒に考えていきたいと意向をうかがうと，「施設なんてのは，自分のことを自分でできない奴が最後に行きつく所だ」と入所に悲観的なイメージをもっていることがわかった．看護師は，妻が亡くなってから一人で療養生活を続けてきたBさんの努力をねぎらい，入退院を繰り返しながらも薬の管理や日々のリハビリに懸命に取り組む姿勢を肯定的にフィードバックした．そのうえで，入所を含め社会資源を利用することは，あくまで日々をBさんらしく生活することを支えるものであり，常に生活の主役はBさんであること，だからこそ今後の生活を一緒にきちんと考えたいと伝えた．Bさんは「今までずっと一人でやってたから，頼るってのが慣れてないんだ」と語った．

　数日後，「施設に入ったら人生終わりと思ってたけど，自分でできないところだけ手

伝ってもらう，それも安心かも」と，施設入所を前向きに検討したいとの意向が示された．そこで，リハビリをこのまま続けた場合ADLが向上する可能性も考慮して介護老人保健施設を第一選択とし，入所後の経過次第で再度療養場所を検討していくこととした．

計画3.　退院後も切れ目なくケアが提供されるよう調整する.

〈実施したケアとその評価〉

　Bさんの意向を受け，入所候補施設の支援相談員との面談が調整された．Bさん，ケアマネジャー，MSW，PT，病棟看護師同席のもと，生活相談員から施設概要やケア体制，費用などについて説明がなされた．看護師からは，入院中の経過やADL，今後もBさんに必要なケアについて説明した．さらに，退院時に看護サマリと医師からの診療情報提供書にて，施設間で必要な情報の引き継ぎを行う予定であることを確認した．

　Bさんは「よさそうな所だし，引き継ぎまでしてくれて安心した」と笑顔で話した．

3 ● Bさんの経過

　入院25日目，全身状態に変わりなく，友人A氏の付き添いのもと介護タクシーにて退院し，そのまま介護老人保健施設に入所となった．

4 ● ケアの振り返り

　看護師は，Bさんが施設入所はやむをえないと語る（人生上の価値）背景には，自己効力感の低下や，他者の介助を受けることへの悲観的な思い（本人の現状理解）（生死についての考え方やとらえ方）が存在するのでは，と日々のかかわりを通してとらえた．そこで，まずはBさんのこれまでの努力や自身で変わらず行えていることを共に確認しながら，Bさんの思いに寄り添い対話する機会を意図的に設けた．それがきっかけになったのか，他者から介助を受けることへのBさんのイメージにその後変化が生じた．こうしたかかわりと，院内外の関係者間での連携調整が組み合わさったことで，Bさんは施設入所を自己決定し，円滑な療養の場の移行へとつながった．

E. 本事例全体を通したケアの振り返り・意味づけ (表Ⅷ-2-1)

　Bさんは，急性期ケアを受けながら，退院後の療養生活に関する情報提供や相談調整を経て今後の生活を自己決定できた．長年自宅での療養生活を続けてきたBさんにとって，今回の入院は，単に治療を受けるだけではなく，療養の場の移行を検討するという人生上の大きな分岐点だったといえる．

　入院当初は，早期から退院を見据えてBさんの価値観や意向，今後の生活で必要となるサポートについて多職種で共有していた．退院後にBさんが望む生活を送るには，まずは二次障害や合併症を起こさずに回復過程を促進することが重要だった．そこで，治療の円滑な遂行と安定した血糖コントロール，せん妄ケアに重点を置き，丁寧に生活過程を整えた．

　せん妄改善後は，医療者との対話を通してこれまでの生活や現状を振り返る機会が設けられた．このプロセスが前提にあったことで，施設入所を医療者から説得されてしぶし

表Ⅷ-2-1　Bさんのエンドオブライフケアの経過

経過	患者の状態と治療等の経過	ケアの経過		対象理解の深まり，ケアの方向性と計画
		患者・家族の様子・反応	ケアの実際	
場面①の経過 病院	・左下肢の腫脹，疼痛，発熱，軽度の意識混濁 ・抗菌薬投与開始	・末梢点滴自己抜去，大声で怒鳴る，昼夜逆転傾向 ・「人の世話になってたまるか」と声を荒げる	・全身状態と血糖値推移の観察 ・良質な睡眠と離床時間の確保，本人が安心して過ごせる環境整備を行う	**ケアの方向性** 身体的苦痛や混乱を最小限にしながら全身状態を整え，現状や療養生活に関するBさんの思いを踏まえて今後の生活を考える **計画1** 全身状態を整え，苦痛を軽減する． **計画2** 生活リズムを整えることで，入院生活に伴う混乱を最小限にする． **計画3** 入院前の生活やBさんの意向を踏まえ，退院後の療養生活について検討する．
	せん妄と診断	食事摂取量3割程度	1回目の多職種カンファレンス実施	
	リハビリテーション開始	リハビリに意欲的に参加し夜間は良眠，混乱した発言は聞かれなくなる		
	インスリン量調整後は低・高血糖なく経過	食事摂取量8割程度		本人は自宅に帰りたい思いがある様子だが，このまま退院してもまた入退院を繰り返すのではと懸念する
		「いやに弱ったな」と苦笑しつつリハビリに取り組む	転倒予防に努めながら，患者のADLに合わせた日常生活援助を実施	**ケアの方向性** **計画4** (追加)自身で行える動作が日常生活内で最大となるよう，安全に配慮し支援する． **計画5** (追加)現状やこれまでの生活を振り返りながら，療養生活に関する意思決定を支援する．
	抗菌薬投与終了			
	左下肢の包交と軟膏塗布のみ継続		疼痛コントロール	
		「もう自宅は無理かもしれない」「ここまで落ちぶれたか，って情けない」と語る	これまでの生活や入院後の経過を共に振り返る機会を設ける	前回退院後，自宅で複数回転倒していたこと，体力低下から買い物や食事管理が困難であったことを理解する
		入院前，ケアマネジャーが社会資源利用を提案するも断られていたことがわかる		独居継続への自信を喪失し，施設入所もやむをえずと認識しているようだととらえる
場面②の経過 病院	下肢の筋力低下から膝折れしやすく，移動時は常に介助を要する	歩行練習に難航したことで，臥床がちに過ごす	2回目の多職種カンファレンス実施	**ケアの方向性** Bさんが今後の療養場所を納得したうえで自己決定し，退院後も必要なケアを一貫して受けられるよう支援する **計画1** 継続して全身状態を整え，ADL低下を防ぐ． **計画2** 今後の療養に関する自己決定を支援する． **計画3** 退院後も切れ目なくケアが提供されるよう調整する．
	インスリンと内服薬は入院前と同様自己管理とする		・日常生活場面での離床を促す ・日々のリハビリ成果を一緒に確認し分かち合う	
	下肢のケアや弾性ストッキング装着は本人の希望で引き続き介助			
		「施設なんてのは，自分のことを自分でできない奴が最後に行きつく所だ」と語る	退院後の生活についての意向を確認	施設入所に悲観的な思いをもっているようだととらえる
		「今までずっと一人でやってたから，頼るってのが慣れてないんだ」と話す	社会資源を利用することは，Bさんらしく生活することを支えるものであって，Bさんらしさを奪うわけではないと伝える	
		「施設に入ったら人生終わりと思ってたけど，自分でできないところだけ手伝ってもらう，それも安心かも」と話す		他者から介助を受けることへのBさんのイメージが変化してきたと感じる
	入所候補施設の生活相談員との面談を実施	「よさそうな所だし，引き継ぎまでしてくれて安心した」と笑顔で語る	入所施設へ，入院中の経過やADL，必要なケア情報を説明する	以前のようなあきらめの気持ちではなく，退院後の生活をイメージしたうえで納得して入居を自己決定できたととらえる
	介護タクシーにて退院，介護老人保健施設に入居する		・看護サマリの作成 ・各専門職にてケア情報の引き継ぎ書類を準備し退院時に持参	

受け入れるのではなく，納得したうえでの意思決定につながったといえる．また，施設間での情報共有の場にBさんも参加したことで，円滑な引き継ぎが行われていることへの安心感が生まれ，退院後への不安軽減につながったのではないかと考えられる．

F. 本事例のエンドオブライフケアのポイント

●多角的な視点から患者を取り巻く生活や思いをとらえる

　患者を取り巻く生活や思いについては，もちろん当事者である本人の意向を中心にとらえるべきである．しかし急性期治療下では，意識状態や病状などの影響で本人の意向を十分にとらえきれない場面もある．この場合，たとえば面会に来た家族やキーパーソンから患者の人となりや入院前の様子を聞くなどして，多角的な視点から患者像をとらえることも重要である．ただし，たとえ家族であっても，他者が認識している事実が患者にとってのありのままの思いとは限らないため，可能な限り本人の意向の確認と並行しながら実施することが重要である．

●切れ目のないケア提供のための多職種との連携と調整

　治療や検査目的の入院だとしても，当然ながら患者の生活は入院前後で連続しており，ケアも継続している．院内に限らず，ケアマネジャーや訪問看護師，ケア施設担当者といった地域の関係者を交えた緊密な連携が重要であり，さらには，どのような引き継ぎがなされているのかを，本人や家族にわかりやすく伝えることも必要である．

●今後の方針を「説得」するのではなく「納得」を引き出す

　医療者は，自身がもつ知識やこれまでの経験上，患者がたどる今後の経過，必要なセルフケア，導入を検討すべき社会資源などをある程度予測できる場合がある．確かに専門的な視点からの助言も必要だが，最終的に決定するのは患者自身である．事実や根拠を並べて説得するだけではなく，患者が現状をどう認識しているのか，どのような情報があれば意思決定しやすくなるのかを考え，本人の納得のいく今後の方針を模索することが重要といえる．

学習課題

1. 場面①で，Bさんが自身の思いをありのまま語りやすい環境（場），タイミング，看護師の聴く姿勢とはどのようなものか考えてみよう．
2. 場面②で，Bさんが退院後も切れ目のないケアを受けるには，看護師としてどのような情報を引き継ぐ必要があるかを考えてみよう．
3. 療養の場の移行を控える患者や家族の経験に着目したとき，看護師として何に留意しながらかかわる必要があるかを考えてみよう．

3 人工呼吸器装着に関する意思決定支援

●Cさん・家族の情報

　Cさん，男性，59歳．妻（55歳）と大学生の次男と3人で暮らしている．長男は車で1時間程度の所に夫婦で暮らしており，近々孫が生まれる予定である．Cさんは営業職として働いており，妻は専業主婦．既往に高血圧があり，内服治療中．喫煙歴が長く，1日約20本を40年弱吸っている．

●今回の受診までの経緯

　約1年前に，右手の指を動かしにくいことに気づく．徐々に右手の握力も低下したため，通院している診療所で医師に相談したところ，大学病院を紹介され受診した．精査のため大学病院に入院し，筋萎縮性側索硬化症（amyotrophic lateral sclerosis：ALS）と診断される．今後の通院・療養生活を考慮し，自宅に近い病院の神経内科外来を紹介受診．

●Cさんの身体状態と治療の受け止め

　Cさんは「進行性で，人工呼吸器を装着する時期を遅らせる薬はあるが，現時点で完全な治療法はなく，いずれ食べられなくなり，しゃべれなくなり，息もできなくなる病気」と医師から説明されたものの，「病気について全体としては認識しているつもりだが，細かいことを考えるのも逆によくない気がして，患者会で（妻が）購入した本や息子がネットで調べてくれたものは読んでいない」と話す．右手の握力低下により仕事での書字に支障をきたしていること，通勤の困難感や疲労感が強いこと，仕事中も眠気や頭重感，疲れやすさがあり，効率が悪いことにつらさを感じている．痔の悪化で排便時の痛みがある．

●家族の患者の身体状態と治療の受け止め

　外来受診時は妻も同席している．妻は，「病気の告知後から，何が何だかわからなくて，頭がはっきりせず何も考えられない．どうすればよいのかわからない」と混乱している．病気は進行性で将来的に呼吸障害が生じることを理解しており，窒息などの緊急事態が生じる不安を抱えている．

●看護師の立場

　神経内科外来の看護師として，Cさんの外来受診時からかかわっている．

A. 場面①におけるCさんの状態をとらえ理解する

1 ● Cさんの今までの経過と現時点の把握

　約1年前に，字を書くとき右手の指が開きにくいことに気づいた．また，車の運転時にも両手の指の開きにくさがあることに気づいた．しばらく様子をみていたが症状は改善せず，徐々に右手の握力が低下し両手の使いにくさが生じたため，通院している診療所で医

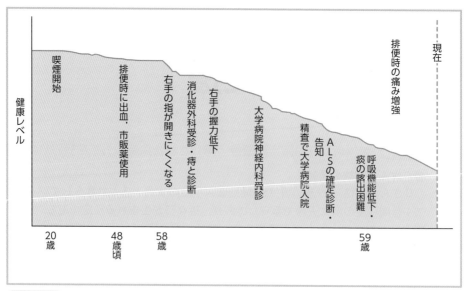

図Ⅷ-3-1　Cさんの今までの経過

師に相談したところ，大学病院の神経内科を紹介され受診した．精査のため大学病院に入院し，ALSと診断された．Cさんと妻には病名に加え，病状は進行性であることや，病状の進行の予測，病状進行に伴い生じる呼吸障害や嚥下障害に対する医療処置について検討する必要性があることなどが医師から説明された．Cさんは長年の喫煙による影響もあり痰が多く，喀出困難もあり，呼吸障害の進行が早い可能性があるため，呼吸障害に対する医療処置（非侵襲的陽圧換気［non-invasive positive pressure ventilation：NPPV］，気管切開下陽圧換気［tracheostomy positive pressure ventilation：TPPV］）や胃ろうの造設をどうするか早期に決定する必要があると医師から説明されている（**図Ⅷ-3-1**）．

　また，通院しやすいよう自宅に近い病院の神経内科を紹介された．

2 ● Cさんを6つの視点からとらえる

　Cさんおよび家族から得られた情報を6つの視点で整理すると，**図Ⅷ-3-2**のようになる．

3 ● Cさんの状態の見極め

　Cさんは呼吸困難感があり病状の進行を自覚しているが，病気を受け入れがたい気持ちがあり，呼吸障害に対する人工呼吸器装着の決定についての話題を避けている．しかし，長年の喫煙による痰の多さ・喀出困難から窒息の危険や呼吸状態の悪化が考えられるため，急変してから決定するのではなく，できる限り早く，熟考して自身の価値観に基づいた決定ができるよう支援が必要である．

4 ● Cさんと家族にとっての "望ましい状態"

　Cさんは，病状の進行への不安や苦痛に加え，病状進行に伴う問題（日常生活動作［ADL］，仕事，家計など）への対処，元々あった痔の疼痛も重なり，何から対処してよ

全身状態（身体/精神症状を含む）	本人の現状理解/全身状態の理解と対処
・両上肢の筋萎縮，筋力低下がある．右手母指球の萎縮があり，筋力低下から書字困難である．ほかに上衣の脱ぎにくさ，ボタンの留めにくさ，箸の使いにくさなどがある ・下肢筋力は比較的保たれ，歩行や階段昇降が可能である．通勤は自家用車を運転しているが，バック操作がしにくいなどがある ・喫煙歴が長く，痰が多い．痰を喀出する力が低下し，呼吸困難感もある．嚥下や会話は支障ない．血液ガス分析では PaO_2 77.8 mmHg，$PaCO_2$ 39.7 mmHg である ・この1年で10 kg の体重減少がある ・排便時の痔の痛みが増強している	・上肢の筋力低下による日常生活の支障はあるが，食事はフォークを使用するなど工夫し，自立している ・病状の進行により呼吸障害が生じることは理解しており，それで神経質になっているのか，疲れやすく息が苦しいと感じている ・初診時に血液ガスの結果から，「まだ（呼吸は）大丈夫ですね」と医師に確認し，人工呼吸器装着に関する話題は避けている ・痰が多く，窒息するのではないかという不安がある ・病気に負けたくない思いもあり，体重を元に戻したいと思っている

他者の存在	療養場所・居場所
・他県で一人暮らしをしていた次男は，Cさんの病気を知り自宅に戻ってきている．インターネットで病気について検索するなど情報を収集している ・妻は，大学病院入院時に紹介された患者会発行の書籍を読み，息子からも話を聞き，知識を得ようとしている．人工呼吸器装着については，Cさんが話題を避けているため触れられずにいる	・仕事を継続しているが，職場に行って帰るだけで疲れ，仕事中も眠気や頭重感があり効率が悪いと実感している．また，周囲に迷惑をかけるため，むしろ休む理由があるほうがよいと思っている ・帰宅後および休日は疲労感があるため，自宅で休んでいることが多い ・指定難病の申請はしているが，介護保険サービスは活用していない

人生上の価値	生死についての考え方やとらえ方
・仕事や家庭において責任を担ってきている．息子の学費の支払いがまだあるので，退職までは働きたい思いがある	・いずれ息ができなくなる病気と理解し，死の不安を抱えている

図Ⅷ-3-2　6つの視点からとらえたCさん（場面①）

いのかわからずにおり，妻も混乱している．呼吸状態の悪化により気管切開を伴う人工呼吸器装着の選択を急ぐ状況になる恐れもあるため，身体状態の悪化をできる限り遅らせつつ，また，Cさんが混乱している状況を整理し，人工呼吸器装着に関する意思決定が必要な現状に向き合えるようになることが望ましい．

> **Cさんと家族にとっての"望ましい状態"**
> 混乱している状況が整理され，人工呼吸器装着に関する意思決定が必要な現状に向き合える．

B. 場面①におけるケアの方向性，計画，実施，評価

1 ● ケアの方向性と計画

ケアの方向性とケア計画を以下のように定めた．

ケアの方向性	Cさんと家族が，人工呼吸器装着に関する意思決定が必要な現状に向き合えるよう，混乱している状況を整理する．
ケア計画	計画1. 重なっている問題や不安について検討し，混乱している状況を整理する． 計画2. 身体的な苦痛の緩和を図り，また，病状進行に伴う身体症状の悪化を予防する． 計画3. 人工呼吸器装着に関する意思決定について主体的に検討できるよう，環境を調整する．

2 ● ケアの実施と評価

計画1. 重なっている問題や不安について検討し，混乱している状況を整理する．

〈実施したケアとその評価〉

　診察後，生活状況や仕事などについてCさんと妻に確認し，現状に目を向け気持ちや考えを言語化することで現状を認識すること，共に状況を整理することを試みた．Cさんは「会社の手前，ひとまず入院させてもらえるとありがたい」と，仕事については考えがつかないようであったが，職場の相談体制を確認したところ，「とりあえず，職場の人に事情を話してみる」と対処方法を検討できたようであった．

　妻は，「今後どうすればよいか，ショックで頭がぼんやりして全然考えられない．病気のことを受け入れなければと思うけれど，何が何だかわからなくて」と気持ちを表出したり，「喉にご飯が詰まったり，痰が詰まったりするんですよね．緊急の場合は救急車を呼んでここの病院に連れてきてもらえばよいですか？」と質問したりと，看護師に色々話した．Cさんはそれを横で聞きながら，情報を得ているようであった．妻は，現時点で困っていることや不安なことに対する具体的な対応方法などの情報を求めていたため，希望に沿って質問に答えたところ，対応方法がわかり安心が得られたようであった．また，相談先が増えるよう，訪問看護師やケアマネジャーに関する情報を提供した．妻は「話を聞いてもらうだけでも楽になるものですね」と言い，妻にとって看護師は，話しやすい，相談しやすい相手となったようであった．

計画2. 身体的な苦痛の緩和を図り，また，病状進行に伴う身体症状の悪化を予防する．

〈実施したケアとその評価〉

　受診のたびに呼吸困難などの自覚症状，血液ガスなどの検査結果を確認し，身体状況を把握した．息苦しさに対しては，深呼吸や咳嗽方法などを説明した．自宅で喫煙をしていたため，禁煙は考えられないか問うと，「ストレスにならない範囲でなら···」と答え，1日5本程度に減らした．電動ベッドを使用するほうが安楽な姿勢がとれると考え，介護保険の申請について意向を問うが，「入院中に試したが，大して違いを感じなかったので，今はよい」と，ベッドが必要な身体状況ではないととらえているようであった．

　痔の痛みに対しては，便通をよくする工夫や緩下剤の内服，疼痛を緩和する方法などについて説明した．医師からは痔よりも人工呼吸器について考えるよう促され，それに対し憮然としていたため，痛みのつらさに共感し，まずは痔を治療するよう伝えた．

妻はCさんの疲労を気遣いながらも,「休んでばかりだが運動するほうがよいのではないか」と病状進行に対してできることはないか質問してきたため,廃用性変化の予防の点からも翌日に疲れが残らない程度の活動を維持するよう説明した.

計画3. **人工呼吸器装着に関する意思決定について主体的に検討できるよう,環境を調整する.**

〈実施したケアとその評価〉

診察時に人工呼吸器装着に関する話題を避け,「(痔の痛みで)仕事どころでなく,会社にも行っていない」「痔の治療で入院したい.そうこうしているうちに,会社が何らかの結論を出すと思う.痔が治れば会社に行く」など仕事の悩みや痔の痛みを話すCさんの様子から,医師は病気と向き合っていないと考えていた.医師は診察で現実を突きつけるような対応をとることが多く,「今のところ呼吸は大丈夫だが,病状は徐々に進行しているので,人工呼吸器についていつまでも結論を先延ばしにはできない」と決定を急がせることもあった.Cさんは自分の思いや考えを医師に受け入れてもらえないことに反感があるのか,診察中に表情を強張らせることが多かったため,看護師は医師に仕事や痔の痛みなど色々なことが重なり,今は人工呼吸器については考えられない心境であること,重なっている困難を少しでも解決・緩和できるようにする必要があることを伝え,話し合った.しかし,Cさんが病気と向き合っていないという医師の考えは変わらず,現実を突きつける対応が続いたため,受診の中断とならないよう,また,医師と良好な関係を築けるよう,診察後にCさんや妻と話す機会をもち,医師の発言を否定的にとらえないよう補足した.

診察後,Cさんは「会社に行っても何もできない.会社だっていつまでもいい顔しない」「とにかく今は痔がつらくて,考えられない」など,看護師に感情を吐き出すことがあったため,受け止めるようかかわり,Cさんの意向を尊重した.医療ソーシャルワーカー(MSW)につなぐことをCさんに提案したが「今はいい」と話し,また人工呼吸器については現状では考えられないと言い,自分の考えどおりに入院して痔を治療した.

3● Cさんの経過

Cさんは,入院して痔の手術を受けたことで疼痛が落ち着き,表情も和らいできた.また手術を受けるにあたり会社を休職したことで,仕事の継続に対する悩みからいったん離れることができた.Cさんは生活を見直す余裕をもてたようで,以前伝えた,便通をよくする工夫にも取り組んでいることを話した.ALSに関しても話題を避けようとはせず,病状が進行している気がすること,今後の不安があることを話すようになった.

4● ケアの振り返り

人工呼吸器装着に関する意思決定については本人がその話題を避けていたため,まだ検討できる状況ではないと判断した.Cさんの,血液ガス分析の結果を確認し「まだ(呼吸は)大丈夫」と発言する様子から,今は人工呼吸器装着について決定しなくてもよいが,いずれはしなければいけないことはわかっているととらえられた(生死についての考え方やとらえ方).また,医師に決定を促されても自身の考えを変更しないことから,Cさんに

は自分で考え，判断する力があるととらえられた（人生上の価値）．Cさんのもつ力を信じて待つ姿勢で対応したが，病状は進行するため，身体状況の悪化の予防に努めた．妻は質問することが多く，それに対応するなかで現状の整理や対処を考えるきっかけをつくり，質問しやすい関係の構築が図れた．それにより，痔の疼痛が緩和されてからは，看護師はCさんや妻が気持ちの表出や質問をしやすい存在となれた（他者の存在）．

＊　＊　＊

場面② 呼吸障害が進行し，人工呼吸器装着に関する意思決定をする場面

　Cさんは，手術により痔の痛みが緩和され，また入院に伴い仕事を休んだことで，いったん状況が落ち着いた．自宅で療養生活を送るなかで，握力の低下や呼吸困難感の増強などさらなる病状の進行を自覚し，今後の病状進行とそれに伴い必要となる人工呼吸器装着に関する決定について気にするようになった．
　病気について受け入れがたい心情はあるが，今後に向けて検討する必要性を認識し，そのための情報を積極的に得るようになった．

C. 場面②におけるCさんの状態をとらえ理解する

1 ● 改めてCさんを6つの視点からとらえる

　これまでのケアを通して得られたCさんおよび家族の情報を踏まえ，改めて6つの視点で整理すると**図Ⅷ-3-3**のようになる．

2 ● Cさんの状態の見極め

　痔の苦痛が緩和され，休職という形でいったん仕事の悩みも落ち着いたことから，今後の病状の進行に目を向けるようになった．痰の喀出困難，$PaCO_2$の上昇や夜間の睡眠障害があり，呼吸障害の進行がみられることから，人工呼吸器装着に関して具体的に考え，早期に意思決定をする必要がある．同時に，熟考できるよう心身の状態の安定を図る必要もある．

3 ● Cさんと家族にとっての"望ましい状態"

　Cさんは，まだ具体的な話は避けたい様子はあるが，以前のように人工呼吸器に関する話題を避けるようなことはなく，自分の考えや思いを穏やかに伝えることができている．呼吸障害が進行しているため，人工呼吸器装着に関して自分の考えや思いを表出し，納得できる決定ができるとよい．病状がどう進行し，選択によってどのような生活になるのかは，Cさんと家族にとって未知のことのため，イメージすることは難しい．しかし，どのような選択をするにしても，その選択に伴う影響を熟考し，生活の見通しをもって意思決定できることが望ましい．

全身状態（身体/精神症状を含む）
・手術により痔の痛みは軽減している ・咳をしても痰が切れず，呼吸困難感も増強し，夜間の息苦しさがある．嚥下や会話は支障ない．血液ガス分析は PaO$_2$ 74.1 mmHg, PaCO$_2$ 47.7 mmHg である．喫煙は1日5本に減らしている ・右手だけでなく左手の握力低下も生じ，ADL の一部に支障をきたすようになる．車の運転，歩行は可能である

本人の現状理解/全身状態の理解と対処
・左手も握りにくくなってきた，夜に時々息苦しくなって眠れないと，病状進行を自覚している ・ファスナーやボタンの操作が困難なため，更衣や排泄時の着衣の脱着は妻が介助している ・「病気の進行はあるが，自分としてはまだ奇跡を信じたい．自分だけは違うと思っていたい」と話し，患者会の本もまだ読んでいないが，人工呼吸器に関する情報を収集し始める

他者の存在
・妻は外来受診に毎回付き添っており，ADL で C さんが困っているのをみるとすぐ介助している．また呼吸困難や睡眠障害を心配している．医師の言動に対して表情を硬くすることはなくなり，看護師にも色々質問をしている

療養場所・居場所
・痔の手術後に数日出勤したが，仕事にならず半日も持たない状況であり，休職に至る．病院に通院する以外は自宅で過ごしている ・介護保険サービスを申請し，電動ベッドを導入している

人生上の価値
・休職後，「病院通いしかすることがない」と思っており，今後どう生活するか考えられないでいる．孫が生まれることを楽しみにしている

生死についての考え方やとらえ方
・呼吸障害の進行を自覚し，痰が詰まるなどの緊急事態が生じることへの不安がある ・人工呼吸器装着に関する決定をする必要性を感じている ・死に関する発言はない

図Ⅷ-3-3　6つの視点からとらえたCさん（場面②）

Cさんと家族にとっての "望ましい状態"
病状進行に伴う人工呼吸器装着に関する情報を得て，選択による影響を熟考し，自己の価値観に応じて意思決定できる．

D. 場面②におけるケアの方向性，計画，実施，評価

1 ● ケアの方向性と計画

ケアの方向性とケア計画を以下のように定めた．

ケアの方向性	Cさんと家族が，人工呼吸器装着に関する情報を得て，選択による影響を吟味し，自己の価値観に応じた決定ができるよう支援する．
ケア計画	計画1. Cさんと家族が，人工呼吸器装着について具体的に検討できるよう情報を得て吟味し，今後の生活の見通しをもてるよう支援する． 計画2. 病状進行に伴う身体症状の悪化の予防や，生活上の困難に対応する．

2 ● ケアの実施と評価

計画1. Cさんと家族が，人工呼吸器装着について具体的に検討できるよう情報を得て吟味し，今後の生活の見通しをもてるよう支援する．

〈実施したケアとその評価〉

　TPPVの場合の生活を具体的にイメージできるよう，TPPVを導入している同病者の映像視聴を勧めると「正直みたくはないけど」と言いつつ視聴した．視聴後，映像での実際の様子に衝撃を受けたのか，「自分で動けなくなると大変」と言葉少なに感想を述べた．「気管切開をすると，呼吸はどうなるの」など質問があったため，本人の関心に応じて情報を提供した．

　外来受診のたびに，質問や感情の表出ができる存在として，診察の前後に声をかけかかわる時間を確保した．Cさんは「気管切開をするとしゃべれなくなるのか」「人工呼吸器をつけた場合，どういったことで死ぬのか」「人工呼吸器をつけて動けるのか」など，TPPVの場合の生活に関する情報を質問して収集していた．妻も「気管切開のところ（カニューレ）の交換はどうするの？」「お風呂は入れるの？」と，TPPVを想定して看護師に質問していた．気管の模型と気管カニューレを使用して構造や交換方法，吸引方法，コミュニケーション方法について説明し，検討に必要な情報を得られるようにした．

　診察で医師は，血液ガス分析の結果を説明し，「現在の状態だと，2，3ヵ月のうちに人工呼吸器が必要な状況になる可能性がある．肺炎を起こせばさらに早くなる」と説明した．また，「NPPVもいずれ限界が来る」「TPPVを選択しないのなら苦しくならないようできる限りのことはするが，呼吸ができなくなった時点で亡くなることになる」と選択肢を再度提示した．妻は「これから孫が生まれるのに死ぬなんて嫌ですよ」と涙ぐみながら話し，夫が死ぬことが考えられず，共にこれからも生きていきたい思いを吐露した．診察後Cさんは，妻の思いを受け止め，「妻が心配している」「自分も生きたいと思っている」と話した．

計画2. 病状進行に伴う身体症状の悪化の予防や，生活上の困難に対応する．

〈実施したケアとその評価〉

　呼吸障害に対し，咳嗽方法など以前伝えたことを実施しているか確認したが，呼吸困難があり，うまくできていないようであった．たばこは吸わないと逆に調子が悪いからとやめられず，1日5本程度の喫煙は継続していた．入院中にほかの患者が使用しているのをみて効果的かと思い，自費でネブライザーを購入し使用していた．

　「リハビリとかやっている人はいますか？　やはり何もやらないのですか？　何かできることはないのですか？」と，病状の進行に対して何かできることはないのか質問することもあった．疲労感の持続や，息苦しさなどの症状に注意して自分でできるADLは行うよう生活状況を確認して説明した．また，呼吸器リハビリテーションの目的で訪問リハビリテーションの導入を勧めた．

　妻は夫を支えなければという思いが強く，更衣など介助量が増えてきているようであったため，妻の介護負担感や体調を確認した．血圧が少し高いくらいで体調に問題はないとのことであったが，「人工呼吸器をつけるとやはり大変ですよね」と，TPPVの場合の生活に不安を感じている様子があった．TPPV導入後の生活を具体的にイメージできるよう，

活用できる社会資源を含めて生活への影響を説明し，家族で抱え込むことなくサービス活用を考えること，保健師やMSWに相談できることを説明した．早速保健師に相談してみるとのことであった．

　妻は緊急事態が生じる不安を抱えていたため，医師もまだ大丈夫と言っていたことを伝え，どのようなときに救急車を呼ぶなどの対応が必要か説明した．

3 ● Cさんの経過

　初診から約3ヵ月後，医師から再度，気管切開，人工呼吸器の装着について確認されたとき，Cさんは「あと1，2年先だと思っていたからショックが大きい．奇跡は起きないですね」と言いながらも，「会社のこと，年金のこと，息子の学費のこと，色々あって人工呼吸器のことは後回しにしていたが，生きるためには人工呼吸器をつけるしかないから，気管切開をして人工呼吸器をつけることにした」と話した．

　後日，呼吸困難で眠れず頭重感があるとのことで，外来予約日の前に受診した．血液ガス分析の結果はPaCO$_2$ 53.0 mmHgであり，入院して気管切開術の施行とTPPV導入，胃ろう造設を行うこととなった．Cさんは入院後，「これから何を生きがいに，どう生きて行けばよいかまだ考えられない」とやや沈んだ表情で話したが，妻と今後の生活に向けての準備について話し合っていた．妻は「何もかも重なってどこから手をつけてよいのかわからなかったけど，何とかなりそうな気がする．息子もいるし，相談する窓口もあるし，少しずつ，慌てないでいくわ」とほっとした表情で話していた．

4 ● ケアの振り返り

　Cさんと妻からの質問はTPPVに関するものがほとんどであり，人工呼吸器の装着を希望しない場合についての質問はなく，TPPVを導入して夫婦で生活することを想定しているととらえられた（他者の存在）．妻の気持ちも理解したうえで，生きる希望をもち，そのためにはTPPVを導入するしかないと決断できた（本人の現状理解/全身状態の理解と対処，人生上の価値）．

E. 本事例全体を通したケアの振り返り・意味づけ (表Ⅷ-3-1)

　Cさんはさまざまなことが重なり混乱していたが，その状況が整理され，また呼吸困難の自覚もあり，人工呼吸器装着に関する意思決定が必要な状況を認識し導入決定に至った．Cさんに対するとらえ方やかかわり方について，医師との合意は得られなかったが，医師が現実を直視する機会を，それを補足するかかわりを看護師がもつことで，人工呼吸器装着について考えるきっかけにはなった．図らずも連携がとれたと考える．

　人工呼吸器装着の決定に際しては，それまでのかかわりから看護師に質問しやすい関係が築けていたため，選択による生活への影響を共に検討することができた．看護師に疑問や気持ちを伝えることで，Cさん自身の気持ちや考えの整理や表明になったと思われる．

　今後も病状が進行するため，嚥下障害や運動機能低下によるADL困難，コミュニケーション困難など対応が必要なことが生じる．妻と共に生活することができるよう，継続的

表Ⅷ-3-1　Cさんのエンドオブライフケアの経過

経過	患者の状態と治療等の経過	ケアの経過		
		患者・家族の様子・反応	ケアの実際	対象理解の深まり，ケアの方向性と計画
場面①の経過	・両上肢の筋萎縮，筋力低下あり．歩行や階段昇降は可能 ・痰の喀出力低下 ・呼吸困難感あり ・嚥下・会話は支障なし ・血液ガス分析：PaO₂ 77.8 mmHg，PaCO₂ 39.7 mmHg ・1年で約10 kg体重減少	・病気については「進行性で，人工呼吸器を装着する時期を遅らせる薬はあるが現時点で完全な治療法はなく，いずれ食べられなくなり，しゃべれなくなり，息もできなくなる」と理解している．「（病気について）神経質になっているのか，息苦しい」と話す．痰が多く，喉が詰まる不安がある ・血液ガス分析の結果を聞き，まだ大丈夫だと安心する	・呼吸状態，身体状況を把握する ・禁煙や咳嗽方法など自己管理の指導を行う ・仕事など生活状況について確認し，共に状況を整理する ・社会資源に関する情報提供 ・痔の疼痛緩和や便通に関する指導 ・廃用性変化の予防に関する指導	**ケアの方向性** Gさんと家族が，人工呼吸器装着に関する意思決定が必要な現状に向き合えるよう，混乱している状況を整理する **計画1** 重なっている問題や不安について検討し，混乱している状況を整理する． **計画2** 身体的な苦痛の緩和を図り，また，病状進行に伴う身体症状の悪化を予防する． **計画3** 人工呼吸器装着に関する意思決定について主体的に検討できるよう，環境を調整する．
		・「細かいことを考えるのも逆によくない気がする」と病気に関する本を読んでいない ・握力低下により仕事に支障が生じ，疲労感もあるため，仕事の継続に悩んでいる．痔の痛みもあり，何から対処すればよいのか混乱している		現状に混乱しつつも，血液ガス分析の結果からまだ人工呼吸器装着に関する決定を先延ばしにできると確認しており，いずれは意思決定しなければならないことはわかっていると感じる
		妻は，「何が何だかわからない」「何も考えられない，どうすればよいのかわからない」と混乱．窒息などの緊急事態が生じることへの不安がある	・妻の話を傾聴し感情表出を促す ・質問・不安への対応 ・緊急時の対応の説明	
		医師に人工呼吸器装着に関する決定を促されることへの反感がある	・表出された感情の傾聴 ・Cさんへの対応に関する医師との話し合い ・医師の説明の補足	自分の考えや思いがあり，それを受け入れてもらえないことや否定されることへの反感がある．自分で考え判断し，それを伝える力があるととらえる
	痔の手術	・痔による疼痛が緩和される ・仕事を休職する ・病状の進行，今後の不安について語る		混乱の要因の一部が解決され，また病状の進行の自覚もあり，人工呼吸器装着について検討する必要性を認識する
場面②の経過（外来）	・呼吸困難感の増強 ・夜間の息苦しさの出現 ・血液ガス分析：PaO₂ 74.1 mmHg，PaCO₂ 47.7 mmHg ・左手の握力低下 ・歩行や階段昇降は可能 ・嚥下・会話は支障なし	・「夜に，時々息苦しくなって眠れない」 ・たばこは1日5本に減らしている	・呼吸状態，身体状況を把握する ・禁煙や咳嗽方法など自己管理の実施状況を確認する	**ケアの方向性** Gさんと家族が，人工呼吸器装着にかかわる情報を得て，選択による影響を吟味し，自己の価値観に応じた決定ができるよう支援する **計画1** Cさんと家族が，人工呼吸器装着について具体的に検討できるよう情報を得て吟味し，今後の生活の見通しをもてるよう支援する． **計画2** 病状進行に伴う身体症状の悪化の予防や，生活上の困難に対応する．
		「病気の進行はあるが，自分としてはまだ奇跡を信じたい．自分だけは違うと思っていたい」と話すが，人工呼吸器装着に関する話題を避ける様子はない	・TPPVを導入している同病者の映像を一緒に視聴し，質問に答える ・気管の模型などを用いて医療処置と生活への影響についてわかりやすく説明する	
		妻は外来受診時は常に付き添い，TPPVの場合の生活に関する質問をする	・外来受診時に声をかけ，かかわる時間を確保する ・TPPVの場合の生活に関する質問に答える	人工呼吸器装着を希望しない場合の質問はなく，人工呼吸器を装着しての生活に関する質問をしていることから，人工呼吸器を装着して生きる意思があるととらえる
		更衣や排泄時の着衣の脱着を妻に介助してもらっている	・妻の体調や介護状況を確認する ・TPPV導入後の生活を支えるサービスや相談先について説明し，サービスの活用を促す	TPPV導入後の生活を具体的にイメージし，見通しをもとうとしているととらえる
		妻には緊急事態が生じることへの不安がある	緊急時の判断・対応について説明する	
	医師が人工呼吸器装着について確認	・妻は「（Cさんが）死ぬのは嫌」と言う ・「妻が心配している」「自分も生きたいと思う」と話す	人工呼吸器装着に関する意向を確認する	妻の気持ちも理解したうえで，TPPVを導入して生きたいという気持ちに定まっているととらえる
		医師に気管切開・TPPV導入の決定を伝える		
	・呼吸困難で眠れず，頭重感があるため受診．PaCO₂ 53.0 mmHg ・入院，気管切開術施行，TPPV導入	・「これから，何を生きがいに，どう生きていけばよいかまだ考えられない」と話すが，妻と今後の生活に向けての準備について話し合う ・妻は「どこから手をつけてよいのかわからなかったが，何とかなりそうな気がする」とほっとした表情で話す	決定したことが現実になったことに対する思いを確認し，継続支援の課題をとらえる	決定までの期間が短く，まだ考えが整理されていないこともあるが，決定したことに対し前向きに取り組んでいるととらえる

に支援することも意思決定支援として重要である.

F. 本事例のエンドオブライフケアのポイント

●人工呼吸器装着などの医療処置の選択による影響について熟考できるよう, 心身の安定を図る

　ALSは, 病状の進行による日常生活や社会生活への影響が大きく, また生命維持にかかわる呼吸や栄養摂取が障害されるため, 生命が脅かされ苦痛も大きい. このような状況下で, 生命維持にかかわる決定を自分で行うよう求められることは酷であり, 混乱もする. しかし混乱している状況では十分な思考はできないため, 可能な限り心身の安定を図る支援が必要である.

●病状の進行と患者・家族の意向をとらえ, 意思決定支援のタイミングを見計らう

　病状の進行から医療処置の意思決定を急ぐ必要が生じることがある. しかし病気を受け入れがたいときに決定を急いでも, 十分な検討は難しい. 患者が意思決定の必要性をどう認識しているか言動から推察し, タイミングをみて現状に向き合えるような投げかけやニーズに応じた情報提供を行う. 発声や書字によるコミュニケーションが困難になることもあるため, 病状の進行のアセスメントも重要である.

●医療処置の選択による生活への影響を考慮し, 見通しをもてるよう共に検討する

　選択により生活がどうなるか見通しがもてることは, 医療処置の意思決定の一助となる. 病状が進行した先は, 患者・家族にとって経験のないことなので, イメージしやすいよう具体的に検討できる機会をもつ.

●多職種間で支援の方向性を検討し, 各職種のかかわりを調整する

　たとえば, 心身の安定や生活の見通しがもてるような情報提供, 現状に向き合えるような投げかけは各職種の専門性を活かして行うなど, 上記の支援を行うにあたり多職種間での協働は必須である. 多職種間で方向性を検討し, 各職種でどのようにかかわるか調整する必要がある.

学習課題

1. 人工呼吸器装着に関する意思決定の話題を避けていたCさんが決定に至るまでの気持ちの変化から, 意思決定支援のタイミングと支援内容について考えてみよう.
2. CさんがTPPVを導入し自宅で過ごすことになった場合, Cさんと家族の療養生活を支える社会資源にはどのようなものがあるか考えてみよう.
3. Cさんの今後の病状進行の予測と, それに伴い意思決定が求められる医療処置をあげ, 継続的にどのように支援するか考えてみよう.

4 不安，悲嘆が強い家族の看護

場面① 呼吸困難悪化で緊急入院し，症状緩和を受けながら今後の治療と療養先の意思決定を行う場面

●Dさん・家族の情報

　Dさん，女性，44歳．43歳の夫と，小学生の娘2人の4人暮らし．自営業の夫の仕事を手伝っていた．義理の両親が同県内に，実の両親が他県に在住している．

●今回の入院までの経緯

　41歳の4月，右上葉肺腺扁平上皮がんと診断され，7月に胸腔鏡下右肺全摘術施行．8月に多発リンパ節転移を認め再発が判明し，以降薬物療法を継続していた．経過中，胸腔内や頸部リンパ節にサイバーナイフ施行歴あり．44歳の9月，4次治療の化学療法を開始．11月に他県の実家に帰省していたが，その帰りの移動中に呼吸困難が悪化し救急要請，最寄りの病院へ搬送され転院となった．転院時，酸素鼻腔カニューレ安静時2L/分，労作時3L/分で投与し酸素飽和度98％．呼吸困難に対してステロイド注射とモルヒネ注持続注射を開始していた．

●Dさんの身体状態と治療の受け止め

　「はじめは感染症かもしれないって見立てだったけど，がんの進行によるものだろうって．自分の体調のことだから大きくなっているなとか，悪くなっていることはわかる」と話す．

●家族の患者の身体状態と治療の受け止め

　夫は「先生の話を聞いて，最悪のことも考えなくちゃなって思います．子どもたちにも伝えようと思っているけど，どう伝えたらいいかと思って．仕事も立て込んでいて正直疲れている」と話す．

●看護師の立場

　病棟の受け持ち看護師（以下，NS）と，緩和ケアチームのがん看護専門看護師（以下，CNS）が協働してかかわっている．

A. 場面①におけるDさんの状態をとらえ理解する

1 ● Dさんの今までの経過と現時点の把握

　41歳の4月，健康診断で右肺野異常陰影を指摘され受診する．気管支鏡検査の結果，右肺腺がん（Stage ⅡA）と診断される．右肺門部リンパ節転移あり．手術療法先行の方針となり，7月に胸腔鏡下右肺全摘術を施行．8月の術後のCT検査で，両側鎖骨上窩，血管前リンパ節，大動脈傍リンパ節が腫大しており術後再発が判明．薬物療法（CDDP＋PEM＋BEV：シスプラチン＋ペメトレキセド＋ベバシズマブ）開始となった．その後CVポート留置し，右鎖骨上や血管前リンパ節，左頸部リンパ節にサイバーナイフ施行，薬剤を変更しながら治療を継続していた．通院には夫が付き添い，自宅では子どもの世話をし

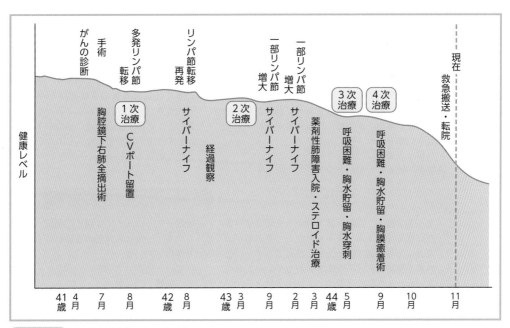

健康レベル

がんの診断

手術
胸腔鏡下右肺全摘出術

多発リンパ節転移
1次治療
CVポート留置

リンパ節再発
サイバーナイフ

リンパ節転移
経過観察

一部リンパ節増大
2次治療
サイバーナイフ

一部リンパ節増大
サイバーナイフ

薬剤性肺障害入院・ステロイド治療

3次治療
呼吸困難・胸水貯留・胸水穿刺

4次治療
呼吸困難・胸水貯留・胸膜癒着術

現在
救急搬送・転院

| 41歳 | 4月 | 7月 | 8月 | 42歳 | 8月 | 43歳 | 3月 | 9月 | 2月 | 3月 | 44歳 | 5月 | 9月 | 10月 | 11月 |

図Ⅷ-4-1　Dさんの今までの経過

ながら，夫の仕事を時々手伝って過ごしていた．44歳の3月，胸水貯留，薬剤性肺障害を認めステロイド治療を開始し1ヵ月後には改善したが，5月に労作時の息切れあり．胸水再貯留し，左腋窩リンパ節が急激に増大し再入院．3次治療の薬物療法（BDCA＋nPTX：カルボプラチン＋ナブパクリタキセル）に変更した．9月には再度呼吸困難増悪．入院し胸水穿刺，胸膜癒着術を施行し，4次治療の化学療法（DTX＋RAM：ドセタキセル＋ラムシルマブ）に変更したが，11月に呼吸困難増強し，緊急入院となった（**図Ⅷ-4-1**）．医師からは，「5月頃より，抗がん剤の効果がなくなるにつれ痛みを伴うリンパ節の急激な腫大があり，がんが急速に進行してきた．左肺野にもがん性リンパ管症の所見が出てきて，体力の低下を認めている．残念ながら根治は難しく，いつかは最期を迎えることになる．家族に伝えたいことがあっても，苦痛が強いとゆっくり話せないこともあるので，体調がいいときに家族と話したほうがいい」と説明される．

2 ● Dさんを6つの視点からとらえる

　Dさんおよび家族から得られた情報を6つの視点で整理すると**図Ⅷ-4-2**のようになる．

3 ● Dさんの状態の見極め

　3年前の右肺全摘手術直後にリンパ節転移が判明しており，薬物療法を行ってきたが再発を繰り返し，最近では呼吸困難が増強し日常生活活動（ADL）が低下してきている．薬物療法の効果は乏しく，病状の進行が加速していると思われる．

　Dさんは，次の積極的がん治療（薬物療法）に希望をもっている．壮年期で小学生の子どもがいることからも，子どもや夫，両親に対して伝えたいことや準備などがあると思われる．しかし今の病状からは，次の治療を行うことでさらに体力が低下してしまうと予測

全身状態（身体/精神症状を含む）	本人の現状理解/全身状態の理解と対処
・胸部X線からは，左胸水の増加，がん性リンパ管症の悪化が認められる．左顔面浮腫，左上肢の浮腫もあり，左鎖骨リンパ節，左腋窩リンパ節の腫大，炎症によるものと考えられる ・呼吸困難と咳嗽が継続しており，臥床すると呼吸困難が増強するため，起坐位でオーバーテーブルに頭を伏せて過ごしている ・食事は少量ずつ摂取している ・夜間不眠あり．薬剤を投与して対応している	・「今は家に帰る自信がない」「自分にできることは，また治療できる身体になるため食べて体調を整えることだと思っています．病気が進んでいることによる苦しさなのはわかっているので，付き合っていくしかないのかなと思っていました．体調を整えて次の治療をすれば，もしかしたらその薬が効くかもしれないし，それを目標に頑張らないと」

他者の存在	療養場所・居場所
・夫が主介護者．術後再発が判明した際には「妻がいなくなるなんて考えられない．子どもがいなかったら一緒に死ねたらと思ってしまう」と外来を受診し，抗不安薬を内服していたこともあった．3年間の通院のときは必ず付き添っていた ・Dさんの入院中は，義両親が子どもの世話をしていた ・Dさんの実母は，今回の搬送時には「娘を助けてください」と病院に何度も電話をかけていた．その後，実の両親は来県し，患者に付き添うことになった ・長女は，今回救急車に連絡をした．次女が泣いているところをなだめる様子があった ・子どもの友人の母親や担任の先生には，がんの治療をしていることを伝えている	・看護室に近い，トイレ付きの個室で過ごしている．トイレへは看護師付き添いのもと，車椅子で移動している ・自宅は，病院から車で1時間ほどの距離にある二階建ての一軒家

人生上の価値	生死についての考え方やとらえ方
・（再発告知当初）「脱毛なんか気にしていられない．とにかく生きなくちゃ」 ・（手術から2年後）「子どもから，"なんでそんなに病院に行っているの"と泣かれて，がんで治療していることと，すぐに死ぬわけじゃないことを伝えることができた．今までは普通に生活できていたし伝えたくなかった」	・「現状はわかっているが，最期まで希望をもちたい」 ・「パパ（夫）とは，体調が悪化したときのことはまだ話していない」

図Ⅷ-4-2　6つの視点からとらえたDさん（場面①）

でき，Dさんが自分の意向を表出したり，治療や療養方法について意思決定できなくなる可能性がある．

4 ● Dさんと家族にとっての"望ましい状態"

　Dさんの生命予後は差し迫った時期に来ており，次のがん治療に希望をもっているが，がん性リンパ管症の症状が改善しない場合，次のがん治療を行う前に病状が悪化し寿命を迎えることも考えられる．Dさんの呼吸困難をはじめとした苦痛が緩和され，次の治療や療養方法について医師と相談し，夫や家族とどのように過ごしていきたいか話し合って決

めることができ，Dさんの意向に沿った形で準備を進められることが望ましい.

> **Dさんと家族にとっての"望ましい状態"**
> 症状が緩和され，療養について考え，合意して決定することができる.

B. 場面①におけるケアの方向性，計画，実施，評価

1 ● ケアの方向性と計画

ケアの方向性とケア計画を以下のように定めた.

ケアの方向性	Dさんが苦痛症状が緩和された状態で安楽に過ごせ，今後の治療と療養について意思決定できるよう支援する.
ケア計画	計画1. 呼吸困難をはじめとする苦痛症状を早期発見し，症状緩和に努める.
	計画2. Dさんと家族が，治療と療養について合意して意思決定できるように支援する.
	計画3. Dさんが療養に専念できるよう，家族間で役割代行が担える環境を調整する.

2 ● ケアの実施と評価

> **計画1.** 呼吸困難をはじめとする苦痛症状を早期発見し，症状緩和に努める.

〈実施したケアとその評価〉

　Dさんには，息切れや呼吸困難感に加え，左腋窩から上腕にかけて浮腫，疼痛があった. 外来通院中よりオピオイドが処方されていたが，悪心が続き，効果が感じられないと中止になっていた. これらの苦痛に対しては，転院翌日から緩和ケアチーム（医師・CNS・薬剤師）にも介入を依頼した. 緩和ケアチームから，悪心はオピオイドの副作用だけでなく便秘も原因だろうとの情報があり，緩下剤の調整を行い便秘は改善された.

　呼吸困難感はがん性リンパ管症によるものと考えられ，転院当日からステロイド治療が開始された. Dさんは，臥床すると呼吸困難感や咳嗽が増強することから，終日起坐位で過ごしていた. 看護師は，褥瘡を予防することも念頭に置き，安定した坐位の姿勢を考えクッションを利用して体勢を調整した. トイレ移動時に呼吸困難感が増強することから，看護室に近い病室にし，酸素飽和度をモニタリングしながら酸素を調節し，看護師が移動を介助していた. せん妄のリスクもあったため，せん妄予防の薬剤投与と，日時がわかるように環境調整を行った. Dさんは，息切れ，呼吸困難感に対してレスキュー（臨時追加投与薬）を内服した際，眠気で症状が落ち着くが食事の時間を逃してしまう，と話していた. 緩和ケアチームから，オピオイドの定期内服を持続注に変更する提案がなされ開始したところ，眠気は改善し，悪心も出現せず食事摂取ができるようになった.

計画2. Dさんと家族が，治療と療養について合意して意思決定できるように支援する．

〈実施したケアとその評価〉

　Dさんは，当初自宅に帰れないと話していたが，症状が改善したことにより「家で子どもが待っているので目標としては家に帰ることです」と希望した．この頃には，実の両親も来院し，患者に付き添うようになっていた．

　Dさんは，酸素やオピオイド持続注を投与している状態だったため，自宅で療養するには往診医や訪問看護，福祉用具（電動ベッドやシャワー椅子など）の導入が必要と考えた．また，次の抗がん治療を行うか行わないかによっても療養方法の選択肢が変わってくるため，抗がん治療に対する意思決定も必要であった．

　Dさんの体調から，意思決定をして準備するまでに時間的猶予は少ない状況であった．そこで，主治医，NS間でカンファレンスを行い，Dさんにはつらい説明にはなるが意思決定能力はあると判断し，Dさんと夫の意向を直接確認することを優先していくことにした．CNSは事前に夫に対して，主治医からDさんに厳しい説明があることを伝え，夫の同意を得て説明の場を設定した．説明の場には，NS，CNSが同席した．Dさんに対して主治医から，「現在の全身状態やこれまでの治療経過から判断すると，抗がん剤を使うのは厳しい．症状緩和に専念することを勧める」と説明されたが，Dさんは，「リスクはわかるし，有効性の面からもあまり期待できないことも理解している．だけど最期まで希望を捨てたくない」と5次治療の薬剤を希望した．夫もDさんの意向を尊重した．実の両親も同意した．NSは，説明の後再度Dさんに意向を確認したが，気持ちは変わらなかった．医療者は，次の治療を行うことで在宅療養や緩和ケア病棟での療養ができなくなるのではないかと不安を感じながらも，Dさんと夫の意向を支持する方針とした．

計画3. Dさんが療養に専念できるよう，家族間で役割代行が担える環境を調整する．

〈実施したケアとその評価〉

　Dさんの入院中は，義理の両親が夫や子どもたちの世話をしていた．Dさんが手伝えなくなったことから夫が自営業の仕事をすべて担うことになり，疲労が心配された．実の両親が来県しDさんに付き添い始めたため，NSは，夫が自宅で睡眠できるように促した．実の両親は，Dさんの自宅から通院するのが負担だと滞在先に悩み，病院から近いホテルを探した．Dさんは夫から，次女が時折泣いていたことがあったと聞き涙を流しながらも，「子どもたちには，ありのまま自分と夫がしていることを見せられればいい．病院に来るだけでなく，子どもたちには子どもたちの世界がある．そうやって，どんどん自分の世界を築いて学んでいってほしい」と話していた．NSは，子どもたちの面会時には清拭や点滴管理，投薬などの行っているケア内容を伝え，子どもたちの反応を確認しながらケアに参加できるようにかかわった．NSは，夫や両親の負担の軽減はDさんの心身の安寧につながると考え，家族の役割を確認し，子どもたちの心境についても日々のケアのなかで話をうかがい，休息を促すなど声をかけていった．

3 ● Dさんの経過とケアの方向性の見直し

　主治医からの説明は，Dさんの呼吸状態が安定しているタイミングに設定した．Dさんは，「自分の体調から，悪くなっていることはわかる」と答えながら，「今私にできることは，また治療できる身体になるために食べて体調を整えることだと思う」と話した．このことから，近いうちに病状が悪化していくことを意識しているものの，治療に向かう意思が勝っていることがうかがえた．主治医，NS，CNSともエンドオブライフの時期の療養についても思いを聞きたかったが，まずはDさんの意思を尊重することにした．5次治療で使う薬剤は免疫チェックポイント阻害薬だったため，ステロイド治療の調整がなされた後投与する予定となった．その間，Dさんの呼吸困難感は悪化し内服が不安定になるため，モルヒネ注の持続皮下投与に切り替えられた．Dさんの役割は家族総出で担っており，医療者が介入できることは少なかったが，実の両親の付き添い環境の相談に応じ，子どもの心理面について対応していった．

4 ● ケアの振り返り

　Dさんは，病状の進行により身体的な苦痛が強く，日常生活動作も困難な状況であった．主治医とNSは緩和ケアチームと協働し，症状緩和を行ったことでDさんの苦痛が緩和した（全身状態）．全身状態が安定することで，Dさんの意思決定能力を維持できたと考える．

　Dさんは，生命の危機が差し迫ったなかでも，夫と共に考え，5次治療を受けることを決めた（生死についての考え方やとらえ方）．医療者は，5次治療がDさんの生命に影響を及ぼすと不安を感じながらも，チームでDさんの意向を尊重したと考える．

＊　＊　＊

> **場面②** 病状が悪化し，看取りの時期が近くなった場面
>
> 　Dさんは，希望どおりに5次治療を開始したが，3・4日経過した頃から発熱を繰り返し，呼吸困難感が増強し不眠が続き，レスキューの投与回数が増え，せん妄症状対策の薬剤調整もしていった．X線上，肺炎の所見あり．朦朧とすることも多く，時折イライラし，つじつまの合わない会話をすることが増えてきた．症状が落ち着いているときには，「子どもたちに手紙を書いてみようかな」と話していた．夫は，「次の治療はできないと思っている．だんだん眠れなくなって体力が落ちていっているのがわかる．（治療をやめると）決断したら，妻はもう終わりだと思うかもしれないが，今の体力で残された時間を有効に使いたいと思っている．しかし，お母さん（実母）が"話を聞きたくない"と僕の話を避けるので，両親に説明することも難しい」と看護師に話してきた．

C. 場面②におけるDさんの状態をとらえ理解する

1 ● 改めてDさんを6つの視点からとらえる

　これまでのケアを通して得られたDさんおよび家族の情報を踏まえ，改めて6つの視点で整理すると**図Ⅷ-4-3**のようになる．

全身状態（身体/精神症状を含む）	本人の現状理解/全身状態の理解と対処
・5次治療の薬剤投与後，X線上，肺炎所見あり ・ステロイド治療，オピオイド持続注射を継続している ・発熱を繰り返し，背部痛，腰痛，夜間呼吸困難が増強し，起坐位で過ごしレスキューの投与回数が増加しているため，徐々にベースアップし調整している．夜間不眠となり，薬剤を調整している．食事摂取量も低下している	・「朝は眠気が残って，何を言われたのかよくわからないときがあります」と話し，時折イライラし，つじつまの合わない会話が出現してきた ・水分はむせてしまうためとれていない．食事量も低下しているが，栄養剤やゼリーを少量ずつ摂取している ・「看護師さんは歩いていて，いいなあ，悔しい．せめてトイレにはスムーズにいけるようになりたい」とリハビリテーションを希望する

他者の存在	療養場所・居場所
・夫は，自宅と病院を往復し身の回りの物を調達し，Dさんに時折付き添っている ・長女と次女は，時折面会に来ている．犬を飼い始めた．Dさんが入院中は，義両親が子どもの世話をしている ・Dさんの実の両親は，ホテルに宿泊し交代でDさんに付き添っていたが，2週間経過し疲労も蓄積したため，一度他県の自宅に戻ることを考えている	・ナースステーションに近い，トイレ付きの個室だが，膀胱留置カテーテルを挿入し排便時は介助でポータブルトイレに移動している ・自宅は，病院から車で1時間ほどの距離にある二階建ての一軒家 ・主治医からは，抗がん治療ができない場合は緩和ケア病棟に移動することを提案されている

人生上の価値	生死についての考え方やとらえ方
・「子どもたちには，ありのまま自分と夫がしていることを見せられればいい」 ・「犬を通して，子どもたちが癒され命の大切さを学んでほしい」	・「リスクはわかるし，有効性の面からもあまり期待できないことも理解している．しかし最後まで希望を捨てたくない」と5次治療を選択した ・薬剤投与後，意識が徐々に低下し，Dさんの意思を確認することは困難になってきた

図Ⅷ-4-3　6つの視点からとらえたDさん（場面②）

2 ● Dさんの状態の見極め

　Dさんは，入院時の呼吸器症状が改善したタイミングで5次治療を開始したが，肺炎の悪化，せん妄症状も出現し，全身状態が悪化し看取りの時期が近いと考えられる．夫は，がん治療を終了して緩和ケア病棟に移動することを考え始めたが，Dさんの意思を聞くことができず，また実母との意向が合わないため療養場所について調整できないでいる．さらに，子どもたちとのお別れの準備もできていない．

3 ● Dさんと家族にとっての"望ましい状態"

　Dさんは，最期まで希望を捨てたくないと抗がん治療をする意思は表明していた．自宅に帰りたいと希望を表出していたが，体調の悪化から具体的な療養の準備までには間に合わないことが予測できる．現実的な療養環境のなかで，Dさんが苦痛の少ない状態で，残された時間を，おそらくDさんが希望する過ごし方を，夫と実両親の合意のもと，子どもたちと過ごせることが望ましい．

> **Dさんと家族にとっての"望ましい状態"**
> 残された時間を，家族で穏やかに過ごすことができる．

D. 場面②におけるケアの方向性，計画，実施，評価

1 ● ケアの方向性と計画

ケアの方向性とケア計画を以下のように定めた．

ケアの方向性	Dさんの苦痛を緩和し，家族の意向が統一され穏やかに看取れるよう支援する．
ケア計画	計画1. 呼吸困難をはじめとする苦痛症状を早期発見し，症状緩和に努める．
	計画2. Dさんが残された時間を，家族と共に穏やかに過ごせるように支援する．

2 ● ケアの実施と評価

計画1. 呼吸困難をはじめとする苦痛症状を早期発見し，症状緩和に努める．

〈実施したケアとその評価〉

　腰背部痛や呼吸困難が増強し，終日起坐位で過ごすことは変わっていない．オピオイド持続注のベースアップが行われ，苦痛増強時にはレスキューを投与していった．酸素飽和度をモニタリングしながら酸素を調節していたが，時折呼吸困難感が増強した際には，病室の窓を開けて送風を行うなど対応していった．せん妄症状が進行してきたため緩和ケアチームと相談し，薬剤の変更の指示に沿って投与した．

計画2. Dさんが残された時間を，家族と共に穏やかに過ごせるように支援する．

〈実施したケアとその評価〉

　夫から，「次の治療はできないと思っている．だんだん眠れなくなり体力が落ちていっているのがわかる．決断したら，妻はもう終わりだと思うかもしれないが，今の体力で残された時間を有効に使いたい」と緩和ケア病棟への移動を希望した．しかし実母は，「悪い話は聞きたくない．何としても娘を助けてほしい．ほかにできる治療はないのか」とDさんの前で泣きながら話し，残している食事をみて「もっと食べて」と促していた．夫は，「実両親への説明が難しい．自分も疲れている」と話し，やつれもみられ，気丈に振舞っていることがうかがえた．NSは，実母はDさんの病状を受け入れがたく悲嘆しているととらえ，夫と意向を統一することが難しいと考え，緩和ケアチームのCNSに相談した．そこで実母に対して，NSとCNSで面談した．実母は，「（夫から）Dに付き添えるのは，僕とお母さんしかいないんですって言われて．自分も疲れてるって言いたい．先生からの話を聞いたら自分が崩れちゃいそうで…3年前に病気がわかったときは，あと半年って聞いて，それでもいろんなことがあって回復してきた」「娘は，お墓のことも（夫に）言っていたみたい」と話された．このことから，実母なりにDさんの残された時間が短いことを理解しているが，現実に直面したくない思いがあることがうかがえた．CNSは，実母の思いを傾聴し，夫の思いとして，つらいながらにDさんがより安楽に過ごせることを考えての発言だったことを代弁した．さらに付き添っている実母の体調も心配だと伝え，休息を促した．実母は，「ホテルで過ごすのは休まらない．自分は一度帰って，夫や子ど

もたちが付き添えるようにしてあげたい」と一度帰省することを希望した．CNSは，D
さんの死期が近いなかで帰省を希望するのは，自宅で気がかりがあって，疲労も蓄積して
のことだと察するが，悲嘆が強かった実母であるため覚悟を確認する必要があると考えた．
CNSは実母に，帰省中Dさんの最期の場面に間に合わない可能性があることを伝えると，
「それがいつなのか知る時期に来たのよね，知るしかないのよね」と言い，主治医からの
説明を受け入れた．主治医からいつ状態が悪化してもおかしくないこと，あるいは小康状
態が維持する場合もあると説明された．実母は，「夫や子どもたちが娘のそばにいること
を優先します．間に合わなかった場合は仕方ありません」と，がん治療を終了し緩和ケア
病棟を申し込むという夫の考えを認め，実父と帰省することを決めた．

　NSとCNSは，夫から子どもたちの様子をうかがい，病的な心理的反応がないか確認し，
夫が子どもたちの対応をしていることを支持してかかわった．

3 ● Dさんの経過

　実母が帰省して2日後，夫が付き添っていたが早朝に呼吸状態がさらに悪化し心停止と
なった．義両親と子どもたちが到着した際，長女が「どうしてもっと早く教えてくれな
かったの！」と一時取り乱したが，夫が次女と共に抱きしめてなだめると落ち着いた．NS
は子どもたちに，Dさんは体調が悪くても子どもたちに手紙を書こうとしていたこと，い
つも子どもたちを思っていたことを伝えた．子どもたちは，時折泣きながらもDさんの
洋服を選び，NSと共にエンゼルケアに参加した．

　実両親も心停止から2時間後に到着し，実母は涙を流しながら「間に合わなかったけど，
覚悟して帰ったから」と話した．

4 ● ケアの振り返り

　Dさんの体調は5次治療の反応が得られる前に悪化し，積極的な症状緩和が行われた
（全身状態，全身状態の理解と対処）．夫が，がん治療を終了し緩和ケア病棟を申し込むこと
について（療養場所・居場所）実母との会話ができなかった際に，NS・CNSが仲介したこ
とは実母の悲嘆の緩和につながったと考える（他者の存在）．長女が一時取り乱したこと
は，Dさんの呼吸停止に至るまでが急激だったため，当然の反応だったと考える（他者の
存在）．しかし，事前にDさん夫婦が子どもたちに病気のことを伝えて闘病している姿を
みせてきたこと（人生上の価値）に加え，夫の抱擁やNSのかかわりによって，子どもた
ちがケアに参加できたと考える．

E. 本事例全体を通したケアの振り返り・意味づけ （表Ⅷ-4-1）

　Dさんは，リスクを承知で5次治療を選択した．しかし，薬剤投与後まもなく病状が悪
化したことから，薬剤の効果発現を病状の進行スピードが上回っており最期を迎えたと思
われる．

　医療者側はDさんの最期の時期が近いと悟りながら，Dさんやその家族の意思を支えた．
Dさんの場合，夫はがんと診断された当初悲嘆が強かったが，その後はDさんの闘病をそ

表Ⅷ-4-1　Dさんのエンドオブライフケアの経過

経過		患者の状態と治療等の経過	ケアの経過		対象理解の深まり，ケアの方向性と計画
			患者・家族の様子・反応	ケアの実際	
場面①の経過	病院				**ケアの方向性**　Dさんが苦痛症状が緩和された状態で安楽に過ごせ，今後の治療と療養について意思決定できるよう支援する
		左胸水の増加，がん性リンパ管症の悪化（酸素投与，ステロイド治療，抗生剤，オピオイド定期内服）	起坐位でオーバーテーブルに頭を伏せて過ごしているが，悪心が続いている．「このままじゃ家に帰れない」	・安楽な姿勢の工夫，排便調節，酸素を調節しトイレ移動時の介助の実施・せん妄予防のために環境調整を行う	計画1 呼吸困難をはじめとする苦痛症状を早期発見し，症状緩和に努める．計画2 Dさんと家族が，治療と療養について合意して意思決定できるように支援する．計画3 Dさんが療養に専念できるよう，家族間で役割代行が担える環境を調整する．
			夫，実の両親が交代で付き添う		
		オピオイド定期内服を持続注に変更	「眠気があって，食事の時間を逃してしまう」	オピオイド持続注射の管理．症状に合わせたレスキュー投与	悪心は増強せず，食事摂取も可能になった
		主治医から説明あり．「抗がん剤を使うことが難しい．症状緩和に専念することを勧める」	「リスクはわかるし，有効性もあまり期待できないことも理解している．でも最期まで希望を捨てたくない」	主治医・看護師間でカンファレンスを実施し，Dさんと夫の意向を尊重した	体調が安定してきたため，次の治療や療養場所について，Dさんの現実的な理解と意向を確認する必要がある
			夫の疲労が強い	夫に自宅で睡眠することを促す	夫や両親の負担の軽減は，Dさんの心身の安寧につながると考えた
			実両親は，Dさんの自宅からの移動が負担と話す	実両親に病院から近いホテルの情報を提供	
			（Dさん）子どもたちは，時折泣いていると夫から聞く	子どもたちに看護師がDさんに行っているケアを伝え，一緒に参加できるようにかかわる	
場面②の経過		5次治療を開始			**ケアの方向性**　Dさんの苦痛を緩和し，家族の意向が統一され穏やかに看取れるよう支援する
		レスキューを内服から皮下注に変更．発熱・呼吸困難感増強し，レスキューが増加．オピオイド持続注がベースアップされる	Dさんは朦朧とすることが多く，時折イライラし，つじつまの合わない会話をすることが増えてきた	・酸素飽和度をモニタリングしながら酸素を調節．時折呼吸困難感が増強した際には，病室の窓を開けて送風を行うなど対応・せん妄症状が進行してきたため緩和ケアチームと相談し，抗精神病薬を追加投与	計画1 呼吸困難をはじめとする苦痛症状を早期発見し，症状緩和に努める．計画2 Dさんが残された時間を，家族と共に穏やかに過ごせるように支援する．
			夫「次の治療はできないと思っている．残された時間を有効に使いたい」「実の両親と話すことが難しい」		
			実母「悪い話は聞きたくない，何としても娘を助けてほしい．他にできる治療はないのか」とDさんの前で泣きながら話す	担当看護師とがん看護専門看護師とで実母と面談	実母なりにDさんに残された時間が短いことを理解しているが，現実に直面したくない思いがあることがうかがえた
		主治医からいつ状態が悪化してもおかしくないこと，あるいは小康状態が維持する場合もあることが説明された	・実母「ホテルでは休めない．一度帰省したい．Dの夫や子どもたちが付き添えるようにしたい」・実母「それがいつなのか知る時期に来たのよね，知るしかないのよね」・実母「間に合わなかった場合は仕方ありません」と，Dさん夫のがん治療を終了し緩和ケア病棟を申し込む考えを認め，帰省を決めた	・実母に夫の思いを代弁し，体調に配慮し休息を促す・Dさんの最期の場面に間に合わない可能性があることを伝える	悲嘆が強かった実母であり，覚悟を確認する必要があると考えた
		（実母帰省の2日後）心停止	長女「どうしてもっと早く教えてくれなかったの」と一時取り乱す	子どもたちに，Dさんが体調が悪くても手紙を書こうとしていたこと，いつも子どもたちを思っていたことを伝える	
			実母「間に合わなかったけど，覚悟して帰ったから」と涙を流す		
	死後		実母から電話あり．「遺骨はDの子どもたちのもとにしばらく置いておこうと思う．自分たちも娘の写真をみると涙が出るけど，何とか過ごしています」と話す		
				デス・カンファレンス	患者の意思をチームで支えたこと，夫や実母の受容の時間差の背景について，子どもたちの今後のケアについて話し合われた
		2ヵ月後，夫が外来や病棟に挨拶に来た	夫「毎日夕方に病院に通っていたから，夕方になると病院に行かないのは落ち着かなくなるときがありました」「子どもたちも時々しんみりしているが，学校には親を亡くした同級生もいる．通学はしている」と話す	夫や子どもたちの心理状態が不安定な際は，病院でも心理的支援をしていくことを伝える	

ばで支え経過をみてきたことから，Ｄさんががん治療を続けられないことも受け入れられたと考える．一方，実母はこれまでＤさんから病状を聞いていたものの，実際には強く否認し，夫の受け入れ方との間に解離があった．

後日，実母から電話あり．「遺骨は子どもたちのもとにしばらく置いておこうと思う．自分たちも娘の写真をみると涙が出るけど，何とか過ごしています」と話していた．

その後，病棟と緩和ケアチームでデス・カンファレンスを開催した．カンファレンスでは，Ｄさんが5次治療を選択したことについて，医療者側からすると最期の時期が近いと感じていたがＤさんのがんの治療をあきらめたくないと強い希望があったこと，それは子どもや夫を支えるために生きたいという気持ちからであり，その思いをチーム全体で支えられたのではないかということが語られた．また実母の受容が難しかったことについては，親が子どもを失いたくない思いであり，夫の受け入れ方との間に解離があって当然ではないか，という話し合いがなされた．さらに子どもたちの今後について，病院側で対応できそうなことを話し合った．

Ｄさんが亡くなって2ヵ月後，夫が外来や病棟に挨拶に来た．夫は，「毎日夕方に病院に通っていたから，夕方になると病院に行かないのは落ち着かなくなるときがありました」と話した．子どもたちも時々しんみりしているが，犬がかわいく気が紛れるようである，学校には親を亡くした同級生もいる，きちんと通学できているとのことであった．NSは，夫や子どもたちの心理状態が不安定な際は，病院でも心理的支援をしていくことを伝えた．

F.　本事例のエンドオブライフケアのポイント

●患者の意思決定を支援するには，症状緩和が前提となる

エンドオブライフの時期のがん治療の継続や療養場所の意思決定は，患者の意思決定能力がある段階で継続的に進めることが望ましい．医療者は，患者の意思決定能力をしっかりしたものにするため，症状緩和を積極的に行うことが前提である．エンドオブライフの時期のがん患者の苦痛の緩和には難渋することが多い．看護師は，使用している薬剤の目的と特徴を理解し，効果を確認したうえで効果的に症状緩和を図ることが求められる．難渋する場合は，緩和ケアチームをはじめとした多職種と連携することが必要である．症状緩和を積極的に行うことは，患者の意思決定を助ける．そして，患者の意思決定を助ける家族のつらさも理解し，心理的なサポートをすることも重要である．

●患者の意思決定について，医療者の価値観で判断しない

医療者は，エンドオブライフの時期の患者，家族が最期を過ごす環境として，一般病棟でなく緩和ケア病棟で，またADLが低下した時点でがん治療をやめて，穏やかに最期を迎えられることが理想的と思いがちである．しかし，壮年期のがん患者の場合“家庭の役割を果たしたい，子どもの成長をみたい”などの理由から，医療者が治療には耐えられないと思われるような体力だとしても治療の継続を希望することが少なくない．医療者は，患者の下した決定が自分たちの理想とするものと違った場合，多職種でその利益，不利益について話し合い，さまざまな立場から検討することが重要である．そのうえで，患者の

決定を支持する姿勢も大切である．患者の出した結論の背景には，患者の価値観や信念が影響しているため，そこを理解し，さらにはチームで共有することも重要である．

●不安・予期的悲嘆が強い家族へのケア

　患者の死が近いことを理解したときに，実際に死が訪れる前に家族が強い喪失感を抱き，悲嘆，抑うつ，看取りへの不安，死別後の生活への不安などの心理的反応を示すことがある．これを予期的悲嘆という．この段階では，動悸や胸の苦しさ，吐き気，めまい，食欲不振，不眠などといったストレス症状を引き起こすことがある．また時には，家族が感情を強く表出し，患者の治療方針を覆す場面に遭遇することもある．看護師は，家族がこのような心理過程をたどることを理解してかかわる必要がある．家族の話を傾聴し，家族のつらさに対して共感的に接し，患者の状況を丁寧に説明して十分な休息がとれるように配慮していく．それでも抑うつ症状が遷延，悪化している場合は専門的な治療が必要となる場合もある．

●家族（または重要他者）のグリーフケア

　「死別」という経験は，人生における最も大きなストレス体験の1つである．「亡くなった人を想い，悲しみに暮れること」は人として当然の反応であり，特別な介入が必要となるようなものではないと考えられるが，一部の人では日常生活に著しい支障をきたす，あるいは強い悲嘆が長期間遷延することがある．専門的な治療を必要とする場合もあるため，治療的介入が必要となる程度の悲嘆に陥っている人，陥りそうな人を早期発見する必要がある．しかし一般的な病院では，患者の死後，家族や親近者の悲嘆の支援まで継続して行っている施設はまだまだ少ない．グリーフケアの重要性を理解し，各々の施設で対応できるケアを日々積み重ねていくことが大切である．

学習課題

1. 場面①で，Dさんががん治療をすることによるメリットとデメリットを考えてみよう．
2. 場面②で，Dさんの望む療養の方法は何だったのか，その意向をかなえるためにはどのような看護が必要だったか考えてみよう．
3. 壮年期のがん患者がエンドオブライフを迎える際にどのような問題を抱えているのか，そしてその患者の家族（配偶者，親，子ども）にどのような影響を及ぼすのか，看護師としてできるケアは何か考えてみよう．

介護施設で暮らす認知症患者の 医療介入と終の棲家の選択の支援

場面❶ 介護施設で，医療介入が必要になってきた場面

●Eさん・家族の情報
　Eさん，男性，75歳．6年前にレビー小体型認知症，ネフローゼ症候群を合併．1年前からグループホームに入所している．妻は1年半ほど前にがんにより他界．3人の娘がおり，長女と次女はそれぞれ独立，三女は離婚して高校生の孫を連れて実家に戻ってきている．

●今回の訪問診療までの経緯
　6年前に物忘れがひどくなり，病院を受診．MMSE（Mini-Mental State Examination：ミニメンタルステート検査）21/30点（時間−2，計算−4，再生−3）．精査の結果，軽度の認知症と診断された．2年後に易怒性が強くなり受診，MMSE 23/30点（時間−5，場所−1，計算−1），MIBG心筋シンチグラフィーにて異常所見を認め，レビー小体型認知症と診断された．直近では，MMSE 14/30点（時間−4，場所−3，計算−5，再生−3，復唱−1）と進行，ドネペジル3 mgを内服していたが，グループホームのスタッフや他の利用者に対し暴言や暴力があったため中止となっている．

　下肢浮腫が出現し，近医を受診．尿蛋白＋＋，尿潜血＋＋，BNP 46，Alb 2.1にて腎疾患が疑われ，精密検査目的で入院．

●入院後のEさんの身体状態，検査，治療など
　エコー下経皮的腎生検の結果，ネフローゼ症候群（膜性腎症）と診断された．治療として免疫抑制療法の説明があったが，不穏で入院を継続することが困難なため退院し，利尿薬と抗凝固薬の使用のみで対応している．

●Eさんの身体状態と治療の受け止め
　両下肢に浮腫はみられるものの，苦痛症状なく過ごせている．訪問診療時には，声をかけるとにこやかに対応できる．ただ，質問に対しての答えはちぐはぐで，会話は成立しないことが多い．病状に対しては，「全体としてとらえないと」「難しい問題もあって」「それをどうとらえるか」など的を射ない返答のみで，理解できているとは思えない．

●家族の患者の身体状態と治療の受け止め
　積極的治療をする場合，入院が必要となるが，認知症が進んでいるため安静に入院生活を送ることができない．家族もそれぞれ家庭があり付き添うことは難しく，入院してまでの積極的治療は望んでいない．グループホームでの生活にも慣れてきたので，このまま穏やかに過ごしてもらいたい．本人にとって苦痛なことは，取り除いてあげたい．

●看護師の立場
　訪問診療をしているクリニックの看護師．病院との入退院調整や，ケアマネジャーやグループホームのスタッフとの連絡調整を行っている．週に1回の訪問診療に同行することもある．

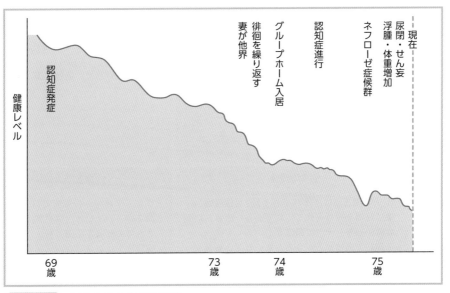

健康レベル

認知症発症

69歳

73歳
妻が他界
徘徊を繰り返す

74歳
グループホーム入居

認知症進行

75歳
ネフローゼ症候群
浮腫・体重増加
尿閉・せん妄
現在

図Ⅷ-5-1　Eさんの今までの経過

A. 場面①におけるEさんの状態をとらえ理解する

1 ● Eさんの今までの経過と現時点の把握

　妻の介護で在宅療養することができていたが，約1年半前に妻が他界し日中独居の状態になると，認知症の症状が進み徘徊するようになった．高速道路内を歩行しているところを発見され，警察に保護されることも数回あったため，グループホームに入居することになった．入居当初は，帰宅願望が強く落ち着きがなかったが，最近ではグループホームでの生活にも慣れ穏やかな日常を過ごせている（**図Ⅷ-5-1**）．

2 ● Eさんを6つの視点からとらえる

　Eさんおよび家族から得られた情報を6つの視点で整理すると，**図Ⅷ-5-2**のようになる．

3 ● Eさんの状態の見極め

　Eさんはレビー小体型認知症が進行しており，日常生活は声かけ誘導が必要となっている．家族のこともわからなくなってきており，認知症の終末期である．ネフローゼ症候群（膜性腎症）に対しては，利尿薬と抗凝固薬の内服治療で経過をみている状況で，腎不全が進行していることが推測される．腎死（安静が守れないので透析適応はない），感染症や血栓塞栓症による合併症や突然死を起こす可能性もあり，日単位で病状が悪化し最期を迎える可能性もある．

4 ● Eさんと家族にとっての"望ましい状態"

　Eさんは認知症の進行に加え，ネフローゼ症候群の影響により尿閉となった．尿が貯まると昼夜を問わずウロウロして落ち着かず，溢流性の失禁を繰り返すようになった．グ

全身状態（身体/精神症状を含む）	本人の現状理解/全身状態の理解と対処
・眼瞼や両下肢に浮腫があり，ここ１ヵ月で体重増加（＋2.6 kg）してきている ・意に反することや行動制限をされると，ほかの入居者やスタッフに暴力的になることもある ・便秘や尿閉を訴えることができず，トイレと部屋を落ち着きなくウロウロ歩きまわっている ・面会に来た娘のことを，「親戚」とよぶ	・内服薬はスタッフに管理され服用しているが，効能は理解していない ・本人の受け止め，病状認識は不明

他者の存在	療養場所・居場所
・３人の娘たちは，それぞれ１回/月程度面会に来て好物を差し入れてくれている．Ｅさんは面会時には楽しそうに過ごしている ・入居した当初からかかわってくれているスタッフもおり，「以前は，紳士的な人だった」と親身に面倒を見てくれている ・グループホームの管理者は，前任者から代わったばかり	・グループホームの個室で１日のほとんどの時間を過ごしている．フロアの出入り口はロックされており勝手に出て行くことはできない ・食堂やトイレはほかの入居者と共同使用．食堂で食事を摂取しているが，ほかの入居者と会話を交わすことはほとんどない

人生上の価値	生死についての考え方やとらえ方
・真面目で穏やかな性格．家族を大切にし，認知症になっても，がんで療養する妻の世話をしていた ・娘たちに迷惑をかけずに過ごすことを望んでいるのではないかと推測される	・妻が亡くなったことを理解できていない ・延命治療についてたずねられると，「娘と相談します」と笑顔で返答があった．しかし認知症があるため，どこまで理解できているのか不明

図Ⅷ-5-2　６つの視点からとらえたＥさん（場面①）

ループホームのスタッフ（以下，スタッフ）は，夜間せん妄や尿閉への対応に戸惑っている．グループホームの管理者は，「前任者から代わったばかりで，医療処置の必要な利用者とのかかわりや看取りの経験もない．何かあったら困るので，可能であれば入院させるか医療処置のできるほかの施設へ転居してもらいたい」と言っている．

　家族は，入院したとしても根本的な治療ができるわけでなく，環境が変化することでＥさんが不安定になり24時間の付き添いを病院から求められるので，入院は希望していない．元々，看取りまでしてもらうつもりでこのグループホームを選択した経緯があり，Ｅさんがやっと慣れたグループホームでの療養の継続を望んでいる．

> **Ｅさんと家族にとっての"望ましい状態"**
> 尿閉による苦痛が軽減され，住み慣れたグループホームで穏やかに過ごすことができる．

B. 場面①におけるケアの方向性，計画，実施，評価

1 ● ケアの方向性と計画

　ケアの方向性とケア計画を以下のように定めた．

ケアの方向性	Eさんがグループホームでの生活を継続できるように支援する.
ケア計画	計画1. 尿閉が改善し苦痛が軽減するよう支援する. 計画2. Eさんと家族，グループホームの意向を確認し，今後の治療，療養場所に関する方向性を一致させる.

2 ● ケアの実施と評価

計画1. 尿閉が改善し苦痛が軽減するよう支援する.

〈実施したケアとその評価〉

　スタッフには排尿時間・量とEさんの様子を記録するよう伝え，客観的な排尿状況の把握に努めた．グループホームの看護師からは「導尿の手技に自信がない」と相談があった．元々不快を伴う処置に抵抗を示すEさんだが，丁寧に説明すれば抵抗なく導尿することができる．導尿の手順を書面化し，実際にグループホームの看護師と実施して，安心・安全に導尿できる方法を共有した．また，異常時にはクリニックに連絡する体制をつくった．

　スタッフからは相談・報告の電話が何度かあり，その都度対応した．必要時は看護師が出向いて導尿を行った．排尿管理と，前立腺肥大改善薬の調整で，次第に自尿の回数と量が増えた．10日後にはEさんの夜間せん妄はなくなり，昼間は落ち着いて過ごし，夜間は眠れるようになった．

計画2. Eさんと家族，グループホームの意向を確認し，今後の治療，療養場所に関する方向性を一致させる.

〈実施したケアとその評価〉

　関係者と連絡をとり，病状の説明，今後の方向性を統一するため人生会議（アドバンス・ケア・プランニング，ACP）を開いた．医師から現在の病状，今後起こりうる可能性のあることについて伝えられ，家族，医師，看護師，ケアマネジャー，グループホームの管理者，スタッフ，それぞれの立場からの意見が述べられた．

　グループホームの管理者は「グループホームでは看取りの経験がない．何かあったときに困る．スタッフに負担をかけられない」と話したが，スタッフは「今までお世話をしてきたEさんを最期まで看てあげたい．でも，看取った経験がなくどうしたらいいかわからない」と話した．家族は，「父に負担のかかる治療はさせたくない．療養環境を変えずこのままグループホームで過ごさせてあげたい」と話した．医師と看護師からは，このままグループホームでの療養を継続するのであれば医療面の支援をすることを約束した．

　Eさんの意思がはっきりしないなか，Eさんの推定意思を皆で考え，Eさんにとっての最善は何かを話し合った．その結果，住み慣れたグループホームでの療養を継続することになった．

3 ● Eさんの経過と追加したケア計画，および実施・評価

　Eさんは，尿閉による苦痛が軽減して穏やかに生活できるようになった．スタッフも，落ち着いて対応することができるようになった．ACPではグループホームでの療養を継続することで合意がなされたため，計画を追加した．

| 追加したケア計画 | 計画3. スタッフが状態の悪化に対応できるよう支援する. |
| | 計画4. 終末期に向け，医療と介護の連携体制を構築する. |

計画3. スタッフが状態の悪化に対応できるよう支援する.

〈実施したケアとその評価〉

　　スタッフの看取りに対する思いや不安を傾聴し，不安の軽減に努めた．現在起こっている症状に関しては，具体的なケアの方法を伝え，その結果を共有した．今後起こりうる症状について事前に伝え，対応方法を相談した．病状は悪化しつつあるが，問題なくグループホームでの療養を継続できている．

計画4. 終末期に向け，医療と介護の連携体制を構築する.

〈実施したケアとその評価〉

　　電話相談，必要に応じて看護師の訪問を行い，疑問や不安にいつでも相談できる体制をつくった．急変時や看取りが近づいたときの連絡先，連絡方法について確認した．

4 ● ケアの振り返り

　　スタッフからは，医療処置が必要なEさんの介護をすることへの不安も感じられた．スタッフの不安に対応し，具体的にできることを伝え，Eさんの苦痛を緩和するケアを共に行っていった．

　　認知症が進みEさんの意向が確認できず，病院に入院したとしても腎不全が治癒することがないなか，"Eさんにとっての最善とは何か"を皆で話し合い，医療者，スタッフ，家族がそれぞれ自分たちにできることを考えた．その結果，現状を受け入れつつグループホームでの療養を継続することになった（療養場所・居場所）．

＊　＊　＊

> **場面②** 病状が進行し，看取りが近づいてきた場面
>
> 「ふらつき・転倒を繰り返すようになった」「歩行ができなくなってきた」「食事量が減ってきた」と，スタッフから連絡がありグループホームを訪問した．訪問時には，Eさんは穏やかにベッドに臥床し，苦痛なく過ごしているようにみえた．骨折，脳血管障害は否定的であったため，認知症の進行に加え腎不全の悪化による影響が大きいと考えられた．グループホームの管理者から「病院で治療しなくてもいいのか．グループホームで看ていくことは難しい」と話があった．

C. 場面②におけるEさんの状態をとらえ理解する

1 ● 改めてEさんを6つの視点からとらえる

　　これまでのケアを通して得られたEさんおよび家族の情報を踏まえ，改めて6つの視点で整理すると図Ⅷ-5-3のようになる．

全身状態（身体/精神症状を含む）	本人の現状理解/全身状態の理解と対処
・転倒を繰り返すようになり，ADLが低下 ・腎不全の悪化，嚥下機能の低下に伴い，経口摂取困難となってきている．苦痛表情はなく穏やかに過ごすことができている ・看取りに近づいている状態である	・一日中，閉眼していることが多い ・声かけに対し「はい」と返答はあるが，会話は困難

他者の存在	療養場所・居場所
・娘3人：スタッフにも慣れて生活できていたので，このまま最期まで療養をさせてもらいたい ・スタッフ：みてあげたい気持ちもあるが，看取ることができるか不安である	・1年ほど前に入居したグループホームの個室で過ごしている．部屋には，亡くなった妻の写真や家族旅行の写真が飾られている ・ADLの低下に伴い，共有スペースに行くことはなくなり，ベッド上で食事や排泄を行うようになった

人生上の価値	生死についての考え方やとらえ方
・認知症になる前は，家族を大切にしてきた ・真面目で穏やかな性格．グループホーム入所当初は，スタッフに対し紳士的な対応をしていた	・認知症の進行により死を認識できていない可能性が高い ・会話ができず不明

図Ⅷ-5-3　6つの視点からとらえたEさん（場面②）

2 ● Eさんの状態の見極め

　ネフローゼ症候群（膜性腎症）に対しては利尿薬と抗凝固薬の内服治療で経過をみていたが，腎不全が悪化している．ADLの低下と同時に意識レベルも低下してきた．認知症の進行も影響し，経口摂取も十分できなくなってきており，亡くなる時期が近づいてきている．

　家族はこのままグループホームでの看取りを希望しているが，このグループホームには看取りの経験がなく，死に向かっていくEさんをみていくことへのスタッフの不安感が強いため，療養場所の変更を余儀なくされる可能性や救急搬送を要請する可能性もある．

3 ● Eさんと家族にとっての"望ましい状態"

　認知症の進行により，Eさんの意向は確認できない．しかし，1年以上暮らし見慣れたスタッフに囲まれながら日常を過ごすことが，認知症のEさんにとって心の安寧につながるものと推測される．このまま療養環境を変えることなくグループホームで最期を迎えることが，Eさんと家族にとっては望ましい．

Eさんと家族にとっての"望ましい状態"
Eさんが残された時間を慣れた環境で苦痛なく過ごし，グループホームで最期を迎えることができる．

D. 場面②におけるケアの方向性，計画，実施，評価

1 ● ケアの方向性と計画

ケアの方向性とケア計画を以下のように定めた.

ケアの方向性	Eさんが住み慣れたグループホームで，穏やかに最期を迎えることができるように支援する.
ケア計画	計画1. 終末期ケアの方向性を統一する.
	計画2. 病状に合わせた緩和医療を提供し苦痛症状の緩和に努める.
	計画3. スタッフが穏やかに看取ることができるように支援する.

2 ● ケアの実施と評価

計画1. 終末期ケアの方向性を統一する.

〈実施したケアとその評価〉

　看取りが近づくなか，医療者とスタッフの考えにずれが生じており，再度話し合い合意形成をしておく必要があった. 家族，医師，看護師，ケアマネジャー，グループホームの管理者，スタッフを集めACPを行った.

　終末期の過ごし方と最期を迎える場所について，Eさんの推定意思を考え，最善を皆で話し合った. グループホームの管理者やスタッフの看取りへの不安が強かったため，全面的にバックアップすることを医療者が約束した. その結果，グループホームでの療養を継続し，グループホームで看取ることになった.

計画2. 病状に合わせた緩和医療を提供し苦痛症状の緩和に努める.

〈実施したケアとその評価〉

　実際にケアをする介護スタッフに，終末期ケアの考え方を伝えた. 経口摂取が十分にできなくても無理をさせず食べられるものを食べられる量だけ食べればよいこと，腎機能が低下しているEさんには点滴をすることがかえって負担になること，など時間をかけて説明した. 発熱時の解熱薬の内服方法，痰貯留時の体位の工夫などは実際に訪問して指導した. 介護スタッフから状態報告の電話が連日あり，苦痛症状が緩和されていることを確認できた.

計画3. スタッフが穏やかに看取ることができるように支援する.

〈実施したケアとその評価〉

　グループホーム訪問時には，スタッフに声をかけ思いの傾聴に努めた. 電話での相談にも丁寧に対応し，必要時には訪問し支援した. 自然死の考え方，終末期に起こる身体的変化とその対応について，パンフレットを用いて説明した（デス・エデュケーション＊）. 看取りが近づきつつあるなか，介護スタッフにて終末期ケアが実施され，穏やかに療養が継続されていることを確認した.

＊デス・エデュケーション：よりよく生きるための生と死に関する教育. 日本では医療ケア専門職が向き合う死の現実，死にゆく人と家族の支え方について考え学ぶ活動として広まった.

3 ● Eさんの経過

　苦痛なく穏やかに臥床している時間が増えた．病状が悪化してから清拭のみで対応してきたが，「Eさんはお風呂が好きだったから，お風呂に入れてあげたい」と介護スタッフから相談があり，看護師が同席して入浴させる計画を立てた．しかし意識レベルが低下してしまい，かなえることはできなかった．看取りが近づいたときには，介護スタッフから家族や医療者に連絡があり，最期のときを娘や孫に見守られ過ごすことができた．

4 ● ケアの振り返り

　本人が意思表明できないなか，Eさんの推定意思を皆で話し合い，「療養環境を変えず，最期までグループホームで過ごせるように支援する」とケアの方向性を統一してかかわった．介護スタッフの不安に一つひとつ丁寧に対応し，医療情報の支援と情緒的な支援を行いながら介護スタッフが死と向き合えるようデス・エデュケーション（死への準備教育）をしていった．看取りを経験したことがないスタッフも，少しずつ受容できるようになり，Eさんのケアを最期まで継続することができた．

E. 本事例全体を通したケアの振り返り・意味づけ（表Ⅷ-5-1）

　Eさんは認知症の進行とともに腎不全が悪化するなか，療養先を変更することなく，グループホームで最期まで過ごすことができた．訪問時には苦痛表情はみられず，穏やかに過ごすことができたと思われた．

　当初，グループホームで看ていくことについて，看取った経験のない管理者や介護スタッフからは抵抗感が感じられた．本人にとっての最善について，医療者と介護スタッフ，家族で話し合い，Eさんがグループホームで過ごすことの意味を繰り返し伝えていった．病院医療の限界，死に向かう身体的変化や，苦痛症状緩和に向けたケアの方法など，具体的に一つひとつ対応し不安の軽減に努め，デス・エデュケーションを行った．その結果，少しずつ介護スタッフも落ち着いて状況に合わせた対応をしていけるようになっていった．

　看取りのときには，休日のスタッフも訪れ，思い出話をしながら家族と共にエンゼルケアを行うことができた．家族からは，Eさんがグループホームで穏やかに最期のときを迎えられたことに対し感謝の言葉が伝えられた．

　認知症が進みEさんの意向が確認できないなか，病院に行ったとしても治療ができない"Eさんにとっての最善とは何か"を皆で話し合い，医療者，介護スタッフ，家族がそれぞれ自分たちにできることを考え行った．その結果，病状が悪化しつつも住み慣れたグループホームで最期まで過ごすことができたのだと，Eさんの最期の穏やかな顔をみながら共有した．

表Ⅷ-5-1　Eさんのエンドオブライフケアの経過

経過	患者の状態と治療等の経過	患者・家族の様子・反応	ケアの実際	対象理解の深まり，ケアの方向性と計画
場面①の経過　グループホーム	・眼瞼や両下肢に浮腫 ・体重増加＋2.6 kg ・溢流性の失禁を繰り返す	・尿意があると，ウロウロ徘徊する ・下腹部・両下肢浮腫が増強している	スタッフに，排尿時間・量とEさんの様子を記録するよう伝え，客観的な排尿状況の把握を指示	**ケアの方向性** Eさんがグループホームでの生活を継続できるように支援する **計画1** 尿閉が改善し苦痛が軽減するよう支援する． **計画2** Eさんと家族，グループホームの意向を確認し，今後の治療，療養場所に関する方向性を一致させる．
		丁寧に説明すれば抵抗なく導尿できる	尿閉時には導尿する	導尿により患者の苦痛は緩和された．しかし治療をしておらず，腎不全が進行していることが推測される
		グループホームの管理者やスタッフは「できれば入院させてほしい」と話す	今後の治療，療養場所に関する患者・家族，グループホームの方針や意向を確認する	今後の治療，療養場所に関する方向性を統一する必要がある
		・会話はできるが，ちぐはぐ ・娘のことを"親戚"と話す ・3人の娘たちは積極的治療を望んでおらず，本人を混乱させる入院治療は希望していない	今後の治療，療養場所に関する方向性を一致させるためのACPを開催	・認知症の終末期．家族のこともわからなくなっており，患者本人の意思決定能力はないと判断 ・認知症のため，入院生活により混乱させてしまう可能性がある．また，入院をしたとしても根本的な治療はできない．グループホームでの療養を継続することが，患者にとっての最善だと思われる
		3人の娘たち「グループホームでの療養を継続することになって安心した」と話す	グループホームスタッフに，状態悪化時の対応方法について具体的に説明し，不安を軽減する	**ケアの方向性** **計画3**（追加）スタッフが状態の悪化に対応できるよう支援する． **計画4**（追加）終末期に向け，医療と介護の連携体制を構築する
場面②の経過	・ふらつき転倒を繰り返す ・立位困難 ・食事量も減少	ベッドに臥床し，苦痛表情はない		**ケアの方向性** Eさんが住み慣れたグループホームで，穏やかに最期を迎えることができるように支援する **計画1** 終末期ケアの方向性を統一する． **計画2** 病状に合わせた緩和医療を提供し苦痛症状の緩和に努める． **計画3** スタッフが穏やかに看取ることができるように支援する．
		スタッフ「入院させなくていいのか？看取ることは不安」と話す		
		3人の娘たち「苦痛がなければこのままグループホームで看取ってほしい」と希望	看取りに向けた方向性を一致させるためのACPを開催	入院したとしても，治療する術がない．このままの療養を継続し，グループホームで最期を迎えることが患者にとっての最善だと思われる
	・誤嚥して発熱 ・内服困難	スタッフから連日，状態報告の電話	・看護師が訪問や電話で，スタッフの不安に対応 ・有症時の対応について説明	家族の代わりでもあるスタッフの支援をしつつ，スタッフと協力して苦痛症状の緩和に努め，穏やかな最期が迎えられるよう支援する
	傾眠状態		・スタッフに自然死の考え方や終末期の身体的変化など，パンフレットを用いて説明 ・マウスケアや体位の工夫など，具体的なケア方法を伝達	
		「お風呂が好きだったから，お風呂に入れてあげたい」とグループホームスタッフから相談	看護師が同席する計画	介護スタッフが，亡くなることを受け入れ，患者にとって心地よいケアを提供しようとしてくれるようになった
	呼吸状態悪化	スタッフが家族へ連絡し，家族が付き添い	医師から家族へ病状説明する機会を，スタッフと協力し調整	お別れの時間が近づいている．家族に後悔のない時間を過ごしてもらえるよう支援する
	心停止，死亡診断	・眠るように穏やかな表情 ・娘や孫に見守られ息を引き取る		家族やスタッフに見守られ，穏やかな最期を迎えた
死後		・休日のスタッフもお別れに訪れ，エンゼルケアに参加 ・3人の娘たちから，医療者やスタッフに感謝の言葉が伝えられた	家族，医療者，スタッフでエンゼルケア	エンゼルケアをしながら，Eさんの思い出話が語られ涙のなかにも温かい雰囲気となった．エンゼルケアにより，残された人々のグリーフケアにもつながったと思われた

F. 本事例のエンドオブライフケアのポイント

●終末期の過ごし方に関する方向性の統一

　患者にかかわる人々の価値観が必ずしも一致しているとは限らない．病状の変化に合わせタイミングを逃さず，一同に集まる機会を意識的に設定する必要がある．エンドオブライフケアの理念や価値観を共有し，患者本人にとっての"最善"をじっくり話し合い，合意形成していくことが求められる．方向性を統一し，ケアチームで協同して支えていくことが，エンドオブライフケアには欠かせない．

●看取りに向けた介護施設スタッフへのデス・エデュケーション

　介護施設のなかには，看取りに取り組んでいる施設もある．しかし，看取りを経験したことがなく不安感や抵抗感を抱いている介護スタッフも少なくない．

　終末期に起こる身体的変化，具体的なケアの方法，死にゆく過程など，人を看取るとはどのようなことか，段階に合わせてデス・エデュケーションをしていくことが必要である．また，家族の代わりでもある介護スタッフの気持ちに寄り添い，不安の軽減，思いの傾聴など，情緒的なサポートをしていき，共に支えていけるように支援していく姿勢が医療者には求められている．

●エンゼルケアを家族，ケアスタッフと共に行う意味

　最期の身支度を整えるエンゼルケアは，家族やかかわった介護スタッフと共に執り行うように心がけたい．これまでの闘病をねぎらい，今までのかかわりやそれぞれの思い出話なども交えながら，その人らしい姿へと整えていくことが最期の大切なケアである．

　穏やかな最期の顔は，家族だけでなく，かかわった医療者や介護スタッフのグリーフケアとなってくれる．

学習課題

1. 認知症があり意思表明できないEさんにとっての最善とは何か考えてみよう．
2. Eさん，介護ケアスタッフへの働きかけとして，どのような看護が必要であったか具体的に考えてみよう．
3. 介護施設でエンドオブライフケアの時期を過ごす患者に対し，看護師として何に留意することが必要か考えてみよう．

6 エンドオブライフの時期にある子どもの理解と看護

場面❶　白血病の再発が疑われ入院．骨髄検査により再発が確定した場面

●Fちゃん・家族の情報

　Fちゃん，5歳女児．4歳時にT細胞性急性リンパ性白血病（T-ALL）を発症．化学療法，造血幹細胞移植を実施し，約半年間の入院治療後に退院した．しかし，退院約1ヵ月後より発熱が続いたため，検査のため入院．骨髄検査により再発が確定した．

　30代後半の父親（会社員），母親（専業主婦），兄（9歳）の4人家族．

●今回の入院までの経緯

　4歳時にT-ALLを発症し入院．寛解導入療法を行ったが寛解に入らず，臍帯血ドナーからの造血幹細胞移植が行われた．入院から約半年後（移植後約1ヵ月半後）に退院．移植後の血球回復の不安定さから，退院後も輸血が必要になると予測されたため，中心静脈カテーテルは抜去せずに退院し，自宅で母親が管理をしていた．

　退院直後は体力の低下があり疲れやすい様子であったが，徐々に回復．退院2週間後から幼稚園に通い始めた．

　病気と治療については，前回入院時に「身体の中に悪い血がたくさんいて，元気な血がつくれなくなってしまう病気」であり，「悪い血をやっつけるために，点滴からお薬を入れる．お薬はとても強いので，気持ち悪くなったり，お腹が痛くなったり，髪の毛が抜けたりする」と説明されていた．また，移植については「赤ちゃんの血をもらって，Fちゃんの身体の中で元気な血をつくってもらう」と話がされていた．前回退院時，Fちゃんは「点滴とお薬を頑張ったから，お家に帰れるの」と喜んでいた．

　元々活発な子どもであり，前回入院中は他の子どもと一緒にプレイルームでよく遊んでいた．退院後も，幼稚園の友達や兄と外で遊ぶことが好きである．

　食事や更衣，排泄などの基本的生活習慣は，前回入院中は介助を要する部分が多かったが，退院して幼稚園に通い始めた頃から自分でできることが増えてきた．

●Fちゃんの身体状態と治療の受け止め

　発熱が続いているため，現在，個室に入院している．入院当初は臥床して過ごすことが多かったが，解熱鎮痛薬を1日3回定期的に使用することで苦痛が軽減し，活気が回復しつつある．病室内であれば行動制限はない．日中はベッド上でDVDをみたり，付き添いの親と折り紙をしたりして過ごしている．また，保育士の病室への訪問による遊びの時間を，毎日楽しみに待っている．

　基本的生活習慣は年齢相応に確立しているが，輸液中であるため排尿回数が増加し，トイレに間に合わないことがあるため，夜間のみオムツを着用している．

　今回の入院については，「熱が出ちゃったから，また骨の検査をしたの」と話し，「早く幼稚園に行きたいなー」と言っている．

●家族の患者の身体状態と治療の受け止め

　平日は母親がFちゃんに付き添い，週末は父親が付き添いをしている．近隣に母方

祖父母が住んでおり，兄の世話をサポートしてくれている．兄は学校から帰った後，父親が迎えに来るまで祖母の家で過ごしている．

　両親は前回入院時に造血幹細胞移植の説明を受けた際に，主治医より「移植後に再発した場合の予後は非常に厳しい」と説明を受けた．今回再発が確定し，母親は「退院してようやく1ヵ月，やっと元気に幼稚園に行けるようになっていたのに…再発したら厳しいとは言われてたけど…どうして…」と話し，父親は「信じられないです」と涙を流している．

　兄は前回入院時に，「Fちゃんは"白血病"という病気である」と説明された．今回の入院については，母親から「Fちゃんは熱が出たので検査をするために入院することになった」と話されている．再発や予後については知らされていない．

●看護師の立場

　受け持ち看護師が初回の入院時から継続的にかかわっている．外来看護師とも退院前から情報共有している．

A. 場面①におけるFちゃんの状態をとらえ理解する

1 ● Fちゃんの今までの経過と現時点の把握

　5歳の幼児．4歳時にT-ALLを発症し，化学療法を行ったが寛解に至らず，造血幹細胞移植を行った．約半年間の入院治療後に退院し幼稚園にも通えていたが，退院約1ヵ月後に再発が確定し，再入院となった（**図Ⅷ-6-1**）．移植後早期の再発であることから，予後は非常に厳しい．

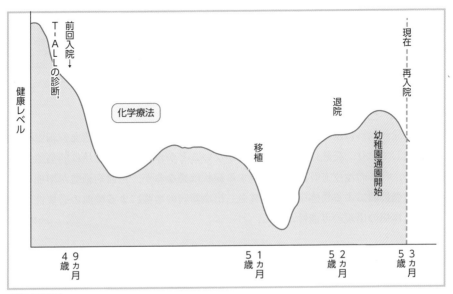

図Ⅷ-6-1　Fちゃんの今までの経過

2 ● Ｆちゃんを6つの視点からとらえる

Ｆちゃんおよび家族から得られた情報を6つの視点で整理すると，**図Ⅷ-6-2**のようになる．

全身状態（身体/精神症状を含む）	本人の現状理解/全身状態の理解と対処
・移植後早期のT-ALLの再発である ・発熱は腫瘍熱による可能性が高い．解熱鎮痛薬の定期的な使用により，現在は活気が回復しつつある ・基本的生活習慣は年齢相応に確立している ・輸液中のため排尿回数が多く，夜間のみオムツを使用している	・Ｆちゃんは今回の入院について，「熱が出ちゃって，また骨の検査をしたの」と話している ・前回入院時は，病気について「身体の中に悪い血がたくさんいて，元気な血がつくれなくなってしまう病気」であり，移植について「赤ちゃんの血をもらって，Ｆちゃんの身体の中で元気な血をつくってもらう」という説明がされた ・前回退院時は，「点滴とお薬を頑張ったから，お家に帰れるの」と理解していた

他者の存在	療養場所・居場所
・両親が交代で付き添っている．両親とも再発が確定したことから落ち込んだ様子はあるが，Ｆちゃんの前では気丈に振る舞っている ・付き添いの両親以外の家族（兄や祖父母）との面会は許可されていない ・兄と仲がよく，「早くお家に帰ってお兄ちゃんと遊びたい」と言っている ・半月前より幼稚園に通っている	・発熱があることから，観察のため個室に入院している ・日中は付き添い者と折り紙などをしたり，保育士と病室内で遊んだりして過ごしている ・両親が交代で付き添っており，夜間はＦちゃんが寝た後に付き添いベッドで寝ている

人生上の価値	生死についての考え方やとらえ方
・十分な情報はない	・Ｆちゃんの考え方やとらえ方は不明 ・両親は前回入院時に，再発した場合の予後が非常に厳しいことを説明されている．母親はあきらめられない気持ちでおり，父親からの情報はない ・兄は，妹が白血病という病気であることは説明されているが，再発や予後については知らされていない

図Ⅷ-6-2　6つの視点からとらえたＦちゃん（場面①）

3 ● Ｆちゃんの状態の見極め

発熱以外に現時点では症状はみられない．骨髄検査により造血幹細胞移植後の再発が確定しており，発熱以外の感染徴候がないことから，現在の発熱は腫瘍熱である可能性が高い．今後の治療方針により出現する症状は異なるが，白血病細胞が増加してきた場合は，骨髄抑制による易感染状態，貧血，出血傾向の増強による輸血の必要性，腫瘍の浸潤による疼痛の出現の可能性がある．

4 ● Ｆちゃんと家族にとっての"望ましい状態"

今後の治療方針により起こりうる症状は異なるが，現時点のＦちゃんにとっては，身体的安楽が維持でき，5歳児の発達に適した入院生活を送れることが望ましい．

　　家族はFちゃんの代諾者として，今後の治療や生活についてFちゃんの最善は何かを考え，決めていかなくてはならない．

　　また，兄はFちゃんの疾患が白血病であること，今回は発熱し検査をするため入院したことを説明されてはいるが，Fちゃんの状態をどのように理解しているかは明らかではなく，予後については知らされていない．加えて，妹の急な入院により兄の日常生活も大きく変化している．兄が家族の一員として状況を理解し，気持ちを共有されるとともに，安定した日常生活を送れることが望ましい．

> **Fちゃんと家族にとっての"望ましい状態"**
> Fちゃんが身体的に安楽な入院生活を送ることができるとともに，家族がFちゃんの今後の治療や生活について，Fちゃんと家族にとっての最善の利益を考慮し決定することができる．

B. 場面①におけるケアの方向性，計画，実施，評価

1 ● ケアの方向性と計画

　　ケアの方向性とケア計画を以下のように定めた．

ケアの方向性	Fちゃんが入院生活を安楽に過ごすことができ，家族が今後の治療方針を意思決定できるよう支援する．
ケア計画	計画1．苦痛症状を早期発見・アセスメントし，症状の緩和を図る． 計画2．5歳児の発達の状況に適切な入院生活が送れるようにFちゃんと家族を支援する． 計画3．今後の治療方針についての家族の意思決定を支援する．

2 ● ケアの実施と評価

計画1．苦痛症状を早期発見・アセスメントし，症状の緩和を図る．

〈実施したケアとその評価〉

　　血液検査データやバイタルサイン，症状の確認を行った．発熱は，1日3回の解熱鎮痛薬投与によって38℃以上に上昇することなく，活気低下や食欲低下などはみられず経過した．苦痛のアセスメントについては，フェイススケールを提示し確認した．活気よく過ごしていることが多く，発熱時にスケールが2になることがあったが，解熱後はおおむねスケール1で経過した．

計画2．5歳児の発達の状況に適切な入院生活が送れるようにFちゃんと家族を支援する．

〈実施したケアとその評価〉

　　看護師は，Fちゃんのこれまでの日常生活を確認し，苦痛によって低下している行動がないかアセスメントした．基本的生活習慣は入院前と同様，部分的に介助が必要な場面があるものの，ほとんど自分でできていた．両親の付き添いによる負担を考慮し，生活介助

や見守りを看護師や保育士が行うようケアプランに反映させた.

　Ｆちゃんは現在個室に入院しており，行動範囲は室内のみである．行動制限によるストレスが生じないように，Ｆちゃんの好きな遊びを確認し，保育士と情報共有して遊びの提供を行った．感染徴候がなく，腫瘍熱の可能性が高いと判断された時点で，病棟内で行われている集団保育への参加について医師と相談し，Ｆちゃんの状態や意向に合わせて他患児との交流ができるよう支援した.

計画3. 　今後の治療方針についての家族の意思決定を支援する.

〈実施したケアとその評価〉

　今後のＦちゃんの治療方針について，主治医から両親に，①もう1回の移植（最短で4ヵ月後）をめざして治療を行う，②今後治癒は望めないが，副作用の少ない抗がん剤治療で白血病細胞の増殖を抑えつつ，よい時間が過ごせるようにする，③抗がん剤治療は行わず，現在の解熱鎮痛薬使用などの苦痛緩和のケアをしながら，元気でいられるよい時間を大切に過ごす，の3つが提案された．看護師は，家族がＦちゃんの代諾者として意思決定できるように，両親が付き添いを交代するタイミングをとらえ，両親それぞれの思いを把握した．再発確定直後は，両親とも「あきらめられない」「信じられない」と現実を受け止めきれない様子で発言も少なかったが，次第に「もう1回移植やっても助からない可能性が高いんだったら，やるのはつらいだけなのかな…」という思いや，「移植をもう1回やって治った人はいるんですか？」「治癒は見込めないのにやる抗がん剤治療って，意味があるんですか？」などの質問が聞かれるようになった．そこで，治療方針の選択について，Ｆちゃんや家族の意向，価値観に沿って皆が整理し考えられるよう，両親，医師，看護師で話し合う場を設定した.

　話し合いは複数回行われ，看護師は両親それぞれが思いや疑問を表出できるよう支援した．この過程で，「親としては長生きしてほしいしあきらめたくない．でも，助かる可能性が低いのに強い治療をして，苦しい思いをさせるのはつらい」という両親の考えが共有された.

3 ● Ｆちゃんの経過

　Ｆちゃんの発熱は白血病細胞の増加による腫瘍熱である可能性が高く，解熱鎮痛薬の定期的な使用により苦痛は緩和できている．今後も苦痛の程度をアセスメントしつつ，新たな症状を予測し観察する必要がある．また，集団保育への参加など，5歳の子どもに適した日常生活が送れるよう調整していく.

　Ｆちゃんの今後の治療方針については，医師，両親，看護師による話し合いを重ねた．両親より「治癒が見込めない治療でつらい思いはできるだけさせたくない」という思いが表出，共有され，②の方針で進めることとなった．決定された方針に基づいてＦちゃんへのケアを組み立てるとともに，Ｆちゃんに対する今後の治療の説明，兄に対するＦちゃんの病状と予後に関する説明など，家族が今後直面する意思決定の場面を予測し，Ｆちゃんと家族の意向に沿った具体的な検討が必要である.

4 ● ケアの振り返り

　Ｆちゃんは，移植2ヵ月後にT-ALLが再発した．腫瘍熱と考えられる発熱が続いているが，薬剤の使用，フェイススケールを用いた苦痛のアセスメントにより，苦痛の増強なく過ごせた．個室に入院しているが，保育士による遊びの支援など，5歳の子どもに適切な日常生活，発達を支える支援が行われた（全身状態）.

　両親には前回入院時に，移植後再発した場合は予後が非常に厳しいことが告げられていた．今回の入院で再発が確定し，主治医から今後の方針について選択肢を提示されたことで，両親は近い将来にＦちゃんの死が訪れる現実に直面し，受け止められずに混乱していた．看護師は両親それぞれとコミュニケーションをとり，思いや疑問の表出を促すとともに，両親，医師，看護師で話し合う機会を複数回設けることで，両親の思いや考えを共有することを支援した（生死についての考え方やとらえ方）.

＊　＊　＊

> **場面②** 副作用の少ない抗がん剤治療が開始となった場面
>
> 　Ｆちゃんの苦痛を最小にするため，治癒は望めないが副作用の少ない抗がん剤治療で白血病細胞の増殖を抑えつつ，よい時間を過ごせるようにしていく方針となった．この方針に沿って治療が開始され，今後の生活を調整していく場面である．Ｆちゃんと家族がよりよい時間を過ごすために生活を調整していく必要がある．

C. 場面②におけるＦちゃんの状態をとらえ理解する

1 ● 改めてＦちゃんを6つの視点からとらえる

　これまでのケアを通して得られたＦちゃんおよび家族の情報を踏まえ，改めて6つの視点で整理すると**図Ⅷ-6-3**のようになる．

2 ● Ｆちゃんの状態の見極め

　現時点では身体的な苦痛は少なく，自宅療養し幼稚園に通ったり家族で外出したりすることが可能な状態である．しかし今後は，抗がん剤治療を実施しても白血病細胞の増殖を抑えきれなくなる可能性が高い．どのくらいの期間，身体状態の悪化や苦痛の増強がなく生活できるか，見通しは不明確である．

3 ● Ｆちゃんと家族にとっての"望ましい状態"

　Ｆちゃんの希望や意向を今後の方針やケアに反映し，Ｆちゃんにとって可能な限り安楽で安心できる環境と，最小限の制限のなかで生活できることが望ましい．また，兄が今のＦちゃんの状態について理解し，家族でＦちゃんにとっての"最善"をめざして今後の生活や治療にかかわっていけることが望ましい．

全身状態（身体/精神症状を含む）
・現在の抗がん剤治療は，通常の化学療法に比べると副作用症状の出現は少ないが，苦痛の程度に注意する必要がある ・現時点では身体的な苦痛の増強や，基本的生活習慣の低下は大きくはない ・中心静脈カテーテルが挿入されている．退院後は親により管理を行う

本人の現状理解/全身状態の理解と対処
・Fちゃんは「お家，帰れるかなー」と退院を楽しみにしているが，今後の方針についてはまだ説明されていない ・両親はFちゃんの最善を考え，治癒は望めないが副作用の少ない抗がん剤治療で白血病細胞の増殖を抑えつつよい時間を過ごせることを選んだ

他者の存在
・Fちゃんは両親へ気持ちの表現ができている．医療者とも慣れているため話したり遊んだりできている ・両親は，心配なことや不安なことを医療者へ伝えたり聞いたりできている

療養場所　居場所
・現時点では，退院し，外来通院しつつ自宅で過ごすことが可能である ・退院によって，祖父母や兄とも一緒に過ごすことができ，Fちゃんの希望に沿った生活ができる ・Fちゃんは幼稚園に行くことを楽しみにしている．幼稚園との相談や調整は必要だが，本人が希望し身体状態がよければ通園は可能である

人生上の価値
・幼稚園に行きたいと言っている ・兄や祖父母と一緒に過ごすことを楽しみにしている

生死についての考え方やとらえ方
・Fちゃんの考え方やとらえ方は不明 ・両親はFちゃんにできるだけ長く生きていてほしいが，つらい思いはさせたくないと思っている．近い将来Fちゃんに死が訪れるかもしれないことを感じつつも，看取りについては具体的に考えられていない ・兄は妹の入院後の経過や予後について知らされていない

図Ⅷ-6-3　6つの視点からとらえたFちゃん（場面②）

Fちゃんと家族にとっての"望ましい状態"
Fちゃんが安心できる環境で，身体的に安楽な状態で生活ができる．また，Fちゃんを含めた家族が，家族としてのよりよい時間を過ごすことができる．

D. 場面②におけるケアの方向性，計画，実施，評価

1 ● ケアの方向性と計画

ケアの方向性とケア計画を以下のように定めた．

ケアの方向性	Fちゃんが身体的に安定し，安心できる環境を整え，Fちゃんと家族が望む生活を継続できるように支援する．
ケア計画	計画1．継続して身体状態のアセスメントを行い，異常の早期発見に努める． 計画2．Fちゃんの"最善"をめざした（意向に沿った），家族らしい時間を過ごせるように退院調整する． 計画3．兄がFちゃんの病気を理解し，家族の一員として過ごせるように支援する．

2● ケアの実施と評価

計画1. 継続して身体状態のアセスメントを行い，異常の早期発見に努める．

〈実施したケアとその評価〉

　入院中に1回目の抗がん剤治療が5日間行われた．治療中は，アレルギー症状や消化器症状などの有無，電解質や腎機能の検査値の確認など，腫瘍崩壊（白血病細胞が壊されること）による身体状態の変化に注意して観察した．これらの症状は出現せずに経過できた．入院時より腫瘍熱と考えられる発熱が続いていたが，徐々に解熱し，解熱鎮痛薬の使用頻度も減少した．今後の抗がん剤治療は，外来受診時に血液検査の結果を確認し，評価をしながら実施することとなった．同時に，今後，苦痛症状の増強が予測されることから，自宅での症状コントロールのために訪問診療と訪問看護の導入について準備していくこととなった．

計画2. Fちゃんの "最善" をめざした（意向に沿った），家族らしい時間を過ごせるように退院調整する．

〈実施したケアとその評価〉

　Fちゃんの希望，意向をケア計画に組み入れるために，多職種カンファレンス（医師，病棟看護師，外来看護師，保育士，心理職，栄養士，薬剤師）を行った．カンファレンスでは，Fちゃんのこれまでの治療に関する思いや好きなこと，やりたいこと，嫌いなことなどについて，各職種がもつ情報を共有した．Fちゃんが「幼稚園に行きたい」「公園で遊びたい」と言っていたという情報から，この先，骨髄抑制による出血傾向の増強や易感染状態が予測されるなかでも，行動制限はできるだけせず，幼稚園への通園や遊びなどの体験ができるように考えていくことが共有された．また，嫌いなこととして「手からの採血」と言っていたという情報から，今後の処置時に回避できるよう対応することとなった．

　Fちゃんへの説明については，現在5歳であり，これまでの入院や治療のなかで "何のために" "何をするのか" を理解できていたことや，今回の入院でも「また熱が出ちゃったから，骨の検査をしたの」「いつお家に帰れるのかな」と話していたという情報から，治療方針を理由とともにわかりやすく説明する必要があることを共有した．予後については，現時点で不安や疑問の表出はないが，今後のFちゃんの様子を観察しながら両親とも相談していくこととした．

　これらの内容を母親に伝えたところ，「Fがやりたいことをできるだけさせてあげたいです．幼稚園の意見もあると思うんですけど，できれば行かせてあげたい」と話した．また，Fちゃんへの説明については「治って帰れるわけじゃないけど，嘘はつけないですよね」「先のことは，今はまだ考えられない…」という思いが聞かれた．後日，両親で相談した結果として，治療方針については主治医からFちゃんに説明をしてほしいという意向が示された．

　これを受け，母親，看護師が同席して，主治医からFちゃんに説明が行われることとなった．主治医はFちゃんに，「やっつけきれなかった悪いやつが，またFちゃんの血の中に出てきてしまった」「でも，おうちに帰って，元気なときは幼稚園に行ける」「輸血で元気な血を入れるかもしれないから，外来に来てほしい」ことが話された．また，「悪い

やつがまた出てきちゃったのは，Ｆちゃんのせいじゃなくて，悪いやつが強すぎたせいだよ」と説明された．Ｆちゃんは「お家に帰れるー！」「幼稚園，行く！」と嬉しそうに話した．

　退院後の生活については，両親と相談のうえ，Ｆちゃんのやりたいことを優先とし，食事や外出の制限は行わないこととなった．継続すべき感染予防行動と内服については，Ｆちゃんと両親に再確認した．また，退院後の家族の生活，心配なこと，症状出現や急変時の対応，受診方法について確認した．

　幼稚園への通園については，母親が主体的に調整を行い，運動や外遊びなどもほかの子どもと一緒にできることとなった．母親は「心配はいっぱいあるし，まだあきらめていないけど，元気なうちにお家に帰って好きなことをさせてあげたいです」と話した．

計画3.　兄がＦちゃんの病気を理解し，家族の一員として過ごせるように支援する．

〈実施したケアとその評価〉

　退院に向けて，Ｆちゃんの状態を兄にどのように説明するかについて，両親と看護師で話し合った．兄はＦちゃんの前回の入院を，「白血病という病気で，元気な血がつくれないから，たくさん薬を使ってやっつけた」と理解していた．兄はＦちゃんの入院中，祖父母のサポートによりこれまでどおり日常生活を送れてはいるが，妹をとても心配している様子があり，両親はどのように話せばよいか迷っていた．話し合いでは，「Ｆちゃんはお家に帰ってくるけど，“治った”と伝えるのは嘘をつくことになってしまう」ことが共有され，具体的にどのような言葉で伝えるかを検討した．Ｆちゃんの死が近いことについては，両親から「私たちもまだ受け入れきれていなくて…今すぐは言えない．少しずつ伝えていきたい」と話されたため，退院前には伝えないこととなった．最終的に，両親から兄へ「Ｆちゃんの身体に，元気な血をつくれなくする悪い血がまた出てきてしまった．全部をやっつけることはすごく難しいので，退院して，お家から病院に通って治療することになった．Ｆちゃんは元気なときは幼稚園に行けるし，家族でお出かけしたりもできる」と伝えることとなった．

　看護師から両親へ，この先，兄がＦちゃんのことで聞きたいことがあったときに聞ける環境をつくっておくことが必要であること，兄がたずねてきたときに嘘はつかないように心の準備をしていくことを伝えた．また，医師や看護師も兄のサポートができるように関係づくりをしたいことを伝え，可能であればＦちゃんの外来通院の際に兄も一緒に来てもらうよう伝えた．

3 ● Ｆちゃんの経過

　抗がん剤治療により，白血病細胞が減少し，解熱鎮痛薬の使用頻度が減った．また，著明な副作用症状の出現もなく，身体的に安楽な状態を維持して退院できることとなった．

　退院に向け，Ｆちゃんと兄のそれぞれに，現在の状態や退院後の生活について説明がなされた．また今後，Ｆちゃんや兄から疑問や不安，心配が出てきたときに向けて，聞きたいことが聞ける環境が重要であることを両親と共有した．

　Ｆちゃんは，退院2ヵ月頃までは外来で抗がん剤投与や輸血を行いながら，元気なとき

には幼稚園に通えていた．週末は家族で旅行に行くなど，家族で楽しい時間を過ごすことができていた．兄がFちゃんの外来通院に同行した際には，看護師は兄と話をする時間をつくり，兄自身の日常生活や学校の様子，Fちゃんとどのように過ごしているか，心配なことがないかなどをたずねて情報収集をしつつ，言動や表情などの観察を行った．

退院3ヵ月後頃より，Fちゃんは再発時と同様の発熱がみられるようになった．解熱鎮痛薬を使用して幼稚園に通えてはいたが，倦怠感が強いためか帰宅後に臥床することが多くなり，食欲の低下がみられた．外来通院時にFちゃんに入院するかどうかをたずねると，「病院に泊まるのはイヤ」と答えたため，入院せずに経過をみることとなった．

今後，苦痛症状の増強や全身状態の悪化が予測される．症状コントロールに関するケア，看取りの準備に向けたケアの計画を加える必要がある．

4 ● ケアの振り返り

Fちゃんの身体状態の安定と，Fちゃんと家族が望む生活を継続できることをケアの方向性とし，退院調整を主としたケアを実行した．身体状態のアセスメントを継続しつつ，幼稚園への通園準備，感染予防行動の確認，退院後の状態変化時の対応について両親と確認していった（療養場所・居場所）．

また，Fちゃんと兄のそれぞれに対する説明内容と方法について医療者や両親と相談し，それぞれに説明が実施された．年齢に応じた説明を行ったことにより，状態が変化していくなかでもFちゃんがやりたいこと，やりたくないことを確認しながら，Fちゃんの意向をケアに反映することが可能となった．また，兄のFちゃんの状態に対する理解が促され，家族としての最善についてみんなで考えていくことが可能となった（本人の現状理解/全身状態の理解と対処）．

E. 本事例全体を通したケアの振り返り・意味づけ (表Ⅷ-6-1)

Fちゃんの最善の利益に向けた家族の意思決定を支援した．家族が大切にしたいことや思いを尊重し，また，Fちゃんの意向が方針やケアに反映されるように支援し退院することができた．日常生活上の制限を最小限にし，幼稚園への通園や外出など同年代の子どもと同じような経験ができること，また，家族と一緒の時間を過ごせることは，Fちゃんにとっての最大の利益となる．

今後は，白血病細胞の増殖を抑えきれない段階となり苦痛症状がより強くなるため，症状コントロールが重要となってくる．Fちゃんの身体状態の悪化に伴い，両親だけでなくFちゃん自身や兄にも，この先どうなるのかという不安が生じる．それらの気持ちを表出でき，聞きたいときに聞ける環境を整えること，周囲の人が子どもたちの思いをキャッチしていくことが重要となる．

この先，看取りの場に関する家族の意思決定も必要となる．看取りの場が自宅であっても病院であっても，苦痛症状をコントロールしながらFちゃんの望む時間をもてるよう，環境を整えていく必要がある．よりよい時間をできるだけ自宅で過ごすためには，早い段階で訪問看護や訪問診療を導入していくことが必要である．

表Ⅷ-6-1　Fちゃんのエンドオブライフケアの経過

経過	病院	患者の状態と治療等の経過	患者・家族の様子・反応	ケアの実際	対象理解の深まり，ケアの方向性と計画
場面①の経過	病院	・T-ALL，移植2ヵ月後に再発 ・発熱が続いている	発熱以外の症状は現在ない．発熱時は活気が低下するが，解熱鎮痛薬の使用により苦痛が軽減する	・検査データやバイタルサインの確認，症状の観察，アセスメントを行う ・苦痛の程度を，フェイススケールの使用，遊びや日常生活行動の観察により把握・解熱鎮痛薬投与により苦痛緩和を図る	**ケアの方向性** Fちゃんが入院生活を安楽に過ごすことができ，家族が今後の治療方針を意思決定できるよう支援する 計画1　苦痛症状を早期発見・アセスメントし，症状の緩和を図る． 計画2　5歳児の発達の状況に適切な入院生活が送れるようにFちゃんと家族を支援する． 計画3　今後の治療方針についての家族の意思決定を支援する． 今回の発熱は白血病細胞の増加による腫瘍熱である可能性が高い．苦痛の程度のアセスメント，薬剤による苦痛緩和を図ると同時に，新たな苦痛の出現を予測し観察する必要がある
		発達は年齢相応．日常生活行動は部分的に介助が必要ではあるが，ほぼ自分でできる	・感染による発熱の可能性もあるため，個室に入院中 ・解熱しているときは，室内で付き添い者と遊ぶ様子がみられる	個室入院中で，行動は病室内のみに制限されている．病棟保育士に病室内での遊びを依頼	発熱が感染によらないことが確認されたら，制限の解除や，病棟内での集団保育への参加を検討していく
		主治医より両親へ，今後のFちゃんの治療方針について3つの選択肢が提示された	・両親は前回入院時に，移植後に再発した場合の予後は厳しいと説明を受けた ・今回の入院で再発が確定し，両親とも落ち込んだ様子で発言が少ない	・両親がFちゃんの代諾者として決定することを支援する．両親とコミュニケーションをとり，気持ちを言語化することや考えを表出することを促す ・今後の方針について，両親，医師，看護師で話し合う場を設ける．話し合いのなかでは，看護師は両親がそれぞれの思いや疑問を表現できるように支援する	両親とも最初は発言が少なかったが，徐々にそれぞれの思いや主治医からの説明に関する質問，考えが表現されるようになった．Fちゃんや家族の意向や価値観に沿って方針を考えていくための話し合いの場が必要である
		初回の抗がん剤治療は入院中に行い，その後は退院し，外来で治療する予定	複数回の話し合いの後，「治癒は望めないが，副作用の少ない抗がん剤治療で白血病細胞の増殖を抑えつつ，よい時間が過ごせるようにする」方針となった		
			・Fちゃんは前回入院時，病気について「身体の中に悪い血がいて元気な血がつくれなくなる病気」と説明された．今回は，「熱が出たから，検査のために」入院したと話している ・両親は交代で付き添いをしている．兄の世話は近隣に住む母方祖父母からのサポートを得ている ・兄はFちゃんの病気が「白血病」と説明されてはいるが，理解の程度は不明		Fちゃんに対する今後の治療の説明，兄に対するFちゃんの病状と予後に関する説明など，家族が今後直面する意思決定の場面に対する支援の検討が必要である
場面②の経過		第1回目の抗がん剤治療（5日間）を実施		アレルギー症状，消化器症状の有無，腫瘍崩壊による身体状態の変化に注意して観察を実施	
		当面は外来に週1回通院し，抗がん剤治療を行う．血液検査の結果により，必要であれば輸血を行う	腫瘍崩壊による症状の出現，抗がん剤治療に伴う有害事象による身体状態の悪化はみられずに経過．入院時より続いていた発熱も解熱傾向で，日常生活行動への影響もほとんどみられない	Fちゃんの希望，意向をケア計画に組み入れるために多職種カンファレンスを開催．今後，出血傾向の増強や易感染傾向が予測されるが，できるだけ行動制限はしないこと，苦痛や疼痛のアセスメントと対応を検討していくことを合意	**ケアの方向性** Fちゃんが身体的に安定し，安心できる環境を整え，Fちゃんと家族が望む生活を継続できるように支援する 計画1　継続して身体状態のアセスメントを行い，異常の早期発見に努める． 計画2　Fちゃんの"最善"をめざした（意向に沿った），家族らしい時間を過ごせるように退院調整する． 計画3　兄がFちゃんの病気を理解し，家族の一員として過ごせるように支援する．
				今後の方針の説明について，多職種間で意見交換．これまでの入院や治療の様子から，理由とともにわかりやすく説明する必要があることを共有	在宅生活のなかで，抗がん剤治療の副作用による苦痛や疼痛の出現，経口摂取ができなくなるなどの身体状態の変化が起こりうる．緩和的なケアが必要となる可能性も高い．訪問診療，訪問看護の導入の準備を進めておく
			多職種カンファレンスの内容を家族と共有．今後の方針は，「主治医からFちゃんに話してほしい」という意向が示された		

経過	患者の状態と 治療等の経過	ケアの経過		対象理解の深まり，ケアの方向性と計画
		患者・家族の様子・反応	ケアの実際	
	母親，看護師が同席し，主治医からFちゃんに説明を行う	Fちゃんは「お家に帰れる，幼稚園に行ける」と嬉しそうにしている	退院後の生活について両親と相談．Fちゃんのやりたいことを優先し，行動の制限はしない．Fちゃんには，感染予防行動と内服を続けることを説明．退院後の家族の生活，心配なことについて聞くと共に，症状出現や急変時の対応，受診方法について確認	
外来		・両親はFちゃんの退院に向けて，兄にどのように説明しようか迷っている ・Fちゃんの死が近いことは両親もまだ受け止められていない．兄には「今後，少しずつ伝えていきたい」と話す	・兄への説明について，両親と看護師で話し合う ・兄がFちゃんについての疑問や心配を両親に聞けるよう環境をつくること，兄がたずねてきたときに嘘をつかないよう心の準備をしておくことが必要と伝える	退院後も外来で，Fちゃん，兄へのかかわりについて支援する．医師や看護師が兄をサポートできるよう関係づくりが必要．家族に対し，外来通院時に兄も一緒に来てもらうことを提案
	外来で抗がん剤投与，輸血を行う	Fちゃんは元気なときは幼稚園に通園．家族での旅行など，家族の時間を楽しむ機会をもてている	兄の来院時に，看護師が二人で話す時間を設け，兄自身の生活の様子や心配なこと等を情報収集，観察	
	退院3ヵ月後頃より発熱がみられる．倦怠感のためか，活動の低下，食欲の低下がある	外来来院時，Fちゃんに入院するかをたずねると「病院に泊まるのはイヤ」と答えたため，入院せずに在宅で経過観察となる		苦痛の増強，全身状態の悪化が予測される．症状コントロールとともに，看取りの準備に向けたケア計画が必要

F. 本事例のエンドオブライフケアのポイント

●疼痛や苦痛症状のマネジメント

　子どもは発達の途上にあり，痛みの強さや時間を表現することが難しいことが多い．日常の子どもの様子（遊び，睡眠の状況，行動，表情など）を丁寧に観察し，子どもの苦痛をアセスメントする必要がある．年齢によっては，痛みをアセスメントするツールを用いて，疼痛や苦痛の程度を表現することができる．それらの活用により，子どもが主体的に疼痛・症状マネジメントにかかわれるよう支援することも重要である．

●子どもの権利の保障

　子どもがエンドオブライフの時期にある場合，生命にかかわる意思決定が必要となったり，子どもに現状や予後をどのように伝えるべきか悩んだり，入院や治療に伴うさまざまな制限が生じたりする．今回の事例のように，子どもにとっての最善の利益を考えながら子どもの思いをくみ取りケアに反映させること，年齢に応じた説明を行うこと，嘘をつかないこと，一方的な説明だけでなく子どもが本当に必要としている情報や思いを自由に表現できる関係や環境をつくっていくことは，きょうだいを含めた子どもの権利の保障として重要である．

●エンドオブライフの時期にある子どもの発達の保障

　エンドオブライフの時期にあっても，子どもは常に成長発達していく．入院や治療による限られた環境下であっても，同年代の子どもたちと同様に，遊びや学習などの機会と経験がもてるよう，子どもの発達を支援する．これは，前述した子どもの権利の保障の点からも重要である．

　エンドオブライフの時期にある子どもは，身体状態や症状により，さまざまな場への参加が困難となる場合も多い．地域の幼稚園や学校，友人，近所の人など，さまざまな立場にある周囲の人たちを含めて，子どもの発達段階に応じた地域とのつながりをもてるよう支援することが重要となる．

●家族・きょうだいのケアの重要性

　エンドオブライフの時期にある子どもの親は，さまざまな場面において意思決定を迫られる．複数の選択肢が提示された場合には，それぞれの治療のメリットとデメリットの両面の理解ができるようサポートし，親と共に検討する．親は，医療の限界を伝えられてもさらなる積極的な治療を望んだり，延命治療を望んだりする場合もある．また，家族内で意見が異なる場合もある．医療者は，家族一人ひとりの思いや考えを否定するのではなく，気持ちをくみ取りつつ，できることは何か，「子どもにとってよりよいこと」は何かを考えられるようにサポートし，皆が納得できる方向に進むようケアする．そして，残された家族の後悔が少しでも少なくなり，患児がその子らしく，家族らしく最期まで生活できるよう支えていく．

　子どものエンドオブライフの場面では，子どものきょうだいに対する支援も非常に重要である．同胞の病気や入院は，きょうだいの日常生活を大きく変化させる．親の意識と時間が病気のある子どもに向けられがちとなることから，きょうだいは同胞を心配する一方で，寂しさを感じたり，言いたいことを言えない状況となったりする．きょうだい自身がどのように感じているのかを知るとともに，親がきょうだいの受け止めをどう理解しているか，どのように説明しているか確認し，きょうだいへも意識が向けられるように働きかけ，きょうだいへの説明（支援）について一緒に考えていく．医療者がきょうだいと直接かかわる機会は少ないが，外来通院にきょうだいが同行した際に，その日常生活や心身の状態に気を配り，患児の頑張りを直接伝えるなどのケアをすることができる．

学習課題

1. Fちゃんの苦痛をアセスメントするために，どのような視点から観察をするかを考えてみよう．
2. エンドオブライフの時期にある子どものきょうだいには，どのような支援が必要となるかを考えてみよう．

7 独居高齢者の在宅での看取りに向けたシステムづくりと看護

場面① 検査目的で入院して5日後，膵臓がんと診断された場面

●Gさん・家族の情報

　Gさん，女性，76歳．夫とは5年前に死別．子どもはなく，独居．ペットの猫2匹と一緒に暮らしている．70歳で脳梗塞を発症したが，後遺症はなく，かかりつけ医の処方により降圧剤の内服を続けている．夫の遺産や預金，年金で生活している．時々膝と腰の痛みがあるが，生活には影響がなく，身の回りのことはすべて自分で行っている．隣の県に住む姪（死別したGさんの実姉の娘）と仲がよく，月に1回程度来訪あり．近所に仲のよい友人がおり，週に3～4回程度行き来がある．

●今回の入院までの経緯

　腰痛の悪化があり自宅近くの整形外科を受診するが，X線だけでは悪化の原因はわからなかった．腰椎圧迫骨折疑いとのことで，湿布と非ステロイド性消炎鎮痛薬（NSAIDs）を処方された．鎮痛薬を内服すると疼痛が軽減し動きが楽になるため，1日2～3回内服して様子をみていたが，徐々に疼痛が増悪し，日によって眠れないこともあった．

　整形外科受診の2ヵ月後，かかりつけ医を受診した際の血液検査で血糖値と肝機能の異常（空腹時血糖値145 mg/dL，HbA1c 7.0 %，AST [GOT] 50 IU/L，ALT [GPT] 66 IU/L）を指摘された．これまでこれらの数値の異常を指摘されたことはなかったため，総合病院を紹介され，内科外来を受診した．その後，精査目的で入院．

●入院後のGさんの身体状態，検査，治療など

　血液検査，腹部超音波検査，CT，MRI/MRCP検査を行った．その結果，膵臓がんStage IV，肝転移と骨転移あり，予後3ヵ月と診断された．担当看護師同席のもと，医師から本人に診断名と予後，今後の治療の選択肢について説明された．

●Gさんの身体状態と治療の受け止め

　「先が長くないことはわかった．痛みはとってほしいが，治療で苦しい思いをしてまで長生きはしたくない．抗がん剤や放射線の治療はせず，自宅で穏やかに暮らしたい」

●家族の患者の身体状態と治療の受け止め

　姪は，「叔母の病状と自宅で生活したいという意向は理解した．一人暮らしなので不安だが，自分にできることがあれば手伝いたい．叔母の好きなように過ごしてほしい」と話している．

●看護師の立場

　内科病棟勤務の看護師．今回の入院で初めてGさんにかかわっている．今後，状態の悪化が予測されるGさんの独居での生活に不安があるが，退院支援部署のスタッフとともに退院後の生活を整えたいと思っている．

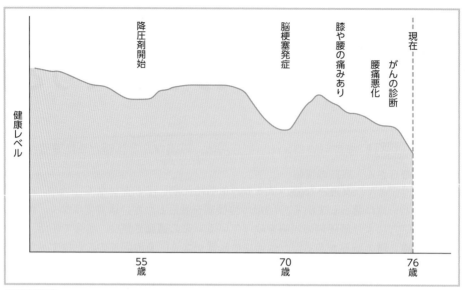

図Ⅷ-7-1　Gさんの今までの経過

A. 場面①におけるGさんの状態をとらえ理解する

1● Gさんの今までの経過と現時点の把握

　50歳代半ばまで大きな疾患もなく過ごしていた．55歳ごろより高血圧を指摘され，降圧剤の内服を開始し現在まで継続している．70歳で脳梗塞を発症するが，治療が効を奏し後遺症はなし．時折膝や腰が痛むことがあったが，とくに治療はしていない．たまに友人や姪と旅行に行き，気分転換を図りながら自宅で生活していた（**図Ⅷ-7-1**）．

2● Gさんを6つの視点からとらえる

　Gさんおよび家族から得られた情報を6つの視点で整理すると**図Ⅷ-7-2**のようになる．

3● Gさんの状態の見極め

　Gさんは，膵臓がんStage Ⅳ，肝転移，骨転移があり，予後3ヵ月と診断されている．
　骨転移による疼痛の増強があり活動が制限されることがあるが，オピオイド使用で疼痛が軽減すれば，自宅での一人暮らしを継続できそうである．しかし症状の進行に伴い，Gさん一人ではこれまでどおりの日常生活を送ることが難しくなる可能性が高い．

4● Gさんにとっての "望ましい状態"

　Gさんの言動からは，がんの進行を抑えるための治療はしたくない，残りの人生を自宅で過ごしたい，という強い意志が感じられる．そのため，疼痛コントロールを行いながら，病状が少しでも進行する前にGさんが自宅で安心して生活できる環境を整える必要がある．
　現時点では身の回りのことは自分で行っており，疼痛コントロールができれば，自宅での一人暮らしを継続することができそうである．しかし近い将来，症状の進行により身体

全身状態（身体/精神症状を含む）
・膵臓がん Stage Ⅳ，肝転移，骨転移あり ・腰背部痛があるが，オピオイドの内服で疼痛が軽減しており，現時点では身の回りのことは自分で行えている（PS1*)

本人の現状理解/全身状態の理解と対処
・今の全身状態では予後数ヵ月であることを受け止め，残された時間は悔いのないように過ごしたいと思っている

他者の存在
・入院中は自宅近所に住む友人や姪が時々見舞いに来て談笑している．姪は月に1〜2回Gさん宅を訪問したり，2人で旅行に出かける仲とのこと ・飼っている2匹の猫（入院中は友人に預けている）に早く会いたい，と話す

療養場所・居場所
・4人部屋に入院しているが，同室者と時折談笑している一方，硬い表情で何かを考えこんでいるときもある ・今後はなるべく自宅で過ごしたいと話している

人生上の価値
・十分な情報がない

生死についての考え方やとらえ方
・元々先は長くないと思っていたし，無理をしてまで長生きしたくない，と笑って話す

図Ⅷ-7-2　6つの視点からとらえたGさん（場面①）

*PS（パフォーマンス・ステイタス）:
PS0: まったく問題なく活動できる．発症前と同じ日常生活が制限なく行える
PS1: 肉体的に激しい活動は制限されるが，歩行可能で，軽作業や座っての作業は行うことができる．例：軽い家事，事務作業
PS2: 歩行可能で，自分の身の回りのことはすべて可能だが，作業はできない．日中の50％以上はベッド外で過ごす
PS3: 限られた自分の身の回りのことしかできない．日中の50％以上をベッドか椅子で過ごす
PS4: まったく動けない．自分の身のまわりのことはまったくできない．完全にベッドか椅子で過ごす

状況が悪化し，自分で身の回りのことを行うのは難しくなることが予測される．Gさんは残りの人生を自宅で過ごすことを希望しており，心身ともに安定した状態で早期に自宅での生活を再開し，継続できることが望ましい．

Gさんにとっての"望ましい状態"
心身ともに安定した状態で，自らの意向に沿って自宅での一人暮らしを再開することができる．

B. 場面①におけるケアの方向性，計画，実施，評価

1 ● ケアの方向性と計画

ケアの方向性とケア計画を以下のように定めた．

ケアの方向性	Gさんが疼痛コントロールされ，精神的に安定した状態で退院準備を行うことができるよう支援する．
ケア計画	計画1. Gさんが予後を受け止め，不安が少ない状態で退院後の生活を考えることができるよう支援する． 計画2. 薬剤を使用して疼痛をコントロールする． 計画3. 全身状態の異常を早期発見する． 計画4. Gさんが退院後に安心して自宅での生活を継続できるよう調整する．

2 ● ケアの実施と評価

計画1. Gさんが予後を受け止め，不安が少ない状態で退院後の生活を考えることができるよう支援する.

〈実施したケアとその評価〉

　気丈にみえたGさんだったが，担当看護師と退院後の生活について話している際に突然涙を流し，「こんなに急に死が身近になり，驚いている. 死ぬなら家で死にたいけれど，一人暮らしだから不安はある. これはわがままなのかしら」と話した. 傾聴すると，不安や迷いもあるが，やはり自宅で最期を迎えたいという強い想いについて述べた.

　この出来事を境に，Gさんは担当看護師に対して，今後の自身に予測される変化がわからず不安であること，飼い猫が心配であることなど率直な想いを話すようになった. 不安については，主治医や退院調整部署のスタッフ，リエゾンチームの協力を得ながら，Gさんが近い将来に予測される身体状況の変化やそのときの対応について可能な範囲でイメージすることにより，不安を軽減できるような支援を行った.

　担当看護師がメインとなって，チーム全体でGさんへの声かけを行い，精神状態や今後の意向に関する言動を共有した. Gさんは「自宅へ帰りたいけれど，自宅で一人で最期まで生活できるか不安もある. ホスピスを探したほうがよいのか」と話すこともあった. しかし，徐々に自宅で最期を迎える意思を固めたことが確認された.

計画2. 薬剤を使用して疼痛をコントロールする.

〈実施したケアとその評価〉

　オピオイド（オキシコンチン®TR錠5mg，1日2回12時間ごと）が開始となった. レスキューとしてオキノーム®散2.5mgが処方されているが，ほとんど使用せずに過ごしている. 服薬開始後の数日間は副作用の吐き気があり制吐薬を使用したが，その後は制吐薬を使用せずに経過している. 水分摂取を心がけており，今のところ便秘はみられていない. 疼痛が軽減したため夜間眠ることができるようになった，とのこと. 疼痛の軽減に伴って表情が明るくなり，前向きな発言がみられることも多くなった. 退院後の生活に合わせて服薬時間を調整し，自身で服薬管理を行うことができそうである.

計画3. 症状の悪化を早期発見する.

〈実施したケアとその評価〉

　肝転移があり，時折軽度の倦怠感がみられる. 今後，肝機能悪化による症状の出現が予測される. 骨転移による背部痛はオピオイドでコントロールできているが，副作用の出現や疼痛の悪化に注意が必要である.

　病状の変化に注意しながら退院の調整を行い，退院後に予測される変化について本人および必要に応じて退院後にかかわるチームで共有する必要がある.

計画4. Gさんが退院後に安心して自宅での生活を継続できるよう調整する.

〈実施したケアとその評価〉

　今後の身体状況の変化を考慮し，Gさんの希望のもと退院後の訪問看護の導入が決定し

た．また，現時点では自宅で身の回りのことを行えると考えるが，今後の身体状況の悪化に伴い介護サービスを利用する可能性を考慮して，介護保険の申請を行うこととなった．サービスの利用や今後の生活に際し，経済的な不安はないことがわかった．

　退院調整部署のスタッフ，本人と相談の結果，Gさんの自宅近くの訪問診療を行っているクリニックの医師，看取りの経験が豊富な訪問看護ステーションと併設する居宅介護支援事業所のケアマネジャー，利用を検討している訪問介護員（ホームヘルパー）とともに，退院前カンファレンスを行った．カンファレンスでは，今後予測される病状の変化，Gさんの自宅で最期を迎えたいという希望について参加者で確認し，退院後に利用するサービス内容について調整を行った．

3 ● Gさんの経過

　オピオイドの使用により疼痛がコントロールされたこと，また，退院後の生活が少しずつイメージできるようになってきたことで，病棟スタッフはGさんの表情が明るくなったと感じていた．Gさんは退院後のサービスや今後予測される経過および考えられる対応策について主治医や担当看護師にたずね，積極的に情報収集を行っていた．病棟スタッフ，退院調整部署のスタッフは，状況に応じてケアマネジャーや訪問看護師らと連絡を取り合いながら，Gさんの退院後の不安を解消できるようかかわった．

4 ● ケアの振り返り

　診断直後，Gさんは笑顔で気丈に振る舞っており，看護師はGさんの本音をとらえることができているか確信がもてないと感じていた．しかし何度も訪室して会話を交わすうちに，退院後の病状進行に不安があり，自宅で最期を迎えることに迷いがあること，それでも最期まで自宅で過ごしたいという強い意志を改めて確認することができた（生死についての考え方やとらえ方）．当初，担当看護師は独居のGさんが自宅で最期を迎えるための支援をすることに戸惑いがあったが，本人の強い意向を確認し，在宅での看取りを見据えたサポートを行う方向に気持ちを切り替えることができた．

　まずはGさんの不安を表出してもらうことを念頭にかかわり，現時点で解決できる不安については他職種と連携しながらGさんとともに一つひとつ対応策を確認した．また，退院後の状態悪化や急変の可能性を考慮して早めに訪問看護や訪問介護などのサービスを導入したほうがよいと考え，本人や退院調整部署のスタッフと話し合うことができた．

＊　＊　＊

場面② 退院2ヵ月半後，全身状態が徐々に低下してきた場面

　退院後，Gさんは訪問診療（月2回），訪問看護（週2回），訪問介護（週2回）を利用しながら，飼い猫とともに穏やかな生活を送っていた．これまでどおり近所の友人や姪の訪問があり，家にあるものを処分したり会いたい人に会ったり，死後の手続きを含めた身辺整理を進めている，と話していた．退院時に処方されたレスキューをほぼ使用せずに疼痛はコントロールされており，休みながらも身の回りのことは自分で行い生活していた．

　退院2ヵ月後より黄疸がみられるようになった．加えて腹水貯留が認められ，利尿薬の服薬が開始となった．また，腹水貯留による苦痛の訴えがあり，訪問診療医により腹水穿刺が行われた．穿刺後は苦痛が軽減したと話し，食事摂取が可能になるが，摂取量は徐々に低下してきた．加えて，腹水穿刺によるアルブミン減少のため下肢浮腫も現れた．「苦しいのは嫌」という本人の希望で，オピオイドを増量して経過をみていた．

　退院2ヵ月半後より，背部痛の増強あり．加えて，腹水貯留，軽度の呼吸困難，全身の倦怠感によりさらなる食事摂取量の減少がみられていることもあり，オピオイドは内服から貼付薬（フェンタニル[デュロテップ®MTパッチ]/3日おきに交換）へ変更となった．

●看護師の立場

　場面①の退院直後からGさんを担当している訪問看護師．退院前カンファレンスにも参加している．

C. 場面②におけるGさんの状態をとらえ理解する

1● 改めてGさんを6つの視点からとらえる

　これまでのケアを通して得られたGさんおよび家族の情報を踏まえ，改めて6つの視点で整理すると図Ⅷ-7-3のようになる．

2● Gさんの状態の見極め

　退院後，徐々に身体状況が悪化しており，看取りの時期が近づいていると考えられる．

3● Gさんにとっての"望ましい状態"

　Gさんは，「なるべく苦しまずに，穏やかに自宅で最期を迎えたい．死ぬことは怖くない．夫と暮らしていたこの家で死ねたらそれが本望，病院で最期を迎えるのは嫌」と話している．

Gさんにとっての"望ましい状態"
苦痛を最小限にした状態で，自宅で最期を迎えることができる．

全身状態（身体/精神症状を含む）
・腹水貯留による軽度呼吸困難や苦痛，腹水穿刺によるアルブミンの減少が原因で下肢浮腫がみられる ・肝機能低下による肝性脳症，胆管狭窄による黄疸悪化 ・食事・水分摂取量が徐々に低下している ・全身状態の悪化 ・疼痛により笑顔が少ない日がある ・PS3

本人の現状理解/全身状態の理解と対処
・「だるさを感じる日も多く，痛み止めを使っているのに痛みが強いときもある．身体の状態が悪くなっていることが自分にもわかる」と話す ・「なるべく苦しまずに夫のもとに行きたい，最期まで自宅で過ごしたい」と話す

他者の存在
・気心の知れた友人がほぼ毎日訪問し，話し相手になっている ・週末は姪が滞在し，一緒に食事をしたり談笑する時間をもっている ・2匹の飼い猫と過ごす時間が多く幸せと話す ・新たに担当する訪問看護師やホームヘルパーともすぐに打ち解け，気さくにいろいろな話をする

療養場所・居場所
・手すりを伝い，寝室近くにあるトイレに時間をかけて一人で行くことができている ・倦怠感が強く，徐々に臥床時間が長くなっている

人生上の価値
・これまで慎ましくも日々の楽しみをもつことを心がけて生活を送ってきた ・年に数回，旅に出ることが気分転換だった ・「夫や仲のよい友人を早くに亡くしたことで，与えられた一日を大切に暮らすことをモットーにしてきた」と話す

生死についての考え方やとらえ方
・死期が迫っていることを自覚している ・「なるべく苦しまずに自宅で最期を迎えたい」と話す ・猫の世話や死後のさまざまな手続きについては，姪に託している

図Ⅷ-7-3 6つの視点からとらえたGさん（場面②）

D. 場面②におけるケアの方向性，計画，実施，評価

1 ● ケアの方向性と計画

ケアの方向性とケア計画を以下のように定めた．

ケアの方向性	Gさんが自宅で苦痛が少ない状態で最期を迎えることができるよう，非専門職を含めたチームで支援する．
ケア計画	計画1. 身体症状の変化をとらえて迅速に対応できる． 計画2. Gさんが望む最期を迎えられるよう環境を整える．

2 ● ケアの実施と評価

計画1. 身体症状の変化をとらえて迅速に対応できる．

〈実施したケアとその評価〉

　Gさんより「状態が悪くなることが不安なので毎日看護師さんに来てもらいたい」という要望があり，訪問看護の回数を週2日から週5日に増やすこととなった．訪問時には，全身状態を観察・アセスメントし，マッサージや排便コントロール，安楽な体位の検討に

加え，Ｇさんの苦痛が軽減されるよう薬剤の調整について主治医（訪問診療医）と相談した．また，毎日3回訪問し身の回りの介護や家事を行っているホームヘルパーやケアマネジャー，主治医，姪と医療用SNSを用いてその日の状態やケアに関する情報共有を行った．毎日訪問している友人たちとも情報共有できるよう，Ｇさん宅の玄関に置いたノートを用いてＧさんのその時々の状態について情報共有を行った．

そして，死期が近づいているＧさんに近いうちに起こりうる身体状況の変化や対応についてパンフレットを作成し，姪や友人，ホームヘルパーに説明した．また，それぞれの不安や疑問を解消できるよう，その都度説明を行った．

計画2. Ｇさんが望む最期を迎えられるよう環境を整える.

〈実施したケアとその評価〉

改めてＧさんの在宅で最期を迎えるという意思，今後の身体状況悪化時の治療の希望に関する意向を確認した．また，会いたい人がいないか，今の状況でやりたいことがないか確認し，姪や友人らとも協力して希望がかなえられるよう調整した．

Ｇさんの在宅で最期を迎える意思が変わらないこと，疼痛コントロール以外の積極的な治療は望まないことを確認できたため，姪や友人，主治医を含む関係者でＧさんの意思を共有した．また，今後予測される変化について状態が少しでも変化するたびに確認し，無理に食べさせたり飲ませなくてもよいこと，状態が悪化した場合はすぐに救急車を呼ぶのではなく，まず訪問看護師，主治医に連絡することなど，状態の変化がみられた場合の情報共有の方法などについて再度確認した．

仕事の関係で週末のみＧさん宅を訪れている姪は，Ｇさんに一人で最期を迎えさせるのはかわいそう，入院させなくてよいのか迷いがある，と話した．姪とこれまでにＧさんが話していた意向などについて確認した結果，姪はＧさんが望むように，在宅で最期を迎えるためのサポートをしたい，と話した．

3 ● Ｇさんの経過

退院後3ヵ月を過ぎた頃には，一日中ベッド上で臥床して過ごし，閉眼していることが多くなった．訪問看護師は週7日訪問して身体状況のアセスメントやケアを行い，ホームヘルパーも1日4回訪問し，こまめにケアを行った．Ｇさんは声をかけると開眼し，短い会話が成立することもあるが，会話が成立しなかったり，夫や友人，ペットの猫の名前を呼び，手で振り払う仕草をしていることも増えていた．友人やホームヘルパー，訪問看護師が時間をずらして訪問できるように調整し，訪問時に食事・水分摂取の介助を行うが，摂取量は1回に数口程度となり，最期が近いと予測されることについて医師から姪や友人，サービス担当者に伝えられた．

主治医の説明から数日後の平日の朝，ヘルパーが訪問するとＧさんは穏やかな表情で亡くなっており，まだ温かい身体には猫が寄り添っていた．

4 ● ケアの振り返り

Ｇさんの身体症状が悪化した時期に，再度Ｇさんが自宅で最期を迎えたいこと，この先

やりたいこと, について確認し, 関係者でその意思を共有した（生死についての考え方やとらえ方）. このことが, このまま自宅で最期を迎えさせてよいのか迷いが生じた姪, 看取りに不安を感じるホームヘルパーがGさんの在宅での看取りを前向きに支援するきっかけとなった.

　また, Gさんの苦痛の緩和をはじめとする状態の把握はもちろんのこと, 姪や友人, ホームヘルパーが不安が少ない状態でGさんにかかわることができるよう, 状態の変化や必要な対応について随時情報共有を行った（全身状態, 他者の存在）. このことにより, Gさんが安心して最期まで自宅で穏やかに生活を送ることができたと考える.

E. 本事例全体を通したケアの振り返り・意味づけ (表Ⅷ-7-1)

　末期がんと診断された独居のGさんの望みどおりに, 病院から在宅へ療養場所を移行し, 在宅で最期まで過ごすことを関係多職種で支えることができた.

　Gさんは入院時, 一人で住み慣れた自宅で最期を迎えることへの不安や迷いがありつつも, 当初の意向どおり自宅で最期を迎えたい, という強い想いを表明していた. この想いは, 身体状況が変化しても変わらなかった.

　Gさんの死後1ヵ月程度経ってから, Gさん宅を訪れていた姪を訪問した. 姪は写真をみながら, 自身の子どもの頃からのGさんとの数々の思い出を話した. また,「最期は一人にさせてしまったけれど, 自宅で穏やかに叔母らしく死を迎えられてよかった」と涙を流しながら話した. 飼い猫は姪が引き取って世話をしている, とのことだった.

　また, 入院していた病院の退院支援部署のスタッフ, ケアマネジャー, 訪問診療医, 看護師, ホームヘルパーとでデス・カンファレンスを開催した. 当初, 病院としては独居であるGさんの在宅での看取りの支援に不安があったと話したが, 最期までサービスを利用しながらGさんの望みどおり, 住み慣れた自宅で穏やかな死を迎えられたことを知り, 安堵していた. 入院中に, 近い将来の看取りを見据えて早めに退院後に必要な支援の調整ができたこと, 在宅に移行後も適宜Gさんの意向を確認して共有したこと, 予測される身体状況の変化や対応を事前に共有したことで, Gさんにかかわる時間が最も長いホームヘルパーが不安なくケアを行うことができたこと, などがGさんの自宅での看取りを支えた要因だと考えられた.

F. 本事例のエンドオブライフケアのポイント

●本人の生活史・死生観の把握

　本人がこれまでどんなことを大切にして, どのような人生を送ってきたかを把握したうえでケアを検討することは, 病院においても在宅においても重要である. とくに独居療養者の場合は, 常に家族がそばにいるわけではないため, 本人の価値観について意図的に情報収集することは意思決定支援にもつながる.

●先を見据えた療養体制の整備

　本人の身体状況, 予測される経過をアセスメントし, とくに独居の場合は可能な限り早

表Ⅷ-7-1　Gさんのエンドオブライフケアの経過

経過		患者の状態と治療等の経過	患者・家族の様子・反応	ケアの経過 ケアの実際	対象理解の深まり，ケアの方向性と計画
場面①の経過	病院	入院，精査．膵臓がんStage Ⅳ，予後3ヵ月と診断される	医師の説明を聞いても淡々としているようにみえる．不安の訴えは聞かれない	・インフォームドコンセントに同席 ・今後の意向について本人に確認	「痛みはとってほしいが，治療で苦しい思いをして長生きはしたくない．抗がん剤や放射線の治療はせず，自宅で穏やかに暮らしたい」と話す
					ケアの方向性 Gさんが疼痛コントロールされ，精神的に安定した状態で退院準備を行うことができるよう支援する **計画1** Gさんが予後を受け止め，不安が少ない状態で退院後の生活を考えることができるよう支援する． **計画2** 薬剤を使用して疼痛をコントロールする． **計画3** 全身状態の異常を早期発見する． **計画4** Gさんが退院後に安心して自宅での生活を継続できるよう調整する．
		腰背部痛の悪化に対してオピオイドの服薬開始	レスキューを使用せずに腰背部痛が軽減している．副作用症状もコントロールできている	・オピオイド使用後の疼痛のアセスメント，評価 ・副作用症状の確認	
			今後の生活の不安について泣きながら話す．その後，今後の不安などについて話す	さりげない訪室を繰り返し，これまでの人生や人生観，今後の意向について本音で語ってもらえるよう関係構築を試みる	症状悪化が予測されるなか，自宅で一人暮らしを継続することに不安があるものの，在宅で最期を迎えたいという意思を確認した
				・退院支援部署との連絡調整を行う ・退院後に介護サービスを利用する可能性を考慮し要介護認定の申請を行う	
		疼痛がコントロールされ，レスキューの使用も理解している．薬の管理もできそうである	疼痛が軽減すると表情が明るくなり，退院後の生活について前向きな発言が多く聞かれるようになる	退院後の支援チームとともに退院前カンファレンスを行い，退院後のサービス利用について調整	
場面②の経過	自宅	**自宅へ退院** **（退院2ヵ月半後）**			
		退院後，疼痛コントロール良好	・飼い猫とともに穏やかな生活を送っている ・身辺整理を進めている，と話す	・身体状況・生活状況の変化を観察 ・疼痛コントロールのアセスメント	自宅に戻ったことで自分のペースで生活できており，先を見据えた活動を行えているようである
		黄疸に加えて腹水貯留，下肢の浮腫が認められる．利尿薬開始，腹水穿刺を数回行う			**ケアの方向性** Gさんが自宅で苦痛が少ない状態で最期を迎えることができるよう，非専門職を含めたチームで支援する **計画1** 身体症状の変化をとらえて迅速に対応できる． **計画2** Gさんが望む最期を迎えられるよう環境を整える．
		背部痛の増強，軽度の呼吸困難，全身の倦怠感あり．オピオイド増量	薬を使って苦痛を軽減したい，苦しまずに最後まで自宅で過ごしたいとの希望あり	・訪問看護の回数を週5日に増やす ・全身状態のアセスメントを行い，苦痛緩和をめざしたケアを行う	
		・食事・水分摂取量減少 ・オピオイドを内服から貼付薬へ変更		・Gさんに起こりうる今後の変化について，姪や友人，ホームヘルパーに説明．ケア提供者の不安を緩和 ・医療用SNSやノートを用いて，Gさんの状態やケア内容について関係者で情報共有を行う	
			姪「Gさんを入院させなくてよいのか迷いがある」と話す	・Gさんの意向を確認，姪ともGさんの意向について再度確認する ・Gさんに起こりうる今後の変化やそのときの対応について，姪や友人，ホームヘルパーに説明，共通理解をもつ ・適宜，ケア提供者の不安を解消できるようかかわる	自宅で最期を迎えたいというGさんの意思を再度確認．姪も覚悟ができた様子である
		臥床し閉眼していることが多くなる	声かけに開眼して会話が成立することもあるが，徐々に会話が成立しなくなり，夫や友人の名前をよび，手で振り払う仕草をしていることが増える	訪問看護の回数を週7日に増やす	
		医師よりGさんの死が近いことについて説明あり	1日の食事・水分摂取量が数口程度となる		
		医師の説明から数日後，穏やかな表情で亡くなっているのが発見される			
	死後			グリーフケア（姪を訪問）	
				デス・カンファレンス	Gさんの自宅での看取りを支えた要因について，関係者で振り返ることができた

めに支援体制を整えることが重要である．身体状態が悪化する前に，本人や家族と信頼関係を構築し，その都度意向を確認してケアを行うことにもつながる．

●随時本人の意思を確認することの重要性

看取りの場所や治療方法について，状況の変化により本人や家族の意向が変化することもある．とくに身体状況が変化した際には，随時本人の意向を確認し，揺れる気持ちを受け止め，できるだけ納得のいく選択ができるよう意思決定を支援することが重要である．

●ケアチーム内の連絡・調整

専門職者（フォーマルサポート）だけでなく，Gさんの場合の非同居の姪，近隣に住む友人など（インフォーマルサポート）を含めたケアチーム全体で，本人の状態や今後予測される経過について共通理解をもつことが重要である．医療・生活双方の視点をもつ看護師は，両者をつなぐ意味でも重要な役割を果たすことができる．

学習課題

1. 独居の人の在宅での看取りを見据えた支援の具体的な内容について，病棟看護師の立場でできることを考えてみよう．
2. 独居の人の在宅での看取りを可能にするための看護師の役割について考えてみよう．

関係構築が難しい脆弱な長期療養患者の意向理解と支援

場面❶ 急性増悪で入院．ECUM等強化療法後，1週間後

●Hさん・家族の情報

　Hさん，男性，74歳．41歳時，囊胞腎による腎不全で血液透析となり，透析歴33年．二次性副甲状腺機能亢進症，骨粗鬆症，心不全を合併．約1ヵ月前に自宅で転倒し，胸椎腰椎圧迫骨折で入院．intact-PTH値1,000．妻と二人暮らしで子どもはいない．地域の商店街で夫婦で電気店を営んでいる．

●今回の入院までの経緯

　41歳で血液透析導入後，近所の透析クリニックで週3回の透析を継続してきた．約1ヵ月前に自宅で転倒，胸椎12番と腰椎1～2番の圧迫骨折を起こし，心不全が悪化して入院となった．

●入院後のHさんの身体状態，検査，治療など

　息切れがあり末梢酸素飽和度が95％程度であったため，鼻カニューレから酸素1L/分を開始．心胸比が68％であったが，透析で限外濾過（extracorporeal ultrafiltration method：ECUM）を行い50％台に改善している．その後は末梢酸素飽和度98％程度に改善したが，労作時など本人の希望時のみ酸素吸入を行っている．骨折の原因は長期透析の合併症としての二次性副甲状腺機能亢進症による骨粗鬆症である．

　胸椎腰椎圧迫骨折は安静により回復を待っている．骨粗鬆症の原因である二次性副甲状腺機能亢進症に対しては，副甲状腺への経皮的エタノール注射（percutaneous ethanol injection therapy：PEIT）を行う予定である．

●Hさんの身体状態と治療の受け止め

　医師，看護師とも会話をすることがなく，本人の受け止めは不明．介助時に声かけをしても一言，二言で返答があるのみである．Hさんが看護師に布団を胸まで上げてほしいと伝えたが無視されたとのことで，大声で「こっちは体力ないんだ！」と怒鳴ることが何回かあった．寡黙にほぼ終日臥床しており，自分のことは話さない．病棟の看護師たちは，患者とのかかわりに難しさを感じていた．

●家族の患者の身体状態と治療の受け止め

　妻は，「透析が長いからね，いろいろと（合併症が）出てくるのは仕方がないね，家に帰れるのが一番だけどね」と看護師に話していた．

●看護師の立場

　病棟勤務の看護師．外来病棟一元化勤務制導入により，週に1回の外来勤務．Hさんの入院時から継続的にかかわっている．

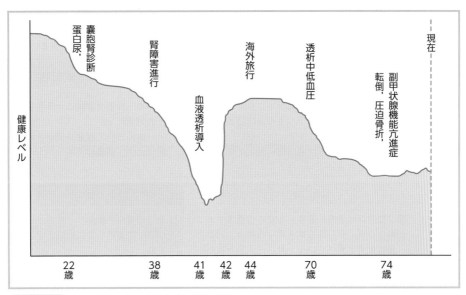

図Ⅷ-8-1　Hさんの今までの経過

A. 場面①におけるHさんの状態をとらえ理解する

1 ● Hさんの今までの経過と現時点の把握

　22歳のとき会社の健康診断で尿蛋白を指摘され，その後囊胞腎と診断．3ヵ月に1回，腎臓内科の定期受診を継続してきた．38歳頃より腎障害が進行し，41歳で血液透析導入（週3回）．自営業であったため，仕事は妻と共に継続．44歳，海外の透析事情を調べて，当時まだ珍しかった透析患者の海外旅行に透析仲間と出かける．70歳，透析中に時々血圧低下が生じるようになる．74歳，自宅で転倒し圧迫骨折（胸椎12番，腰椎1〜2番）．副甲状腺機能亢進症による骨粗鬆症，慢性心不全を合併している（**図Ⅷ-8-1**）．

2 ● Hさんを6つの視点からとらえる

　Hさんおよび家族から得られた情報を6つの視点で整理すると，**図Ⅷ-8-2**のようになる．

3 ● Hさんの状態の見極め

　Hさんは，長期透析による合併症が進行しADL低下と心不全が進行している．全身の予備力が低下しており，透析による体外循環の負荷も相対的に増大していると推測される．心不全が悪化しないように，圧迫骨折の回復も待ちつつ安定した状態を保つこともできる可能性もあるが，心身に受けるストレスの程度により心不全が悪化して亡くなる可能性もある．

4 ● Hさんと家族にとっての"望ましい状態"

　病状がいつ悪化するかわからない脆弱な状態にある．全面的に生活に介助が必要な状態であるが，看護師が体調を考慮した対応をしないと怒鳴ることがあり，会話もほとんどし

全身状態（身体/精神症状を含む）	本人の現状理解/全身状態の理解と対処
・長期透析合併症により骨粗鬆症による圧迫骨折，心不全をきたし，高齢であることも相まって安静による筋力低下も進んでいる ・ベッド上臥床で，ほぼ全介助である．食事はセッティングをすれば自分で食べる．介助で起こしてもらえれば，ポータブルトイレに移ることはできる ・周囲の人と会話せず，看護師に対して怒りを表出することがある	・決められた食事は全量摂取，内服薬の服用は守っている．カリウム排泄に必要な排便コントロールは自分で便秘薬を調整し，定期的な排便がみられている ・医師からは全身浮腫によるECUMの必要性とその効果について，スタッフからは透析前後のデータについて都度説明がされている．本人の受け止め，認識は不明

他者の存在	療養場所・居場所
・妻が昼食時に面会に来る．とくに会話をすることもないが，自分の分は手作りの弁当を持参し一緒に昼食を食べている．妻「一人じゃ寂しいと思って」 ・妻以外の人と会話することはほとんどない	・4人部屋の窓側のベッドで一日中臥床．同じフロアにある透析室に行くときのみ車椅子で移動する ・比較的スペースがある隣の患者との間のカーテンは常に閉じられている．同室者と会話をすることはない

人生上の価値	生死についての考え方やとらえ方
・十分な情報がない	・十分な情報がない

図Ⅷ-8-2　6つの視点からとらえたHさん（場面①）

ない．しかし，毎日の妻の面会時には穏やかな表情を見せている．透析による循環動態へのストレスを受けつつ安定した状態を維持していくこと自体，今後は難しい可能性もあるが，残された時間をHさんの意向に沿った形で，穏やかに，そして有意義に過ごすことができることが望ましい．

> **Hさんと家族にとっての"望ましい状態"**
> 安定した病状で，Hさんの意向に沿う形で穏やかな日々を送ることができる．

B. 場面①におけるケアの方向性，計画，実施，評価

1 ● ケアの方向性と計画

ケアの方向性とケア計画を以下のように定めた．

ケアの方向性	Hさんが入院生活の日々を安楽に過ごすことができるように支援する
ケア計画	計画1. 全身状態の異常を早期に発見する． 計画2. 日常生活支援を通してHさんの意向を確認しケア方法に反映させる． 計画3. Hさんが妻と二人の時間を穏やかにもてるように心身の状態や環境を整える．

2 ● ケアの実施と評価

計画1.　全身状態の異常を早期に発見する.

〈実施したケアとその評価〉

　透析前後に必ずバイタルサインを確認. 異常はみられず安定した状態を維持していた. 骨粗鬆症の原因にもなっている副甲状腺機能亢進症に対するPEIT予定日に, 当日になってHさんが「体力がない」と言い, 主治医に治療延期を申し出て延期された. なお, 事前にバイタルサインの確認, 本人の疲労感の確認, 浮腫観察などを行った際は異常はみられていなかった. 延期後のPEITは本人から延期の希望なく施行され, intact-PTH値も減少して治療効果が確認された. 治療侵襲による患者の体調変化はみられなかった.

　病状の安定した状態が続けば退院の可能性も検討する方針が, チームカンファレンスで確認された.

計画2.　日常生活支援を通してHさんの意向を確認しケア方法に反映させる.

〈実施したケアとその評価〉

　看護師は, 排泄介助や移動時などに患者の意向を尊重して関係性を構築すること, 脆弱な身体への負荷を考慮して日常生活支援を行うようにすることとした. Hさん自身に習慣や好みの確認を欠かさず行い, ケア方法に反映させた. 看護師らがHさんの意向を踏まえた介助にも慣れてくると, Hさんはケア後に「ありがとう」と言うようになった. あるときHさんは, 入院直後にシャント穿刺部の絆創膏を夜になってから剝がし, 自殺しようとしたことを受け持ち看護師に話し,「病院では死にたくない. 透析の友達や仲間はみんなこの病院で死んだ」と話した. 看護師は, Hさんは死を意識した境地にあること, また病院ではなく自宅で最後を迎えたがっているようであることを理解した. その後, Hさんは今後の日本の政治や社会情勢について看護師に話をすることもあり, Hさんが社会に関心をもっていることなども理解できた. これら一連の経過から, 日常生活を心地よく送れるようになることは, Hさんが望みや考えを表出するようになるために重要であることがわかった.

計画3.　Hさんが妻と二人の時間を穏やかにもてるように心身の状態や環境を整える.

〈実施したケアとその評価〉

　妻が面会に来る昼食前後の時間に処置などが入らないよう調整した. 妻は病棟に来ると必ず看護師に挨拶し, 店経営の苦労話や雑談などを楽しそうにしていた. 妻が病棟に来た際には, 看護師からも体調などへの声かけを行った. 妻と医療者との関係性は良好に維持できていた.

3 ● Hさんの経過と追加したケア計画, および実施・評価

　退院の可能性の検討を開始して以降, リハビリテーションも開始されたことにより, 計画を追加した.

追加した ケア計画	計画4. 自宅で妻との生活が可能となるよう，日常生活支援を通してHさんが 　　　　行動を拡大するように支援する． 計画5. 自宅での生活ができるように，自宅の生活環境を調整する．

計画4. 自宅で妻との生活が可能となるよう，日常生活支援を通してHさんが行動を拡大するように支援する．

〈実施したケアとその評価〉

　排泄介助時，移動時に患者側の重心を確認しつつHさんが身体のバランスをとれるように移動介助などを行っていった．当初は身体の動かし方がぎこちなかったが，重心を自ら調整することができるようになり，ポータブルトイレ移動などの動作が早くなった．Hさんも満足感のある表情をすることが増えてきた．退院前の試験外泊を行う際，準備された介護用搬送車に車椅子ごと乗車できるリフトをみて，Hさんは「これはすごい世の中になった」と感心していた．1泊2日の外泊では異常はみられず，帰院したHさんは「このまま入院かと思っていたけど，帰れることになった」「透析患者としては珍しかった海外旅行に，昔はいち早くチャレンジした」など嬉しそうに話した．そして受け持ち看護師には「退院して家で死にたい」「PEITの効果があったなんて医者は言うけど，そんなの確証がない」といった．看護師は，病院では死にたくないが，死が近いことを現実的に意識しており，身体的な負担の大きいリハビリテーションを頑張ることができるのは，自宅で最期を迎えたい意思が強いからだと理解した．

計画5. 自宅での生活ができるように，自宅の生活環境を調整する．

〈実施したケアとその評価〉

　医療ソーシャルワーカー（MSW）と協力し，自宅での車椅子生活に向けて自宅改装（バリアフリー工事）の調整を行った．また，今まで通院していた透析クリニックに連絡し，車椅子送迎ができるように調整した．妻に自身の体調を確認したところ，健康で心配なことはとくにないとのことであった．1泊2日の試験外泊を行い，ケアマネジャーと訪問介護，訪問看護の導入を検討し，週3回の透析送迎に訪問介護が入れば自宅での日常生活が可能であることをHさん，妻と共に確認した．

4 ● ケアの振り返り

　Hさんは入院当初，他者と話をせず，看護師に怒りをぶつけることがあった．看護師が日常生活支援を通して，Hさんの意向を理解する姿勢をもってかかわったことにより，寡黙で易怒性のみられていたHさんが自分の生死に関する気持ちや，病院では死にたくないこと（生死についての考え方やとらえ方），自宅に帰るためにリハビリテーションを頑張っていること（人生上の価値）を理解することができた．そこで，ケアに計画4，5を追加し，よりHさんの意向に沿う形でケアを行っていった．

　これらのケアを通してHさんの意向の理解に努めたことが，Hさんの意向表明を後押しし，よりHさんの望む具体的な意向に沿ったケア計画と提供につながった．結果，Hさんは身体の安定性を維持しつつ自宅退院を迎えることができるまでに回復した．

* * *

> **場面②** 本人の望んだ自宅療養に向けて退院となった場面
>
> 　Hさんは，杖を用いて2歩歩けるようになった．もっと歩きたいともう一歩足を出したところでバランスを崩し，ベッド上に倒れこむことがあった．Hさんから「まだまだ慎重にね」との発言もあり，急ぐ気持ちを意識してコントロールしていくことをHさんと妻とともに確認した．
>
> 　Hさんの身体状態は，予備力の低下した状態ではあるが安定しており，妻の支えも得られ，自宅療養の準備が整っている．自分の最期を意識して，望む死に場所が看護師にも表明され，現実を認識しつつも生き生きとした様子となった．
>
> 　介護用搬送車により妻と共に自宅退院となった．

C. 場面②におけるHさんの状態をとらえ理解する

1 ● 改めてHさんを6つの視点からとらえる

　これまでのケアを通して得られたHさんおよび家族の情報を踏まえ，改めて6つの視点で整理すると**図Ⅷ-8-3**のようになる．

全身状態（身体/精神症状を含む）	本人の現状理解/全身状態の理解と対処
・長期透析合併症による圧迫骨折に心不全を併発している．圧迫骨折の治癒のための安静臥床は筋力低下をもたらし，日常生活の自立度が低下した状態である．ADLを広げていく意欲があり，急ぐ気持ちもあるが全身状態は安定している	・食事やカリウム排泄のために必要な排便コントロールは自己管理し，透析時の水分電解質のチェックも自分でしている ・自宅生活に戻るため，身体への負担が大きいリハビリテーションに努力している

他者の存在	療養場所・居場所
・看護師などの医療者とも会話をし，穏やかで楽しそうにすることがある ・妻はHさんに協力的で，医療者との関係も良好である	・住み慣れた自宅に戻り，畳の広い部屋に電動ベッドとポータブルトイレをレンタルし，病棟の療養環境と同じ仕様にして生活の準備をしている ・元々通院していた近所の透析クリニックで，週3回の透析を受ける予定である（マイクロバスで送迎）

人生上の価値	生死についての考え方やとらえ方
・政治や社会への関心をもっている ・当時まだ透析患者に一般的ではなかった海外旅行に行ったこと，退院が見えてきた後からは日常生活の自立に向けて努力する様子から，これまでは困難な状況にチャレンジする生き方をしてきた，と推測される	・病院では死にたくない，自宅で死にたい，と言っていた ・長期透析合併症の治療については，効果の限界を意識した発言あり，死は現実的なものとして意識されている

図Ⅷ-8-3 6つの視点からとらえたHさん（場面②）

2 ● Hさんの状態の見極め

　　Hさんは，退院はすることになったものの長期透析による合併症が進行しADL低下，心不全が進行している．全身の予備力は低下した状態で維持しており，透析による体外循環の負荷も相対的に高い状態である．心身に受けるストレスの程度により，心不全が悪化して亡くなる可能性があることには変わりがない．

3 ● Hさんと家族にとっての"望ましい状態"

　　Hさんは病院では死にたくない，自宅で死にたいと意向を表明していた．妻とHさんとの関係性も良好であり，妻の体調も現時点では問題ない．送迎によるクリニック透析を継続しつつ，希望どおり自宅で最期を迎えられることがHさんと妻にとって望ましい．

> **Hさんと家族にとっての"望ましい状態"**
> 外来透析を継続しつつ，安定した状態で自宅にて穏やかに生活し，最期はHさんの望むように自宅で迎えることができる．

D. 場面②におけるケアの方向性，計画，実施，評価

1 ● ケアの方向性と計画

　　ケアの方向性とケア計画を以下のように定めた．

ケアの方向性	安定した状態で最期までHさんの望む自宅生活を継続できるように支援する．
ケア計画	計画1．継続して悪化徴候と異常の早期発見に努める． 計画2．妻の介護負担が過重とならないように支援する．

2 ● ケアの実施と評価

計画1.　継続して悪化徴候と異常の早期発見に努める．

〈実施したケアとその評価〉

　　外来通院時にはバイタルサインを確認し，透析クリニックでのデータ，自宅での生活に無理がないかを確認した．

計画2.　妻の介護負担が過重とならないように支援する．

〈実施したケアとその評価〉

　　外来通院時に妻は病棟看護師に声をかけて雑談をしており，その機会にHさんとの関係性，介護負担などの確認を行った．妻の話を聞きながら，社会資源は負担なく円滑に導入されているかなどの確認を行っていた．当面，順調に在宅療養が続けられていることが確認できた．

3 ● Hさんの経過

　　退院して1ヵ月ほど順調に在宅療養を続けられていた．しかし，クリニックで透析中に心不全の急性増悪をきたし，ICUに救急搬送され呼吸器が装着された．病棟の受け持ち看

護師が面会に行くと，挿管チューブを指さして暴れるなど不穏となっていた．看護師は，もはや呼吸器を抜去することはできずに「ごめんなさい」と言ってHさんの手をさするしかなかった．鎮静薬投与と抑制がされた状態で，そのまま亡くなった．

4 ● ケアの振り返り

　病棟での日常生活ケアを通して，Hさんが「病院では死にたくない，自宅で死にたい」と表明したことにより，ケアの方向性を「安定した状態で最期まで患者の望む在宅生活を継続できるように支援する」として，ケア計画は順調に行われていた（生死についての考え方やとらえ方）．しかし，クリニックで透析中に心不全の急性増悪を起こし，救急搬送されてICUで死亡，望ましい状態で最期を迎えることができなかった．Hさん，透析クリニック，妻と共に，血圧低下などの急変時の対応の話し合いと合意形成がなされていなかったためである（療養場所・居場所）．

E. 本事例全体を通したケアの振り返り・意味づけ (表Ⅷ-8-1)

　Hさんが望む在宅療養への移行を支援し，自宅退院を果たすことができた．外来通院時のHさんの発言は，死ぬことではなく生きることに向けられていたことから，安定して望む生活を送ることができていると考えられた．

　しかし，クリニックで透析中に心不全の急性増悪を起こし，救急搬送されてICUで死亡となった．Hさん，透析クリニック，妻と共に，今後の急変時の対応までを話し合い，合意形成をすることはしておらず，Hさんが望む最期を迎えることができなかった．Hさんの死亡後，担当看護師はHさんが望まない形での死を迎えたことに強い罪悪感を抱き，透析クリニックとの連携が十分ではなかったことを含め，自宅で看取る準備が遅すぎたことを悔やんでいた．

　その後，MSWが病棟に訪れ「元々患者の状態は退院が可能とはいえないものであったが，地域に支援してくれる人がたくさんいて退院につなげることができた」と話してくれた．また看護師長は，Hさんのケアを振り返るためのデス・カンファレンスを開催した．当初「病院では死にたくない」と否定的な表現をしていたHさんが，「自宅で死にたい」と表現を能動的なものへと変え，退院後には治療の効果を認め清々しい表情に変わっていたこと，妻の感謝の言葉からも，Hさんに残された時間はよりよい時間となっていたといえるのではないか，望まない病院で亡くなる結果とはなったが，寡黙だったHさんから今後についての意向が表明されたこと，そこに向けて我々は患者と家族と共に努力したといえるのではないか，と行われてきたケアの意味について話し合いがされた．

F. 本事例のエンドオブライフケアのポイント

●日常生活支援に始まる意向把握

　病状悪化による自尊感情の低下や抑うつ状態により，患者が今後の意向を表明できないことは多い．急性増悪した状態では，本人は目の前の病状回復で精一杯となる．しかし，

表Ⅷ-8-1　Hさんのエンドオブライフケアの経過

経過		患者の状態と治療等の経過	ケアの経過		対象理解の深まり，ケアの方向性と計画
			患者・家族の様子・反応	ケアの実際	
場面①の経過	病院				**ケアの方向性** Hさんが入院生活の日々を安楽に過ごすことができるように支援する 計画1 全身状態の異常を早期に発見する. 計画2 日常生活支援を通してHさんの意向を確認しケア方法に反映させる. 計画3 Hさんが妻と二人の時間を穏やかにもてるように心身の状態や環境を整える.
		末梢浮腫著明，皮膚冷感，湿潤あり，限外濾過（ECUM）	・ほぼ終日閉眼して臥床している ・介助する看護師に怒鳴りつけることがある	日常生活（清潔，食事配膳，移動，排泄など）への全面的な介助の実施	
			妻は毎日面会，昼食を共にしており，妻との関係性が維持されていると思われる	Hさんに合わせて日常生活介助をしたつもりでも，必ず本人に確かめるようにする	
			受け持ち看護師に小声で，入院中に一度自殺を企てたこと，病院は死ぬ場所と思ってきた，病院では死にたくない，と語りだす		「病院では死にたくない」という気持ちをもっていると理解
		・副甲状腺治療（PEIT）を延期して実施 ・intact-PTH 1,000→改善なし	「今日は体力がないから」とPEIT延期を希望		客観的には理解しがたいが，治療などの侵襲の回避の是非を判断する本人なりの全身感覚があると感じる
			妻は面会のたびに看護師に挨拶し，雑談を交わしている		
			日本の政治や社会情勢についての懸念を語る	退院の可能性について多職種チームカンファレンス実施	体調の改善に伴い，社会情勢に関心を向けるようになっている．社会のなかにいる実感が得られることは，Hさんにとっての生きることの質に影響するととらえる
					ケアの方向性 計画4（追加）自宅で妻との生活が可能となるよう，日常生活支援を通してHさんが行動を拡大するように支援する. 計画5（追加）自宅での生活ができるように，自宅の生活環境を調整する.
		副甲状腺治療2回目	移動介助時，重心のバランスが変わる（患者側に重心が移動してくる）	日常生活介助の方法の修正（本人のバランス，体力をみつつ，筋肉の負荷を少しづつ増やす）	
		intact-PTH 400に改善	介護用搬送車のリフトをみて，「これはすごい時代になった」と感心している	自宅退院に向け試験外泊	
			・「ずーっと入院したままと思ったけど，帰れるってことになった」と嬉しそうに看護師に言う ・「退院して，家で死にたい」と言う	杖歩行練習開始．杖調整，介助	リハビリを頑張るのは，「家に帰って死にたい」からであり，自分はもうよくなることはないということ，死を意識していると理解する
			「PEITに効果があったかなんて，定かではない」と言う		治療への不満．治療結果への懐疑があると理解
場面②の経過	自宅				**ケアの方向性** 安定した状態で最期までHさんの望む自宅生活を継続できるように支援する 計画1 継続して悪化徴候と異常の早期発見に努める. 計画2 妻の介護負担が過重とならないように支援する.
		自宅退院	杖を使って2歩歩けるようになる．満面の笑顔で退院		
	外来	以前通院していた透析クリニックに透析移行し，妻の付き添いのもと定期外来受診継続	・「自宅で穏やかに過ごすことができています」と話す．病棟では見せていなかった穏やかで清々しい表情 ・医師のPEIT治療のおかげだと話す ・妻は病棟を訪れては，担当看護師と雑談する	外来で病棟受け持ち看護師が面会	患者は在宅に戻ったことで，在宅で死にたい，という気持ちから生きることにも目が向くようになっていると感じる
	ICU	自宅で転倒，翌日の透析で右心不全増悪．血圧低下にてクリニックから直接救急搬送	両腕がベッド柵に抑制され閉眼している		Hさんの今の状況に対する強い怒りを感じる
			・「抜管して」と言わんばかりに目をむき呼吸器を指さして暴れる ・怒った表情で閉眼	Hさんのベッドサイドに行き「（呼吸器を自分は外せない）ごめんなさい」と詫びながら手をさする	Hさんが望まない最期を迎えたことに強い罪悪感と後悔の念を抱いている
		心停止，死亡判定			
	死後		妻が1ヵ月後に来院し，「夫はよくぞここまで生きることができたと思う」と話し，担当医師や看護師への感謝が伝えられた	デス・カンファレンス	自宅で死にたいというHさんの望みに向けたプロセスを支えたケアには意味があったと話し合われ，受け持ち看護師の強い罪悪感と後悔が緩和された

日々の日常生活支援を通してとらえた患者の意向を尊重し，ケアに反映させていくことにより，患者との相互作用を発展させていくことができる．これにより，患者が自分の気持ちや今後について表明し，残された日々をよりよく生きることに向けて支援の質を高めることが可能である．

●望む最期を迎えるための家族，多職種，多施設との調整と連携

　患者が急変したときにどのように医療や介護がかかわるかを把握しておく必要がある．患者に関係する周囲の人々や，医療機関，介護専門職者は誰かを把握し，患者の意向を共有し調整をしておくことが必要である．

●望ましい状態で最期を迎えられなかった事例のケアの意味づけ

　人は，必ずしも思い描いた望ましい状態で最期を迎えられないことも多い．そのことが，看護スタッフの罪悪感や後悔として残ることもある．しかし，患者が生きているときに発していた言葉，家族などの言葉を総合的に振り返り，行ってきたケアを意味づけること，すなわち看護師などの患者を支える人々（スタッフ）のグリーフケアも大切になる．

学習課題

1. 場面①で，Ｈさんが，なぜ気持ちを表明するようになってきたかを考えてみよう．
2. 場面②で，Ｈさんの望む最期を迎えるために，どのような看護が必要であったかを具体的に考えてみよう．
3. 長く多様な療養場所を利用してきた療養経過をもつエンドオブライフの時期の患者に対し，看護師として何に留意することが必要かを考えてみよう．

索　引

看護学テキスト NiCE
エンドオブライフケア
その人にとっての最善をめざして

2022 年12月15日　発行	編集者 谷本真理子，増島麻里子
	発行者 小立健太
	発行所 株式会社 南 江 堂
	〒113-8410 東京都文京区本郷三丁目 42 番 6 号
	☎(出版) 03-3811-7189 (営業) 03-3811-7239
	ホームページ　https://www.nankodo.co.jp/
	印刷・製本　三美印刷

© Nankodo Co., Ltd., 2022

看護学テキスト NiCE

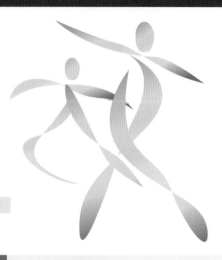

- 看護学原論
- 基礎看護技術
- ヘルスアセスメント
- 看護倫理
- 看護理論

- 成人看護学 **成人看護学概論**
- 成人看護学 **急性期看護Ⅰ 概論・周手術期看護**
- 成人看護学 **急性期看護Ⅱ 救急看護・クリティカルケア**
- 成人看護学 **慢性期看護**
- 成人看護学 **成人看護技術**
- リハビリテーション看護
- エンドオブライフケア
- がん看護
- 緩和ケア
- 老年看護学概論
- 老年看護学技術
- 小児看護学Ⅰ 小児看護学概論・小児看護技術
- 小児看護学Ⅱ 小児看護支援論
- 母性看護学Ⅰ 概論・ライフサイクル
- 母性看護学Ⅱ マタニティサイクル
- 精神看護学Ⅰ こころの健康と地域包括ケア
- 精神看護学Ⅱ 地域・臨床で活かすケア

病態・治療論（シリーズ全14巻）
- 【1】病態・治療総論
- 【2】呼吸器疾患
- 【3】循環器疾患
- 【4】消化器疾患
- 【5】内分泌・代謝疾患
- 【6】血液・造血器疾患
- 【7】腎・泌尿器疾患
- 【8】脳・神経疾患
- 【9】運動器疾患
- 【10】感染症/アレルギー/膠原病
- 【11】皮膚/耳鼻咽喉/眼/歯・口腔疾患
- 【12】精神疾患
- 【13】産科婦人科疾患
- 【14】小児疾患

- 在宅看護論
- 災害看護
- 国際看護
- 看護管理学
- 医療安全
- 感染看護学
- 家族看護学
- 看護教育学
- 看護関係法規
- 生化学
- 薬理学
- 微生物学・感染症学

※最新の情報は南江堂 Web サイトをご確認ください.

NANKODO 南江堂 〒113-8410 東京都文京区本郷三丁目42-6 （営業）TEL 03-3811-7239 FAX 03-3811-7230 www.nankodo.co.jp

221024IT